全国高职高专护理类专业规划教材（第三轮）

儿科护理学

第 3 版

（供护理及助产类专业用）

主　编　兰　萌　郭晓敏
副主编　黄小凤　卢　迪　纪红丽　周　密
编　者　（以姓氏笔画为序）

马一倩（西宁城市职业技术学院）
王敏敏（山西医科大学汾阳学院）
卢　迪（天津医学高等专科学校）
兰　萌（天津医学高等专科学校）
刘俊平（乌兰察布医学高等专科学校）
纪红丽（天津市儿童医院）
杨　敏（四川中医药高等专科学校）
吴湘杰（金华职业技术大学）
易晓利（长沙卫生职业学院）
周　密（重庆三峡医药高等专科学校）
郭晓敏（楚雄医药高等专科学校）
黄小凤（漳州卫生职业学院）

中国健康传媒集团 · 北京
中国医药科技出版社

内 容 提 要

  本教材是"全国高职高专护理类专业规划教材（第三轮）"之一。本教材分为 17 章，介绍了儿童生长发育、儿童保障、疾病预防、康复与护理的操作技能，使学生通过学习能够完成对儿科常见病、多发病的护理。编写中以护理程序贯穿疾病的各论，并在各系统选取一个常见病或重点疾病为代表，以护理程序的完整步骤进行编写，使学生在系统学习专业知识同时，学会护理工作程序和方法。本教材为书网融合教材，即纸质教材有机融合电子教材、教学配套资源（PPT、微课、视频等）、题库系统、数字化教学服务（在线教学、在线作业、在线考试），使教学资源更加多元化、立体化，促进学生自主学习。

  本教材主要供高职高专护理及助产类专业学生学习使用，也可作为临床护理人员继续教育、儿科护理岗位培训及儿童保健机构工作人员的参考书。

图书在版编目（CIP）数据

儿科护理学／兰萌，郭晓敏主编. -- 3 版. -- 北京：
中国医药科技出版社，2025.7. --（全国高职高专护理
类专业规划教材）. -- ISBN 978-7-5214-5085-9

Ⅰ. R473.72

中国国家版本馆 CIP 数据核字第 2025E36C92 号

美术编辑　陈君杞
版式设计　友全图文

出版　**中国健康传媒集团** | 中国医药科技出版社
地址　北京市海淀区文慧园北路甲 22 号
邮编　100082
电话　发行：010 - 62227427　邮购：010 - 62236938
网址　www.cmstp.com
规格　889mm × 1194mm $^1/_{16}$
印张　19 $^1/_4$
字数　560 千字
初版　2015 年 8 月第 1 版
版次　2025 年 8 月第 3 版
印次　2025 年 8 月第 1 次印刷
印刷　河北环京美印刷有限公司
经销　全国各地新华书店
书号　ISBN 978-7-5214-5085-9
定价　59.00 元

获取新书信息、投稿、
为图书纠错，请扫码
联系我们。

数字化教材编委会

主　编　兰　萌　郭晓敏
副主编　黄小凤　卢　迪　纪红丽　周　密
编　者　（以姓氏笔画为序）
　　　　马一倩（西宁城市职业技术学院）
　　　　王敏敏（山西医科大学汾阳学院）
　　　　卢　迪（天津医学高等专科学校）
　　　　兰　萌（天津医学高等专科学校）
　　　　刘俊平（乌兰察布医学高等专科学校）
　　　　纪红丽（天津市儿童医院）
　　　　杨　敏（四川中医药高等专科学校）
　　　　吴湘杰（金华职业技术大学）
　　　　易晓利（长沙卫生职业学院）
　　　　周　密（重庆三峡医药高等专科学校）
　　　　郭晓敏（楚雄医药高等专科学校）
　　　　黄小凤（漳州卫生职业学院）

出版说明

全国高职高专护理类专业规划教材，第一轮于 2015 年出版，第二轮于 2019年出版，自出版以来受到各院校师生的欢迎和好评。为深入学习贯彻党的二十大精神，落实《国务院关于印发国家职业教育改革实施方案的通知》《关于深化现代职业教育体系建设改革的意见》《关于推动现代职业教育高质量发展的意见》等有关文件精神，适应学科发展和高等职业教育教学改革等新要求，对标国家健康战略、对接医药市场需求、服务健康产业转型升级，进一步提升教材质量、优化教材品种，支持高质量现代职业教育体系发展的需要，使教材更好地服务于院校教学，中国健康传媒集团中国医药科技出版社在教育部、国家药品监督管理局的领导下，组织和规划了"全国高职高专护理类专业规划教材（第三轮）"的修订和编写工作。本轮教材共包含 24 门，其中 21 门为修订教材，3 门为新增教材。本套教材定位清晰、特色鲜明，主要体现在以下方面。

1. 强化课程思政，辅助三全育人

贯彻党的教育方针，坚决把立德树人贯穿、落实到教材建设全过程的各方面、各环节。教材编写将价值塑造、知识传授和能力培养三者融为一体。深度挖掘提炼专业知识体系中所蕴含的思想价值和精神内涵，科学合理拓展课程的广度、深度和温度，多角度增加课程的知识性、人文性，提升引领性、时代性和开放性，辅助实现"三全育人"（全员育人、全程育人、全方位育人），培养新时代技能型创新人才。

2. 推进产教融合，体现职教精神

围绕"教随产出、产教同行"，引入行业人员参与到教材编写的各环节，为教材内容适应行业发展献言献策。教材内容体现行业最新、成熟的技术和标准，充分体现新技术、新工艺、新规范。

3. 创新教材模式，岗课赛证融通

教材紧密结合当前实际要求，教材内容与技术发展衔接、与生产过程对接、人才培养与现代产业需求融合。教材内容对标岗位职业能力，以学生为中心、成果为导向，持续改进，确立"真懂（知识目标）、真用（能力目标）、真爱（素质目标）"的教学目标，从知识、能力、素养三个方面培养学生的理想信念，提升学生的创新思维和意识；梳理技能竞赛、职业技能等级考证中的理论知识、实操技能、职业素养等内容，将其对应的知识点、技能点、竞赛点与教学内容深度衔接；调整和重构教材内容，推进与技能竞赛考核、职业技能等级证书考核的有机结合。

4. 建新型态教材，适应转型需求

适应职业教育数字化转型趋势和变革要求，依托"医药大学堂"在线学习平台，搭建与教材配套的数字化课程教学资源（数字教材、教学课件、视频及练习题等），丰富多样化、立体化教学资源，并提升教学手段，促进师生互动，满足教学管理需要，为提高教育教学水平和质量提供支撑。

前言 PREFACE

儿科护理学作为临床护理教学中的核心课程之一，专门研究儿童生长发育、保健、疾病预防和护理，以促进儿童身心健康。通过学习本课程，学生能够全面、系统掌握儿科护理学的基础理论、专业知识和基本护理操作技能，能够完成对儿科常见病、多发病的护理。

本教材的编写以高职高专护理专业的培养目标为依据，以提高学生职业技能和职业道德为重点，坚持思想性、科学性、启发性、先进性、适用性相结合，充分体现儿科护理岗位需求的特点，内容编写与《全国护士执业资格考试大纲》相衔接，力求全面反映儿科护理基本知识、基本理论和基本技能。精选教材内容，追踪儿科护理的新技术、新进展，更新专业知识，力求满足专业岗位需要、学习需要、教学需要和社会需要。

在编写体例上，突出整体护理观，体现"以儿童及其家庭为中心"的护理理念，护理程序贯穿于各疾病的护理，各类疾病选取常见病或重点疾病为代表，按照护理程序的完整步骤进行编写，使学生在系统学习专业知识的同时，学会护理工作程序和方法，提高学生临床观察、分析、判断问题和解决问题的能力，从而适应现代儿科护理工作岗位的需求。

在编写结构上，设有"情境导入"和"知识链接"模块，以激发学生情境感受和学习兴趣。每章设有学习目标、重点小结、目标检测，帮助学生复习和巩固已学习的知识，提高学习能力。

本书出版以来，广受使用院校师生好评。随着我国儿科临床护理工作的理论与实践的飞速发展，为适应实际需要，也为了全面提高本书的质量，所以启动了再版工作。我们趁此机会对全书进行了一次修订。除了订正原书的疏漏之外，对第五章儿科常用护理技术的编写体例进行修改，进一步接近临床。同时增加配套资源充实教材内容。本教材为书网融合教材，即纸质教材有机融合电子教材、教学配套资源（PPT、微课、视频等）、题库系统、数字化教学服务（在线教学、在线作业、在线考试），使教学资源更加多元化、立体化，促进学生自主学习。

本教材主要供高职高专护理及助产类专业学生学习使用，也可作为临床护理人员继续教育、儿科护理岗位培训及儿童保健机构工作人员的参考书。本教材在编写过程中，得到各编者所在单位的大力支持和鼓励，在此一并表示诚挚的谢意。鉴于编者的能力和水平有限，本书难免存在不足之处，恳请专家、读者、使用本教材的广大师生和护理界同仁谅察并给予指正。

编　者
2025 年 4 月

CONTENTS 目录

第一章 绪 论

PPT

学习目标

知识目标： 通过本章学习，掌握儿科护理学的特点、儿童不同时期的概念及特点；熟悉儿科护理学的任务及研究范围；了解儿科护士的角色和素质要求。

能力目标： 具备正确对小儿进行年龄段划分的能力。

素质目标： 通过本章的学习，帮助学生树立关爱儿童、为儿童健康服务的奉献精神。

第一节 概 述

儿科护理学（pediatric nursing）是一门研究小儿时期生长发育规律及其影响因素、小儿保健、疾病防治和康复与护理，以促进小儿身心健康的科学。儿科护理学的研究、服务对象是胎儿至青春期小儿。 📱微课

一、儿科护理学的任务

儿科护理学的任务是从体格、心理、社会各方面来研究和保护小儿，为小儿成长、疾病防治提供整体性、综合性、广泛性的护理，提高对疾病的防治水平，以增强小儿体质，降低小儿发病率和死亡率，保障和促进小儿身心健康。

二、儿科护理学的研究范围

儿科护理学的研究对象是从胎儿期到青春期（我国规定是 0～14 岁）的小儿，这一时期在人的一生中占据重要的位置。凡涉及小儿时期身心健康、成长发展的问题都属于儿科护理学的范围，包括正常小儿身心方面的保健、小儿疾病的预防与护理，并与儿童心理学、社会学、教育学等多门学科有着广泛联系。因此，多学科、多部门（家庭、学校、社区）的协作是儿科护理发展的必然趋势。

随着医学模式和护理模式的转变，儿科护理学的研究范围不断拓展，已由单纯的疾病护理转变为以小儿及其家庭为中心的身心整体护理；由单纯的患儿护理扩展到对所有小儿生长发育、疾病防治与护理及促进小儿身心健康的全面服务；由单纯的医疗保

> **考点提示**
>
> 儿科护理学任务与研究范围。

健机构承担的工作任务逐渐扩展到全社会共同参与保健和护理工作。因此，儿科护理工作的开展需要得到家庭和社会等各方面的支持。

三、儿科护理学的理念

1. 以小儿及其家庭为中心 家庭是小儿生活的中心，关注小儿家庭成员的心理感受和服务需求，与小儿及其家庭建立伙伴关系，为小儿及其家庭提供预防保健、健康指导、疾病护理等服务支持，让他们参与照顾小儿。

2. **实施整体护理**　护理工作不仅限于满足小儿的生理需要，还包括维护和促进小儿心理行为发展和心理健康。

3. **减少创伤和疼痛**　有些治疗护理是有创的、致痛的，令小儿畏惧。儿科护士要充分认识到这给小儿及其家庭带来的影响，除安全执行各项护理操作外，还要防止或减少对小儿造成的创伤和疼痛，采取有效措施防止或减少小儿与家庭的分离，帮助小儿及其家庭建立把握感和控制感。

4. **遵守法律和伦理道德规范**　尊重小儿的人格，保障小儿的权利，促进小儿身心的健康成长。

第二节　小儿年龄分期及各期特点

根据小儿生长发育的特点，将小儿年龄划分为 7 个年龄时期。小儿生长发育是一个连续、动态变化的过程，不应严格分割，应以整体、动态的观点来考虑小儿的健康问题并采取相应的护理措施。

一、胎儿期

从受精卵形成到胎儿娩出为胎儿期，约 40 周。胎儿最初 8 周称胚胎期，是各系统、组织器官原基分化、初具人形的关键时期，如受不利因素影响，可发生流产或先天畸形。第 9 周开始至出生称胎儿期，是各系统器官发育完善的时期。胎儿期主要的特点是一切完全依赖孕母，母亲妊娠期的不利因素会导致胎儿发育不良、畸形、流产或胎儿死亡等，此期应重视孕期保健。

二、新生儿期

从胎儿娩出脐带结扎到生后满 28 天为新生儿期。新生儿期是小儿死亡率最高的时期，尤以新生儿早期（出生 1 周内的新生儿）最高。新生儿期主要的特点是小儿脱离母体开始独立生活，生存的环境发生巨大变化。此时，由于其生理调节能力和适应环境变化能力不够成熟，窒息、感染、寒冷、损伤、代谢紊乱等疾病的发生率、致死率均高。因此，新生儿时期应特别加强护理，如保暖、喂养、清洁卫生、消毒隔离等。

> 💡 **考点提示**
>
> 新生儿期定义，此期死亡率最高。

胎龄满 28 周至出生后 7 天为围生期，此期包括了妊娠晚期、分娩过程和新生儿早期 3 个阶段，是小儿经历巨大变化和生命遭遇最大危险的时期，死亡率最高。须重视优生优育，加强围生期保健。

三、婴儿期

出生后到满 1 周岁之前，称婴儿期。此期是小儿出生后第一个生长发育最快的时期，对营养的需要量相对较大，但消化系统功能仍未成熟，易发生消化功能紊乱和营养不良，因此母乳喂养和合理的营养指导十分重要。同时，小儿自身免疫功能尚不成熟，易发生感染性、传染性疾病，需要有计划地接受预防接种，完成基础免疫程序，并重视卫生习惯的培养和消毒隔离。

四、幼儿期

1 周岁后到满 3 周岁之前，称幼儿期。此期体格生长发育速度减慢，智力发育加速，随活动范围扩大，接触周围事物的机会

> 💡 **考点提示**
>
> 婴儿期是生长发育第一高峰。

增多，语言、思维和社会交往能力增强，自主性、独立性不断发展，但对危险的识别和自我保护能力有限，应注意预防意外伤害和中毒的发生。此期饮食已过渡到成人饮食，但消化功能仍不完善且营养需要仍较高，科学合理的喂养仍是本期重要的保健护理内容。此期感染性、传染性疾病的发病率仍较高，预防感染仍为保健重点，同时注意培养良好的生活卫生习惯。

五、学龄前期

3 周岁后至 6~7 岁入小学前，称学龄前期。此期小儿体格发育稳步增长，智力发育更趋完善，好奇、多问、好模仿，语言和思维能力进一步发展，自理能力增强。此期小儿具有较大的可塑性，应加强早期教育。此期急性肾炎、风湿病等自身免疫性疾病易发，应积极控制链球菌感染。继续预防传染性疾病、意外事故及中毒的发生。

考点提示

学龄前期早期教育。

六、学龄期

从 6~7 岁到青春期前，称学龄期。此期小儿体格生长相对缓慢，除生殖系统外，其他器官的发育到本期末已接近成人水平，智能发育更成熟，是接受科学文化教育的重要时期。此期小儿要注意预防近视和龋齿，安排有规律的生活、学习和锻炼，保证充足的营养和休息。

七、青春期

从第二性征出现到生殖功能基本发育成熟、身高停止增长，称青春期。女孩从 11~18 岁，男孩从 13~20 岁。此期生长发育再次加速，在性激素作用下，第二性征逐渐明显，生殖系统发育渐趋成熟。至本期末各系统发育已成熟，生长发育逐渐停止。此期小儿的患病率和死亡率相对较低，但由于接触社会增多，而神经、内分泌调节不够稳定，常出现心理、行为、精神方面的问题。因此，保健要注意保障足够的营养供给以满足生长发育加速所需，加强体格锻炼、注意充分休息；应及时进行生理、心理和性知识教育，树立正确的人生观、价值观，培养良好的道德品质，建立健康的生活方式。

考点提示

青春期年龄段。

第三节　儿科特点

小儿在生长发育过程中，除个体差异外，还有明显的年龄差异。因此，儿科临床及护理工作等都有极其明显的特点。

一、儿童解剖、生理及免疫特点

1. 解剖　随着小儿年龄的增长，体格在外观上不断变化，如体重、身高（长）、头围、胸围、臂围、牙齿的萌出等。新生儿和小婴儿头部相对较大，但颈部肌肉和颈椎发育相对滞后，抱婴儿时应注意保护头部；小儿骨骼比较柔软并富有弹性，不易折断，但长期受压易变形；小儿髋关节附近的韧带较松，臼窝较浅，易脱臼及损伤，护理中避免过度牵拉。

2. 生理　各系统器官的功能随着小儿年龄增长逐步成熟，如心率、呼吸、血压、血常规以及体液生化检验值随年龄增长而变化。年龄越小，对营养物质（特别是蛋白质和水）及能量的需要量相对越多，但胃肠消化功能尚未成熟，极易发生营养缺乏和消化功能紊乱。婴儿代谢旺盛而肾功能较差，故比成人容易发生水和电解质紊乱。呼吸系统的防御功能不健全，易发生呼吸道感染性疾病。

3. 免疫　小儿免疫功能不健全，抗感染能力差。新生儿可在胎儿期从母体获得免疫球蛋白 IgG（唯有 IgG 能通过胎盘），形成暂时的被动免疫，生后 6 个月内小儿不易感染麻疹等传染性疾病。母体 IgM 不能通过胎盘，新生儿易感染革兰阴性细菌。婴幼儿期分泌型 IgA（SIgA）缺乏，易发生呼吸道及胃肠道感染。其他体液因子如补体、趋化因子、调理素等的活性及白细胞吞噬能力等也较低。

二、儿童心理社会特点

小儿身心未成熟，缺乏适应及满足需要的能力，依赖性较强，合作性差，需特别的保护和照顾；小儿好奇、好动、缺乏经验，容易发生各种意外；同时，小儿心理发育过程受家庭、社会环境的影响，可塑性非常强。在护理中应以小儿及其家庭为中心，与小儿父母、幼教工作者、学校教师等共同合作，提供合适的环境和条件，采取相应措施，培养小儿良好的个性和行为习惯。

三、儿科临床特点

1. 患病种类　小儿患病种类与成人有很大不同，且不同年龄小儿患病种类也有差别。例如，婴幼儿先天性疾病、遗传性疾病和感染性疾病较成人多见；小儿心血管疾病以先天性心脏病最多见，成人以冠状动脉粥样硬化性心脏病最多见；小儿白血病以急性淋巴细胞白血病居多，而成人以粒细胞白血病为主。新生儿期的疾病常与先天遗传、围生期因素有关，婴幼儿期感染性疾病占多数。

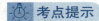
考点提示

小儿免疫特点。

2. 病理　小儿机体对相同病因的反应因年龄不同病理改变有差异。例如，维生素 D 缺乏时，小儿患佝偻病，而成人则表现为骨软化症；感染肺炎链球菌时，小儿常发生支气管肺炎，而成人则发生大叶性肺炎。

考点提示

相同病因，病理不同。

3. 临床表现　因小儿生理功能不成熟，小儿疾病的临床表现常不典型，尤其是年幼、体弱小儿对疾病的反应更差，常表现为体温不升、不哭、不动、拒食等，而无典型的症状和体征，给及时诊断带来一定难度。病后潜在并发症多，病程易反复、波动、变化。某些急性传染性疾病或感染性疾病，因小儿免疫能力差，往往起病急、病情重、来势凶，常伴有呼吸、循环功能衰竭和水电解质紊乱等，未及时正确处理可危及小儿生命。因此，必须做到严密观察，随时注意细微变化，才能及时发现问题、正确处理。

4. 诊断　因不同年龄阶段小儿病种不同，在诊断时应重视年龄因素。年幼儿常不能准确诉说病情，多由家长或其照顾者代述，或因畏惧打针、服药而隐瞒病情；年长儿可能会为逃避上学而假报或夸大病情，病史可靠度低。除认真听取和分析外，必须做好全面仔细的体格检查，同时结合发病年龄、季节、流行病学资料、必要的辅助检查，才能早期做出确切的诊断。

5. 治疗　强调综合治疗，不仅要重视病因治疗，也不可忽视对症治疗。不仅要重视主要疾病治疗，也须注意并发症防治。不仅要进行药物治疗，还要重视营养支持。

6. 预后　小儿患病时虽起病急、来势猛、变化多，但各脏器组织修复和再生能力较强，如诊治及时、有效，护理恰当，往往好转恢复也快，转为慢性、留下后遗症均较成人少见。若患儿年幼、体弱、病情危重，则变化迅速，应严密监护，积极抢救。

7. 预防 预防工作已使小儿发病率和死亡率大大降低。例如，开展计划免疫，已使某些传染性疾病的发病率和病死率明显下降，甚至达到零发病、零死亡；促进儿童时期环境卫生、心理卫生保健，可预防成年后出现心理问题。由此可见，小儿时期的预防工作十分重要，不仅可增强小儿体质，使其不生病、少生病，还可促进小儿及成人后多方面的健康。

四、儿科护理特点

由于小儿身体、心理未发育成熟，护理具有一定难度，表现出以下特点。

1. 护理评估难度大 因健康史采集较难，病史可信度低；身体评估不配合、不全面；标本采集较困难。

2. 病情观察任务重 患儿及家属表达痛苦不及时、不准确；小儿病情变化快，虽然好转快，但也易恶化甚至死亡；潜在并发症多。

3. 护理任务重且责任大 除要实施基础护理、疾病护理外，还要进行生活照护、教育、安全管理，防止意外事故发生。

4. 护理操作难度大 由于多数小儿对护理不够配合，并且解剖结构细小，护理操作不便。

第四节 儿科护士的角色与素质要求

随着医学模式转变和护理学科的发展，儿科护士的工作有了更大范围的扩展，对儿科护士的素质提出了更高的要求。

一、儿科护士的角色

1. 专业照护者 儿童机体各系统、器官的功能发育尚未完善，生活尚不能自理或不能完全自理。儿科护士最重要的角色是在帮助小儿促进、保持或恢复健康的过程中，为小儿及其家庭提供直接的照护，如营养的摄取、感染的预防、药物的给予、心理的支持、健康的指导等以满足小儿身心两方面的需要。

考点提示

儿科护士的角色。

2. 护理活动计划者 护士必须运用专业知识，收集小儿的生理、心理、社会状况等方面资料，全面评估小儿的健康状况，并根据小儿生长发育规律，制订系统全面的、切实可行的护理计划。

3. 健康教育者 护士要依据各年龄阶段小儿智力水平，向其解释疾病的治疗和护理工作，以及帮助其建立自我保健意识，培养良好的生活习惯，纠正不良行为，同时还应向小儿家长宣传科学育儿知识，帮助其了解诊断和治疗过程，使他们采取健康、积极的态度和行为，以促进小儿疾病预防和康复。

4. 健康协调者 护士应根据需要联系并协调其他有关人员及机构，维持一个最有效的、最适宜的整体性医护照顾网。

5. 健康咨询者 护士倾听小儿和家长的倾诉，关心小儿及家属的感受，解答问题，提供相关保健、治疗和护理信息。解答小儿及家长对其关心的健康问题的疑惑，帮助他们以积极有效的方法应对压力，找到满足小儿及其家庭需要的最适宜、最有效的方法。

6. 小儿及家庭代言人 护士是小儿及家庭权益的维护者，在小儿不会表达或表达不清自己的要求和意愿时，护士有责任解释并维护小儿及其家庭的权益不受侵犯。将有碍小儿健康的问题提供给医院行政部门改进，或提供给卫生行政部门，作为拟定卫生政策和计划时的参考。

7. 护理研究者 护士应积极进行护理研究工作，通过研究来验证、扩展护理理论知识，发展护理新技术，促进儿科护理质量提高。

二、儿科护士的素质要求

1. 思想道德素质

（1）热爱护理事业，有高度的责任感和同情心，具有为小儿健康提供优质服务的奉献精神。

（2）具有诚实的品格、较高的慎独修养，以理解、友善、平等的心态为小儿及其家庭提供帮助。

2. 科学文化素质及专业素质

（1）具备一定的文化素养和自然科学、社会科学、人文科学等多学科知识。

（2）掌握儿科基础护理、专科护理知识及技能。

（3）掌握现代护理的新理论、新技术并具有一定的科研能力。

3. 身体心理素质

（1）具有健康的心理，乐观、开朗、稳定的情绪，宽容、豁达的胸怀。

（2）具有与小儿及家长有效沟通的能力。

第五节　儿科护理学的发展与展望

中医学在儿科疾病的防治与护理方面有着丰富的经验，在最早的《黄帝内经》、唐代孙思邈的《备急千金要方》、宋代钱乙的《小儿药证直决》等著作中都可见到有关儿童保健、疾病预防等的记载。随着西医学的发展及传入，到20世纪40年代，我国儿科临床医疗初具规模，在防治各种传染性疾病和营养不良方面取得了重大成果。

中华人民共和国成立以后，党和政府对儿童健康十分重视，建立健全了各级儿童医疗机构，专设儿科监护病房（PICU）和新生儿监护病房（NICU）。与此同时，通过大力开展儿童保健、实施计划免疫、提倡科学育儿、开展生长发育监测以及遗传代谢病筛查等工作，使得儿童传染性疾病的发病率大幅度下降，婴儿死亡率逐年下降，常见病和多发病的发病率和死亡率亦迅速降低。2011年，国务院颁发了《中国儿童发展纲要（2011—2020年）》，提出了改善儿童卫生保健服务、提高儿童健康水平的明确要求。

为适应儿科护理工作的发展需要，儿科护理教育体系日趋完善，培养了大批高级儿科护理专业人才，使儿科护理队伍向高层次、高素质发展，儿科护理水平也有了更大提高，儿科护理学逐渐发展成为具有独特功能的专门学科。

21世纪是生命科学的时代，科学技术的发展将进一步揭示人类健康和疾病的本质，儿童疾病谱也将发生变化，儿科护理学也将面临新的机遇和挑战。例如，原来已经控制的传染性疾病（如结核病）卷土重来，获得性免疫缺陷综合征等传染病在世界范围内广泛传播，使得感染性疾病仍然是威胁儿童健康的主要问题；儿科疾病基因诊断和治疗亟待发展和普及。另外，儿童精神卫生、意外伤害、成人疾病的儿童期预防以及环境污染对儿童健康的危害等，都是儿科护理学将要面临并亟待解决的问题。因此，作为儿科护理人员，一定要适应儿科护理学的发展，不断学习先进的科学技术和最新的护理理念，不断学习，勇于创新，为提高小儿的健康水平和中华民族的整体素质做出更大的贡献。

目标检测

答案解析

一、选择题

A1／A2 型题

1. 儿科护理学的任务不包括 （　）
    A. 增强儿童体质　　　　　　　　　　　　　B. 提高儿童智力
    C. 培养特长　　　　　　　　　　　　　　　D. 降低发病率
    E. 降低死亡率

2. 下列关于儿科护理学任务描述准确的是 （　）
    A. 为儿童快乐服务　　　　　　　　　　　　B. 为儿童生活能力服务
    C. 为儿童智能服务　　　　　　　　　　　　D. 为儿童行为服务
    E. 为儿童健康服务

3. 最易发生意外伤害的时期是 （　）
    A. 婴儿期　　　　　　　B. 幼儿期　　　　　　　C. 学龄期
    D. 学龄前期　　　　　　E. 青春期

4. 小儿发病率、死亡率最高的时期是 （　）
    A. 新生儿期　　　　　　B. 婴儿期　　　　　　　C. 幼儿期
    D. 学龄期　　　　　　　E. 学龄前期

5. 关于护士素质要求下列描述中错误的是 （　）
    A. 具有健康的体魄和豁达的胸怀
    B. 良好的忍耐力和自我控制能力
    C. 诚实的品格和慎独的修养
    D. 敏锐的观察力和分析判断能力
    E. 自主控制约束患儿的能力

6. 护士小张与医生定期到幼儿园为小朋友测量身高、体重，检查五官，取外周血测血常规，同时了解、指导幼儿园的膳食安排等。她所做的工作属于 （　）
    A. 计划免疫　　　　　　B. 健康保健　　　　　　C. 健康教育
    D. 临床护理　　　　　　E. 整体护理

7. 以下关于青春期的发育特点错误的是 （　）
    A. 体格生长明显加速　　　　　　　　　　　B. 体格生长速度达到高峰
    C. 体格生长停止　　　　　　　　　　　　　D. 进入青春期生殖系统开始发育
    E. 生殖系统发育趋于成熟，出现第二性征

8. 小儿从母体获得的抗体逐渐消失的时间是 （　）
    A. 生后 1 个月　　　　　B. 生后 2～3 个月　　　C. 生后 6 个月
    D. 生后 7～8 个月　　　E. 生后 12 个月

A3/A4 型题

（9～10 题共用题干）

护士小吴在护理患病的宝宝时，不仅注意满足宝宝身心需要，以和蔼的态度、精湛的技术为宝宝和家长服务，而且根据宝宝年龄，帮助其发展技能，及时纠正行为问题，同时认真回答家长提出的问题，向宝宝家长进行科学育儿的宣传。

9. 该护士所承担的正确角色是（　　）

    A. 管理者/教养者/护理者   B. 护理者/管理者/咨询者

    C. 管理者/教养者/教育者   D. 护理者/教养者/教育者

    E. 咨询者/代言者/护理者

10. 她的工作和其他科护士相比最明显的不同是（　　）

    A. 精湛的护理技术   B. 关注小儿技能的发展

    C. 经常与家属交流   D. 加强临床护理

    E. 满足心理需要

二、案例分析题

女婴，足月顺产，出生体重 3.3kg。今日进行 6 个月体格检查，体重 7.5kg，母乳喂养，能短暂独坐。

请思考：

1. 女婴处于生长发育哪一期？

2. 根据女婴特点对家长进行哪些健康指导？

（兰　萌）

书网融合……

重点小结   微课   习题

第二章 生长发育

学习目标

知识目标：通过本章学习，掌握小儿生长发育的规律、小儿体格生长各项指标的正常值、计算公式及临床意义；熟悉小儿神经、心理发育的特点与评价；了解影响小儿生长发育的因素。

能力目标：具备对小儿各项指标进行准确的测量、评价小儿生长发育的状况并对家长进行健康指导的能力。

素质目标：具有与儿童及其家庭沟通的能力，以理解、友善、平等的心态，为儿童及其家庭提供帮助。

情境导入

情境：幼儿园有王凯、李浩两个小朋友，都是男孩，年龄均为 4 岁，王凯体重为 15kg、身长为 74cm；李浩体重 18kg、身长 125cm。

思考：请初步评价这两个小朋友体重、身长是否在正常范围？

生长发育（growth and development）又称成长发展，描述的是小儿发育的基本特点。生长是指小儿各器官、系统的长大，是可测量的，是机体量的改变；发育是指细胞、组织、器官的分化完善和功能的成熟，是机体质的改变。生长发育不仅包括了体格的增长，感知觉、运动、语言功能的发育，还包括情感、认知、道德水平等心理社会方面的发展。从胎儿期到青春期是生长发育的重要阶段，是不同于成人的重要时期。

第一节　生长发育规律及其影响因素

PPT

一、生长发育规律

（一）连续性和阶段性

生长发育是一个连续的过程，但又非等速进行，具有阶段性。每一个阶段的发展均以前一阶段为基础。一般年龄越小，生长越快，生后 6 个月内生长最快，婴儿期是第一生长高峰期。以后开始逐渐减慢，到周岁后基本稳步成长，至青春期又迅速加快，为第二生长高峰期。

（二）各系统器官发育的不平衡性

各系统的发育快慢不同，各有先后。神经系统发育先快后慢，生殖系统发育先慢后快，淋巴系统是先快而后回缩，皮下脂肪年幼时发育较快，肌肉组织的发育到学龄期才加速（图 2-1）。

> **考点提示**
>
> 在体格生长发育中，最先发育和最后发育的系统。

（三）顺序性

生长发育遵循由上到下、由近至远、由粗到细、由低级到高级、由简单到复杂的顺序。

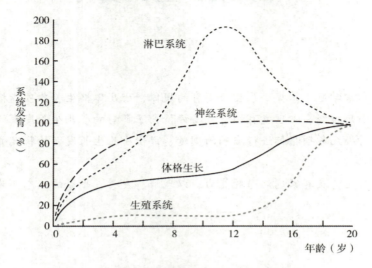

图 2 - 1　生后主要系统生长发育的规律

1. 由上到下或由头至尾　婴儿先会抬头，后抬胸，再会坐、立和行走。

考点提示

生长发育的顺序。

2. 由近到远　婴儿首先学会控制肩和上臂，再控制手的活动。

3. 由粗到细　婴儿先会用全手掌握持物品，再发展到能以手指端捏取。

4. 由简单到复杂　儿童先会画直线，进而能画圆、画人。

5. 由低级到高级　小儿先学会观看、感觉和认识事物，再发展到记忆、思维、分析和判断。

（四）个体差异性

小儿生长发育虽有规律可循，但在一定范围内因受先天和后天的各种因素影响而存在较大的个体差异。例如，在正常标准范围内，体格生长差异的情况随年龄增长而逐渐加大，到青春期则差异更明显。因此评估小儿生长发育时切忌机械地与他人比较或用公式简单计算而得出结论，应依据个体生长发育的特点进行连续观测，才能准确地反映小儿生长发育的真实情况。

二、影响生长发育的因素

遗传因素和环境因素是影响生长发育的基本因素，其中遗传因素决定机体发展的潜力，这种潜力又受环境因素的作用和调节。遗传因素主要有遗传和性别两方面；环境因素包括营养、孕妇状况、生活环境及疾病。

（一）遗传

小儿生长发育受父母双方遗传因素的影响，如小儿皮肤头发的颜色、面型特征、体型等。而很多疾病与家族基因遗传、易感基因密切相关，如 21 - 三体综合征、苯丙酮尿症等属于家族遗传性疾病；而糖尿病、高血压、冠心病可能与家族易感性有关。

考点提示

影响小儿生长发育的相关因素。

（二）性别

一般女孩较男孩发育早2年，其身高、体重在青春期前可超过男孩，但至青春期末，男孩体格生长最终超过女孩。不同性别在骨骼、肌肉和皮下脂肪发育等方面也有较大差异。

（三）营养

合理充足的营养是保证小儿健康成长的物质基础，年龄越小受营养的影响越大。长期营养不足可致体格发育迟滞、器官功能低下，同时影响智力、心理和社会能力发展。但长期营养过剩会导致肥胖，也会对小儿身心健康造成影响。可能导致成年以后的肥胖、糖尿病、高血压及冠心病等。

（四）孕母状况

胎儿宫内发育受孕母生活环境、营养、情绪、疾病等各个方面的影响。例如，孕母妊娠早期感染风疹可致胎儿畸形；严重营养不良、高血压可致流产、早产、发育迟缓；孕母接触某些药物、放射线、环境毒物污染或发生精神创伤等可阻碍胎儿及其出生后的生长发育。

（五）生活环境

生活环境不仅包括物理环境，还包括家庭经济、社会、文化状况和背景。良好的居住环境和卫生条件、充足的营养、正确的保健措施、良好的家庭文化习俗和社会环境，可促进小儿生长发育，反之将产生不良影响。

（六）疾病

任何疾病对小儿生长发育均有一定影响，急性病常使小儿体重下降，慢性病影响其身高，先天性疾病对小儿体格和精神神经发育均很不利。

知识链接

追赶生长

小儿因各种疾病会引起骨骼生长和神经系统发育迟缓，当不良因素被去除，小儿又以超过相应年龄的速度加速生长，重新回到原有的生长轨迹，称为追赶生长。如长期的慢性疾病，尤其在小儿发育的关键时期则可能造成小儿成长的永久性影响。

第二节　体格生长发育与评价

PPT

一、体格生长常用指标与测量方法 📱 微课

情境导入

情境：丫丫，女，1岁半。体格检查：身高80cm，体重10kg，头围46cm。会叫爸爸、妈妈，能扶着桌椅走，有8颗乳牙，前囟未闭合。

思考：请评价该小儿各个体格发育指标是否正常。

（一）体重

体重（body weight，BW）是指全身器官、组织和体液的总重量，是反映营养状况最重要的指标，也是计算临床用药量和输液量的重要依据。

> **考点提示**
>
> 反映营养状况最好的指标是体重。

　　婴儿出生时平均体重约3kg。生后可有生理性体重下降，因哺乳量不足、不显性失水、排尿排便，在生后3~4天逐渐出现暂时性体重下降，体重减少3%~9%，至7~10天逐渐恢复到出生体重。小儿体重增长非等速增加，年龄越小体重增长越快，前半年每月增长约700g，后半年每月增长300~400g。一般3~4个月时为6kg（出生体重的2倍），1周岁时可达9kg（3倍），2岁时12kg（4倍），2岁后体重稳步增长，平均年增加约2kg，12岁以后，因受内分泌影响，体格增长第二次加速，体重增长较快，且个体差异较大。

　　无条件测量体重时，可按下列公式粗略推算。

　　1~6月：体重（kg）=出生体重（kg）+月龄×0.7（kg）

　　7~12月：体重（kg）=6（kg）+月龄×0.25（kg）

　　2~12岁：体重（kg）=年龄×2（kg）+8（kg）

　　评估体重时应以小儿体重增长变化为依据，不能用公式简单计算后评估，也不宜以人群均数为标准评估。小儿体重个体差异大，上下波动10%均属正常。

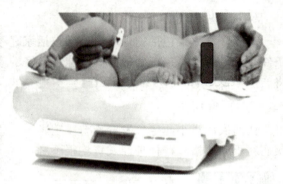

　　体重的测量方法：准确校正体重计，测量前先校正零点，测量时小儿不可接触其他物体或摇动。被测者脱去鞋、帽及衣服，仅穿内衣裤。应注意保暖及室内温度。1岁以内：盘式杠杆秤，准确读数至10g（图2-2）；1~3岁：坐式杠杆秤，准确读数至50g（图2-3）；3岁以上：站式杠杆秤（图2-4），准确读数至100g。在计算体重时应尽量准确地减去衣物等重量，体重的正常波动范围在±10%以内。测量体重时有3个要求：晨起、空腹、排大小便后，或进食2小时后。

図2-2　婴儿体重测量

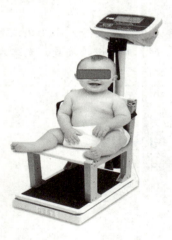

图2-3　幼儿体重测量

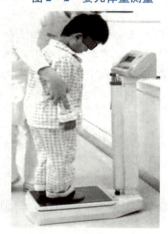

图2-4　儿童体重测量

（二）身长（高）

　　身长（高）（body length, body height）是指从头顶至足底的垂直长度，是反映骨骼发育最重要的指标，可间接反应小儿营养状况。

　　出生时平均身长为50cm。前半年平均每月增长2.5cm，后半年平均每月增长1.5cm，一般1岁时75cm，2岁时85cm，2岁以后至青春期平均每年增长5~7.5cm。2~12岁可按下列公式推算。

$$身高（cm）=年龄×7（cm）+75（cm）$$

青春期开始,身高增长出现第二个加速期,10~13 岁时女孩身高可较同龄男孩为高,但男孩进入青春期后最终身高超过女孩。因影响身高的因素多,个体差异较大,身高可上下波动 30%。

💡 **考点提示**

　　身长（高）的正常值和计算公式。

测量方法如下。①3 岁以下小儿:用量板卧位测量,称为身长(图 2-5)。脱帽、鞋、袜及外衣,仰卧于量板中线上,头顶接触头板,测量者一手按直小儿膝部,使两下肢伸直紧贴底板,一手移动足板使其紧贴小儿足底,并与底板相互垂直,记录读数至 0.1cm。②3 岁以上小儿:可用身高计或固定于墙上的软尺进行测量,称为身高(图 2-6)。小儿脱鞋、帽,直立,两眼正视前方,足跟靠拢,足尖分开约 60°,枕部、足跟、臀部和两肩都接触立柱或墙壁。测量者移动身高计头顶板与小儿头顶接触,板呈水平位时读立柱上数字,记录至 0.1cm。

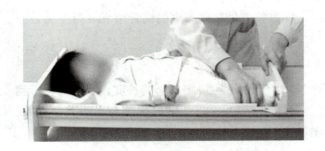

图 2-5　婴儿身长测量

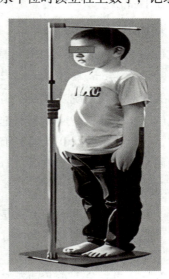

图 2-6　儿童身高测量

身长包括头部、脊柱和下肢的长度,三部分发育进度并不相同,头部发育较早、下肢较晚。因此,有时临床上需要分别测量上部量（从头顶至耻骨联合上缘）和下部量（从耻骨联合上缘至足底）以检查其比例关系。上部量与脊柱的增长有关;下部量与下肢长骨的发育有关。新生儿上部量与下部量的比例为 6:4,中点在脐以上。2 岁时中点在脐下;6 岁时中点移至脐与耻骨联合上缘之间;12 岁时上、下部量相等,中点在耻骨联合上缘。对身材矮小患儿,如下部量过短表示长骨发育障碍,见于甲状腺功能低下及软骨营养障碍(图 2-7)。

💡 **考点提示**

　　上、下部量相等的年龄。

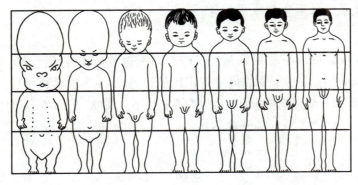

　　胎 2 月　胎 5 月　出生　　2 岁　　6 岁　　12 岁　　25 岁

图 2-7　胎儿时期至成人身体各部比例

（三）坐高

坐高（sitting height，SH）是指从头顶至坐骨结节的高度。坐高的增长代表头颅与脊柱的发育。出生时坐高为身高的67%，以后下肢增长比躯干快，4岁时坐高为身高的60%，6~7岁时小于60%。此比值显示了上、下部比例的改变，比坐高绝对值更有意义。

测量方法如下。①3岁以下小儿：取仰卧位测量顶臀长，即为坐高。具体方法是：小儿平卧于量板上，测量者一手提起小儿小腿使膝关节屈曲，大腿与底板垂直而骶骨紧贴底板，一手移动足板紧压臀部，记录读数至0.1cm。②3岁以上小儿：被测者坐于坐高计凳上，身体先前倾使骶部紧靠量板，再挺身坐直，大腿靠拢紧贴凳面与躯干成直角，膝关节屈曲成直角，两足平放，移下头板与头顶接触，读数至0.1cm。

（四）头围

头围（head circumference，HC）是指自眉弓上缘经枕后结节绕头一周的长度，反映脑和颅骨的发育。出生时平均34cm，1岁46cm，2岁48cm，5岁50cm，15岁54~58cm（接近成人）。临床上测量2岁以内头围对神经系统发育及疾病诊断具有重要意义，且连续测量意义更大。头围增长过大，见于脑积水颅内压增高、脑肿瘤；头围过小，见于小头畸形或脑发育不全。

测量时，测量者将软尺0点固定于头部一侧眉弓上缘，将软尺紧贴头皮绕枕骨结节最高点及另一侧眉弓上缘回至0点，记录读数至0.1cm。

（五）胸围

胸围（chest circumference，CC）是指自乳头下缘经肩胛下角下缘绕胸一周的长度，反映胸廓、胸背肌肉、皮下脂肪及肺的发育。出生时平均32cm（较头围小1~2cm）。1岁时胸围与头围大致相等，1岁以后胸围超过头围，其差数（cm）约等于其年龄减1。

测量时取卧位或立位，小儿两手自然平放或下垂，测量者将软尺0点固定于一侧乳头下缘（乳腺已发育的女孩，固定于锁骨中线第4肋间），将软尺紧贴皮肤，经两侧肩胛下缘回至0点，取平静呼、吸气时的中间读数，记录读数至0.1cm。

> 💡 **考点提示**
>
> 出生时胸围较头围小2cm；1岁时头围与胸围相等；1岁后胸围与头围的差数等于年龄减1。

（六）腹围

腹围（abdominal circumference，AC）是指平脐（小婴儿取剑突与脐之间的中点）水平绕腹一周的长度。2岁前腹围与胸围约相等，2岁后则腹围较胸围小。患腹部疾病如腹水时需测量腹围。

测量时，婴儿取卧位，软尺0点固定于剑突与脐连线中点，经同一水平线绕腹一周至0点。小儿则为平脐绕腹一周，读数记录至0.1cm。

（七）上臂围

上臂围（midarm circumference，MC）是经肩峰至鹰嘴连线的中点绕上臂一周的长度。上臂围反映肌肉、骨骼和皮下脂肪的生长。1岁以内上臂围增长迅速，1~5岁增长缓慢，为1~2cm。可测量左上臂围简略判断5岁以下儿童营养状况，结果判定如下。①大于13.5cm为营养良好。②12.5~13.5cm为营养中等。③小于12.5cm为营养不良。

（八）皮下脂肪

婴儿期脂肪组织较肌肉为多，1~7岁皮下脂肪（subcutaneous fat）逐渐变薄，10岁以后，特别是青春期，女孩的脂肪组织两倍于男孩。皮下脂肪的厚薄反映小儿营养状况。可用小卡尺进行测量。测量者用拇指及示指将测量部位皮肤及皮下脂肪捏起，钳板插入捏起的皮褶两边至底部并钳住，测量其厚度，重复 2 次取其平均值，读数至 0.5mm。常测量的部位是腹部脐旁 3cm。

二、与体格生长有关的其他系统的发育

（一）骨骼的发育

1. 颅骨（skull）的发育　可通过检查头围和囟门（图 2-8）大小以及骨缝闭合情况来衡量颅骨的发育。前囟（anterior fontanelle）出生时为 1.5~2cm（对边中点连线长度），至 1~1.5 岁闭合；后囟出生时很小或已闭合，最迟于生后 6~8 周闭合；颅骨缝于 3~4 个月闭合。前囟早闭或过小见于小头畸形，晚闭或过大见于佝偻病、先天性甲状腺功能减退症或脑积水；前囟饱满提示颅内压增高，前囟凹陷见于脱水、极度消瘦者。

2. 脊柱（vertebral column）的发育　出生时脊柱微后凸，1 岁内增长最快。3 个月抬头时出现颈前凸，6 个月坐时胸后凸，1 岁行走时出现腰前凸。脊柱形成的 3 个自然弯曲有利于身体平衡。

检查方法：取直立或坐位，观察脊柱自然弯曲的曲线及活动情况，有无压痛及畸形。

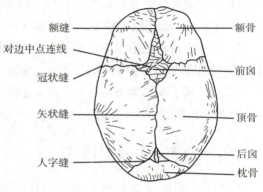

图 2-8　小儿的囟门

（标注：额缝、对边中点连线、冠状缝、矢状缝、人字缝、额骨、前囟、顶骨、后囟、枕骨）

3. 长骨（long bone）的发育　长骨的生长是由长骨干骺端的软骨骨化，骨膜下成骨而增长、增粗。当其干骺端骨质融合后，长骨即停止增长。软骨骨化中心出现的时间、数目、形态，与长骨生长的成熟度有一定顺序和规律关系。临床上用 X 线检测骨化中心个数（又称骨龄，bone age），可反映长骨的生长成熟度，常用腕部做检测。腕部于出生时无骨化中心，其出生后的出现次序为：头状骨和钩骨（3 个月左右）、下桡骨骺（约 1 岁）、三角骨（2~2.5 岁）、月骨（3 岁左右）、大多角骨和小多角骨（3.5~5 岁）、舟骨（5~6 岁）、下尺骨骺（6~7 岁）、豆状骨（9~10 岁）。10 岁时出全，共 10 个，故 1~9 岁腕部骨化中心的数目约为其年龄加 1。骨龄明显落后见于生长激素缺乏性侏儒症、甲状腺功能低下症，骨龄超前见于真性性早熟、先天性肾上腺皮质增生症。

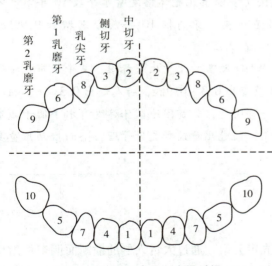

图 2-9　乳牙出牙顺序及时间

（标注：第 2 乳磨牙、第 1 乳磨牙、乳尖牙、侧切牙、中切牙）

（二）牙齿的发育

1. 乳牙　共 20 颗。自 6 个月起（4~10 个月）开始萌出，出牙顺序如图 2-9 所示。2~2.5 岁出齐，2 岁以内乳牙的数目等于月龄减 4~6。若 1 岁尚未萌牙为出牙延迟，见于严重营养不良、佝偻病、甲状腺功能减退症、先天愚型。个别小儿出牙时可有低热、流涎、睡眠不安、烦躁等反应。

2. 恒牙　共 28~32 颗。自 6 岁左右开始出第 1 恒磨牙，长在第 2 乳磨牙之后。7~8 岁开始至 12 岁，乳牙按出牙顺序逐个脱落换为恒牙。12 岁左右出第 2 磨牙，18 岁以后出第 3 磨牙（智齿），但也有人终身未出此牙。

（三）生殖系统的发育

生殖系统的发育受下丘脑 - 垂体 - 性腺轴的控制，从出生到青春前期小儿性腺轴功能处于最低水平，生殖系统处于静止期，保持幼稚状态。直到进入青春期，性腺和性征才开始发育。青春期发育的开始和持续时间受多种因素的影响，个体差异亦较大。

考点提示

①出牙时间和乳牙出齐的时间。②乳牙和月龄的关系。

1. 男性生殖系统的发育　出生时睾丸大多已降至阴囊。在青春期以前，男孩外阴处于幼稚状态。进入青春期后，睾丸分泌的雄激素促进第二性征的出现。通常 10~11 岁时睾丸、阴茎开始增大；12~13 岁时开始出现阴毛；14~15 岁时出现腋毛，声音变粗；16 岁后长胡须，出现痤疮、喉结，肌肉进一步发育。

2. 女性生殖系统的发育　包括女性生殖器官的形态、功能发育和第二性征出现。出生时卵巢发育已较完善，但其卵泡处于原始状态；在小儿期卵巢发育非常缓慢；进入青春前期后，女孩卵巢内即见卵泡发育。通常 9~10 岁时骨盆开始加宽，乳头发育，子宫逐渐增大；10~11 岁时乳房发育，阴毛出现；13 岁左右乳房进一步增大，有较多阴毛、腋毛，月经来潮。

三、体格生长的评价

世界卫生组织以 2005 年汇集的资料作为国际标准，我国卫健委确定以 2005 年调查的第五次儿童体格发育调查报告数据为中国儿童参数。

知识链接

第五次儿童体格发育调查报告

2015 年我国第五次儿童体格发育调查报告显示，我国 7 岁以下儿童体格发育水平较 10 年前有不同程度的提高。以 5~5.5 岁年龄组为例，2015 年男童体重、身高较 10 年前分别增长 0.99kg、1.7cm；女童体重、身高较 10 年前分别增长 0.89kg、1.8cm。

我国 7 岁以下儿童体格发育平均水平已明显超过了 WHO 颁布的儿童生长标准。其中城市儿童体重超出 0.1~1.2kg，身高超出 0.5~2.1cm；农村儿童体重超出 0.3~0.9kg，身高超出 0.3~2.1cm。

此外报告也提出，目前我国儿童营养和健康仍存在一些问题，如贫困地区体格发育水平低于城市儿童，超重和肥胖问题较为突出，因此加强体格发育监测，促进儿童饮食健康管理，全面推动儿童身心健康成长仍是我们重要的工作任务。

以下介绍常见的几种评价方法。

（一）均值离差法

适用于正态分布的人群。将儿童按不同年龄、性别固定分组，通过大量人群的横断面调查算出均值（X）和标准差（SD），X±2SD 包含 95% 受检总数，X±3SD 包含 99.7% 受检总数。用儿童体格的实测值与均值比较，通常以 X±2SD 为正常范围。

（二）中位数百分位法

适用于正态和非正态分布的人群，尤其当变量值不完全呈正态分布时，百分位数能更准确地反映出所测数值的分布情况。将一组变量值按大小顺序排列，求出某个百分位的数值，将百分数列表。以第 50 百分位（P50）为中位数，其余为离散距，常用 P3、P10、P25、P50、P75、P90、P97。P50 相当于均值离差法的均值（X），P3 相当于 X-2SD，P97 相当于 X+2SD，通常以 P3~P97 为正常范围。

（三）生长发育监测图法

将各项体格生长指标按不同性别和年龄绘成正常曲线图（离差法或百分位数法），对个体小儿从出生开始至青春期进行全程监测，将定期连续的测量结果每月或每年标记于曲线图上作比较，以了解小儿生长在人群分布中的地位以及发育趋势和生长速度。

（四）Z值评分法

是目前进行学龄前儿童群体营养状况评价最常用的方法之一。包括体重别年龄（WAZ）、体重别身高（WHZ）、年龄别身长（HAZ）。Z=（实测数据−参考值中位数）/参考值标准差（根据2006年WHO推荐的0～2岁男、女年龄别体重参考值和年龄别身高重参考值）。在WAZ中，Z值低于标准中位数减去1个标准差为轻度体重不足，低于标准中位数减去2个标准差为体重不足，低于标准中位数减去3个标准差为严重体重不足；WHZ中，低于标准中位数减去2个标准差为生长发育迟缓；WHZ中高于标准中位数加2个标准差为超重或肥胖；超重或肥胖者可用体质指数法（BMI=体重/身长^2）评价，BMI高于85%区间为超重，高于95%区间为肥胖。

（五）体格生长评价的内容

体格生长评价包括发育水平、生长速度和匀称程度三方面。①发育水平是将儿童某一年龄段的某一项生长指标测量值与参照人群值进行比较，可反映出该儿童的生长水平，但不能预示其生长趋势。②生长速度是定期、连续测量某一儿童某一项生长指标，可以动态观察儿童的"生长轨迹"，预示其生长趋势，更真实地反映儿童生长情况，但需及时与参照人群值进行比较，发现生长偏移。③匀称程度是评估儿童体格各项指标间的关系，能了解体型，如坐高/身长的比值与参考人群值比较反映儿童下肢发育状况，评价身材是否匀称。如根据身长所得的体重与参考人群值比较反映儿童体型。

第三节　神经心理及运动功能发育

PPT

一、神经心理发育

（一）神经发育

神经系统的发育是小儿神经心理发育的基础。胎儿时期神经系统最早发育，尤其是脑的发育最为迅速。出生时脑重约370g，占体重的1/9～1/8；而成人脑重约1500g，仅占体重的1/40。出生时大脑已有主要的沟回，大脑皮质较薄，而中脑、脑桥、延髓发育已较好，可保证生命中枢的功能。出生时大脑皮质的神经细胞数目已与成人相同。3岁时神经细胞基本分化完成，8岁时接近成人。神经纤维到4岁时才完成髓鞘化，故婴儿时期由于髓鞘形成不完善，刺激引起的神经冲动传入大脑不仅传导慢，而且易泛化。生长时期的脑组织耗氧较大，小儿脑耗氧在基础代谢状态下占总耗氧量的50%，而成人只占20%。长期营养缺乏可引起脑的生长发育落后。

脊髓的发育在出生时已较成熟，脊髓下端在胎儿时达第2腰椎下缘，4岁时上移至第1腰椎，故做腰穿时应特别注意。

新生儿出生时角膜反射、结膜反射、瞳孔对光反射、咽反射及吞咽反射已存在；婴儿肌腱反射较弱，腹壁反射和提睾反射不易引出，到1岁时才稳定；新生儿可出现觅食反射、吸吮反射、握持反射、拥抱反射、踏步反射等原始反射，于生后2～7个月逐渐消失；3～4个月前的婴儿肌张力较高，凯尔尼格征（Kernig sign）可为弱阳性，2岁以下儿童巴宾斯基征（Babinski sign）弱阳性亦可为生理现象。

（二）感知觉发育

1. 视觉 新生儿已有视觉感应功能，瞳孔有对光反应，在安静清醒的状态下可短暂注视物体，但只能看清 15～20cm 内的事物。2 个月起可协调地注视物体，能初步头眼协调；4～5 个月能认识母亲；5～6 个月可以注视远距离的物体；1.5 岁至 2 岁两眼调节好，视力为 4.7，能辨别红、白、黄、绿等鲜艳颜色；6 岁时视力已充分发育，达 5.0。

> 💡 **考点提示**
>
> 能认识母亲的小儿年龄。

2. 听觉 出生时中耳内有羊水潴留，无空气，听力差；3～7 天后，听觉已发育较好，高调或太大的声音可使其转离声源方向；3 个月时有定向反应，即头转向声源；6 个月可区别父母声音，唤其名有反应；8 个月开始区别语言的意义，两眼迅速看向声源；1～2 岁能听懂简单的吩咐；4 岁时听觉发育完善（表 2-1）。

> 💡 **考点提示**
>
> ①3 个月时有定向反应。
> ②4 岁听觉发育完善。

表 2-1 小儿视、听觉发展程序

月龄	视觉发展	听觉发展
1 月	短暂注视	对铃声有反应
2 月	目光跟随物体移动 90°	区别笛声和铃声
4 月	目光跟随物体移动 180°	听悦耳声音时微笑
6 月	目光跟随落地物体	对母亲语音有反应
9 月	长时间看远处人物的移动	可迅速、直接地寻找声源
12 月	偏爱注视小物品	听懂自己的名字，对声音的反应可以控制

📎 知识链接

听觉

听觉发育与儿童的语言发育直接相关，听力障碍如果不能在语言发育的关键期得到确诊和干预，则可因聋致哑。

在婴幼儿期可用简单的发声工具或听力器进行听力筛查测试，年长儿可用秒表、音叉或测听器测试，脑干听觉诱发电位检测可较精确判断儿童的听觉。

3. 嗅觉和味觉 出生时嗅觉和味觉已基本发育成熟，对母乳香味已有反应，对不同味道如甜、酸、苦等反应也不同；3～4 个月时能区别好闻和难闻的气味；4～5 个月的婴儿对食物味道的微小改变很敏感，此期可适当添加辅食，使之适应不同味道。

4. 皮肤感觉 可分为触觉、痛觉、温度觉和深感觉。新生儿的触觉已很敏感，以唇、手掌、足掌、前额和眼睑等部位最敏感；出生时痛觉已存在，但比较迟钝；出生时温度觉很灵敏，尤其对冷的反应。触觉是引起小儿某些反射的基础，护理时动作轻柔细致可使儿童形成积极的皮肤觉条件反射，产生愉快的情绪，促进身心发展。

5. 知觉 是人对事物的综合反映，与上述各种感觉能力的发育密切相关。5～6 个月时，随着动作能力的发展及手眼的协调，小儿主要通过看、咬、摸、闻、敲击等活动了解物体各方面的属性，其后，随着语言的发展，小儿的知觉开始在语言的调节下进行。1 岁末开始有空间和时间知觉；3 岁能辨上下；4 岁辨前后；4～5 岁开始有时间概念，如早晚、今天、明天和昨天等；5 岁能辨自身的左右。

> 💡 **考点提示**
>
> 感知觉的发育。

（三）言语发育

言语发育经过发音、理解和表达三个阶段。

1. 言语准备阶段　新生儿已会哭叫，1~2个月发喉音，如"啊""伊"等单音，7~8个月能发"爸爸""妈妈"等无意识的双音，10个月能有意识叫"爸爸""妈妈"。

💡 **考点提示**

　　婴儿有意识叫"爸爸""妈妈"的月龄。

2. 言语理解阶段　通过视觉、触觉、体位感等与听觉的联系逐步理解一些日常用品，如"奶瓶""电灯"等名称，6~7个月婴儿能听懂自己的名字，9个月能听懂简单的词语，亲人对小儿自发的"爸爸""妈妈"等语言的及时应答，也促进理解这些音的特定含义。

3. 言语表达阶段　当言语具有特殊意义时，听觉中枢与发音运动中枢建立起联系通路，小儿便学会发出有意义的言语。先说单词（1~2岁），后组成句子（3岁以后），从说简单句到说复杂句。

小儿言语的发展与父母的教育、关注密不可分，鼓励家长为其提供适当的环境，耐心地与小儿进行交流，向小儿提供多说、多听的机会。

（四）心理活动发展

人的心理活动包括注意力和记忆力、思维和想象力、情绪和情感、意志力、性格等众多方面。初生小儿不具有心理现象，条件反射形成标志着心理活动发育的开始。小儿的心理活动发展，由形态到本质，由简单能力到复杂能力，随着年龄增长而不断加强。

1. 注意力和记忆力的发展　注意力分为无意注意和有意注意，前者为自然发生的，后者为自觉的、有目的的注意。婴儿期以无意注意为主，3个月开始能短暂地集中注意人脸和声音，随着年龄增长，活动范围扩大，儿童逐渐形成有意识注意，但幼儿时期稳定性差，易分散、转移；5~6岁后才能够较好地控制自己的注意力。自幼儿起应及时培养注意力，提高注意力的稳定性。

记忆包括识记（在大脑中形成暂时联系）、保持（在大脑中留下痕迹）、回忆（在大脑中痕迹恢复）三个过程。回忆包括再认和重现，再认是以前感知的事物在眼前重现时能认识，重现是以前感知的事物虽不在眼前出现，但可在脑中出现。婴儿只有再认而无重现，6个月婴儿虽能再认母亲，但直到1岁以后才有重现。此外记忆分为机械记忆和理解记忆，婴幼儿以机械记忆为主，具有时间短、内容少、欢乐、愤怒、恐惧容易记忆的特点；随着思维、理解、分析能力的发展，5~6岁逐渐出现理解记忆。

2. 思维和想象力的发展　思维分为具体形象思维和抽象逻辑思维。1岁以后的小儿开始产生思维，在3岁以前只有最初级的具体形象思维，思维特点与客观物体及行动分不开，不能脱离人物和行动来主动思考，如拿着玩具汽车边推边说"汽车来了"。3岁以后开始有初步的概括性思维；6~11岁以后儿童逐渐学会综合分析、分类比较等抽象的思维方法，具有进一步独立思考的能力；青春期逐渐形成抽象思维。新生儿无想象能力，1~2岁时想象处于萌芽状态，3岁以后想象内容增多，但以无意想象和再造想象为主，有意想象和创造性想象到学龄前才加快发展。

3. 情绪、情感的发展　新生儿对寒冷、不舒适、饥饿等表现出啼哭等消极情绪。2个月时积极情绪增多，尤其是在母亲的怀抱中时，处于愉快的情绪中。6个月后能辨认陌生人时逐渐产生对母亲的依恋以及分离性焦虑情绪，9~12个月时依恋情绪达高峰；随着年龄增长，情绪反应渐趋稳定，能有意识地控制自己的情绪。良好的情绪表现为高兴、愉快、喜悦，而不良情绪表现为愤怒、恐惧、担忧、妒忌等。良好的家庭气氛、适度的社交活动以及精神紧张与创伤的避免，可以培养小儿良好稳定的情绪和情感，并可促进智力发展和良好品德的养成。

4. 意志的发展　出生时无意志，随着语言、思维的发展，婴幼儿期开始有意行动或抑制自己时即为意志的萌发。随着年龄增长，语言思维发展越深入，社会交往越多，在成人的教育影响下，意志逐步形成与发展。在日常生活中，可通过游戏和学习来培养小儿的积极意志，要重视培养其自制能力、责任感及独立性。

5. 性格的发展 性格是指人在客观现实中形成的稳定态度和习惯化的行为方式。美国心理学家埃瑞克森将弗洛伊德的性心理发展理论扩充到社会方面，提出了心理社会发展理论，将儿童的性格发展分成了五个阶段。

（1）婴儿期 0～1岁，是培养爱心及信任人的关键时期，主要的心理社会问题是信任对不信任。此期如果母亲与婴儿多进行皮肤、语言、目光的交流，就会使婴儿对感情的需要得到满足，感受到愉快和良好的心情体验，对其父母产生信任感，这一信任感是小儿对外界和他人产生信任感的来源，从而培养了信任他人的性格。反之就会产生对外界和他人不信任的性格，并影响以后的心理发展。

（2）幼儿期 1～3岁，是培养独立自主与羞愧或疑虑性格的关键时期，主要的心理社会问题是自主对羞愧或疑虑。此期小儿通过事物接触，明确了独立与依赖的区别，初步认识到了"我"的概念，并想充分体现"我"的概念，因此表现为非常任性，喜欢说"不"来显示自己独立自主的性格，故在心理学上又称为第一反抗期，如果家长掌握幼儿心理发展特点，以温和、适当的方式约束小儿，对合理的自主行为给予支持和鼓励，避免过分干预，就能培养自信、独立性格。与此相反，家长若对小儿缺乏耐心，进行嘲笑、否定、斥责，不允许做自己想做的事情，他们就会产生羞愧或疑虑的性格。

（3）学龄前期 3～7岁，是给予小儿自由和机会创新和实践、培养主动性格的关键时期，主要的心理社会问题是主动对内疚。随着小儿运动和语言、思维的发展，其探究事物的范围增大，好奇心增强，敢于有目的地探究、改变周围环境。此时如果幼儿园老师与家庭成员能鼓励和正确引导，使他们愿意主动发明和尝试新的活动、新的语言，并从中得到乐趣，就会养成主动的性格。与此相反，如果成人不能理解小儿行动的目的，只是单纯地责备小儿的错误，禁止他们的想法和活动，就会使其因怕做错而逐渐养成内疚、自卑、消极的性格，最终限制自己的活动，抑制自己的好奇心。

（4）学龄期 6～7岁至青春期前，是发掘小儿自身的勤奋潜力的关键时期，主要的心理社会问题是勤奋对自卑。此期是成长过程中决定性的阶段，小儿初步接受正规的学校教育，学习兴趣浓厚，要求做事完美，并经过自己出色完成任务而受到鼓励和表扬，如果此时家长、老师坚持以鼓励和表扬为主的教育原则，善于发现其优点并积极给予表扬及鼓励，就会使孩子更加勤奋、主动。与此相反，如果孩子的努力不能得到及时表扬，或成人只发现孩子的缺点，不断责骂，甚至当众批评、嘲笑孩子，就会使孩子产生强烈的自卑感，失去学习的信心与兴趣。

（5）青春期 自我认同角色紊乱期：一般女孩10～18岁，男孩12～20岁，是建立一种自我认同感的关键时期。主要的心理社会问题是自我认同与角色紊乱。随着青少年思维、情感的发展，他们意识、思想不再依附于老师和家长，逐渐树立自己的人生观与价值观，形成心理发展的第二反抗期；并开始重新认识自我、审视自我，寻找自己在社会中的职业角色，极为关注别人对自己的看法，并与"自我"概念相比较，因传统的社会观念与个人追求新潮形象的矛盾而困惑。此期的重要任务是建立一种自我认同感，并完善自己的社会能力和发展自我的潜能。如无法解决这种矛盾、困惑，就会导致角色混乱，失去自控力和安全感。

6. 认知力 瑞士心理学家皮亚杰通过对小儿行为的长期观察，提出了小儿认知发展理论。皮亚杰把认知发展分为四个阶段。

（1）感觉运动期 0～2岁，应用吸吮、咬、抓、握、触摸等动作来感觉世界，其主要特征是：形成自主协调运动，区分自我与周围环境，构成自我概念的雏形，开始出现心理表现，并进行简单的思考，形成客体永久概念。

（2）运筹前期　2~7岁应用语言等符号记忆和储存信息，并表达外部事物，不具备逻辑思维。主要特征是：以自我为中心，不能理解别人；能将事物连接，但不具备逻辑思维。

（3）具体运筹期　7~11岁应用一个法则解决相同的问题。主要特征是：不再以自我为中心，能理解事物的转化；凭借具体形象，进行逻辑推理，但仍以感性思维为主。

（4）形式运筹期　11岁~成人，思维能力接近成人，由感性思维为主转向理性思维为主。

7. 社会适应能力的发展　儿童社会行为是各年龄阶段心理发展的综合表现，其发展受周围环境的影响，也与家庭、学校、社会对其的教育密切相关。新生儿对外界反应少，用哭来表示不舒服，舒服时安静；2~3个月能用停止哭闹、笑、发音表示认识父母；3~4个月出现社会反应性大笑，对母亲的声音表示愉悦；7~8个月开始认生，对发声玩具感兴趣；9~12个月达到认生的高峰，会模仿别人的动作，18个月逐渐学会自我控制；2岁不再认生，爱表现自己，吸引别人注意，能执行简单命令；3岁人际交往更熟练，能遵守游戏规则；此后对周围人和环境的反应能力更趋成熟。

总之，为了解小儿神经发育状况，应掌握正常发育规律，对动作能力、语言能力、应物和应人及心理发展等方面进行检查，及早发现偏移，及早矫治。

二、神经心理发育评估

儿童神经心理发育的水平表现在感知、运动、语言和心理过程等方面，对这些能力和性格特征的检查称为心理测试（psychological test）。儿童心理测试主要用于检查智力、行为、情绪，可协助临床判断是否有心理障碍等，并评价治疗效果和判断预后。

（一）智力测验

1. 目的

（1）早期发现、早期诊断发育上有问题的儿童，以便早期矫治。

（2）评价儿童智力低下的程度。

（3）为判断一些神经系统、内分泌系统疾患是否伴有心理发育异常提供依据。

（4）在疾病治疗或智力发育干预过程中进行效果评价。

（5）为科研和流行病学调查提供手段。

（6）发现和确定超常儿。

2. 分类

（1）按年龄　新生儿测验、婴幼儿测验、学龄前儿童测验、学龄儿童测验。

（2）按测验对象　个别测验与集体测验。

（3）按测验范围　单项能力测验与综合能力测验。

（4）按测验精度　筛查测验与诊断测验。

3. 筛查测验　智力测验的种类较多，目前从儿科实用角度多采用按精度分类的筛查与诊断测验。

（1）丹佛发育筛查法（Denver developmental screening test，DDST）能比较灵敏地提示临床上尚未出现明显症状的发育性问题，即能在早期发现儿童的智能发育问题。可以作为高危儿的发育监测手段，但不能用于诊断和评价发育障碍的种类和严重程度。DDST主要用于6岁以下儿童发育筛查，实际应用时对4.5岁以下的儿童较为适用。全部测试包括105个项目，我国对该量表进行了修改，删去了表中名词重复部分，因而共有104个项目，分为个人-社会、细运动与适应性行为、语言和大运动四个能区。

1）个人社会技能23项　主要检查小儿的应答能力和自我服务能力。

2）精细动作适应能30项　检查小儿手指的运动能力及手-眼协调能力。

3）言语能 20 项　检查小儿对成人语言的理解能力和自我思想的表达能力。

4）粗动作能 31 项　检查小儿坐、立、走、跳及平衡能力。

（2）绘人测试（draw a person test）　是能在很短时间内对有关小儿非语言的能力进行测量的工具。它主要以小儿对环境的不断认识和他们在绘画上所表现的有无细节和比例等的详尽程度为依据，通过小儿喜欢的绘画活动方式来测量智力，在轻松愉快的气氛中测试出儿童心理发展的成熟程度。适用于 4 ~ 12 岁小儿，尤其适用于因紧张而对传统智力测验有抵触情绪的小儿。要求小儿依据自己的想象绘一全身人像，计分内容包括身体部位、各部比例和表达方式等。

（3）皮博迪图片词汇测试（Peabody picture vocabulary test, PPVT）是一套为发声有困难的人及聋人设计的测量其"使用"词汇能力的测验工具。这套工具共有 150 张黑白图片，每张图片上有 4 个图，其中一个图与某一词的词义相符合。测验时拿出一张图片，主试说出一个词，要求被试指出图片上的 4 个图哪一个最能说明该词的意义。我国专家对该量表做了修订，EFX – 1 型使用的是中国修订版，有 120 组图片和相对应的词汇，适用于 3 岁至 9 岁的儿童。该测验现已广泛地用于研究正常或智力落后、情绪失调或有生理障碍的儿童的智力。

4. 诊断测验

（1）Gesell 发育量表　适用于 4 周至 3 岁的婴幼儿。从大运动、细动作、个人 – 社会、语言和适应性行为五个方面进行测试，结果以发育商（DQ）表示（表 2 – 2）。DQ 正常值为 100 ± 15，计算公式如下。

$$发育商（DQ）= 发育年龄/实际年龄 \times 100$$

表 2 – 2　DQ 值与发育等级关系

DQ 值	>130	115 ~ 129	85 ~ 114	70 ~ 84	<70
发育等级	上（优秀）	中上	中	中下	下（低下）

（2）贝利（Bayley）婴儿发育量表　适用于 2 ~ 30 个月婴幼儿，包括心理量表、运动量表和婴儿行为记录表。

1）心理量表（mental scale）　测量知觉、记忆、学习、问题解决、发音、初步的语言交流、初步的抽象思维等活动。

2）运动量表（motor scale）　测量坐、站、走、爬楼等粗动作能力，以及双手和手指的操作技能。

3）婴儿行为记录表（infant behavior record）　是一种等级评定量表，用来评价儿童个性发展的各个方面，如情绪、社会行为、注意广度及目标定向等。

贝利量表共有 244 个行为项目，其中心理量表 163 项，运动量表 81 项。每个婴儿在心理量表和运动量表上的分数按年龄组转换成平均数为 100、标准差为 16 的标准分数，从而计算出心理发展指数（mental development index）和心理运动发展指数（psychomotor development index）。从测验编制技术的角度看，贝利量表被公认为是最好的婴儿测验，具有可靠性和有效性。在心理学实验中，常用它做智力前后变化的对比。

（二）适应性行为测试

智力低下的诊断与分级必须结合适应性行为评定结果。国内现多采用日本"婴儿 – 初中学生社会生活能力量表（简称 S – M 量表）"，此量表适用于 6 个月至 15 岁儿童社会生活能力的评定。此量表的回答人可以是孩子的父母，也可以是每天照料孩子的人。各分项目包括：独立生活（SH）、运动（L）、作业操作（O）、交往（C）、参加集体活动（S）、自我管理（SD）。

三、运动功能的发育

运动发育是视、听、感知及情感发育的综合反应。运动功能可分为粗大运动（包括平衡）和精细动作两大类。粗大运动是指身体大运动的控制，包括颈部肌肉、腰部肌肉的平衡能力以及爬、站、走、跑、跳等动作，归纳起来可用"二抬四翻六会坐，七滚八爬周会走，2岁跑跳齐，3岁学自理"口诀记忆。精细运动（fine motor）是指手和手指的精细动作，如抓握、涂画、叠积木，如3~4个月握持反射消失；6~7个月出现换手与捏、敲等探索动作；9~10个月可用拇、示指拾物，喜撕纸；12~15个月学会用匙，乱涂画；18个月能叠2~3块方积木（表2-3、图2-11）。

考点提示

大运动发育的过程。

表2-3　小儿神经精神及运动发育过程

年龄	粗细动作	语言	适应周围人物的能力与行为
新生儿	无规律，不协调动作，紧握拳	能哭叫	铃声使全身活动减少
2个月	直立位及俯卧位时能抬头	发出和谐的喉音	能微笑，有面部表情，眼随物转动
3个月	仰卧位变为侧卧位，用手摸东西	咿呀元音	头可随看到的物品或听到的声音转动180°，注意自己的手
4个月	扶着髋部时能坐，可以在俯卧位时用两手支持抬起胸部，手能握持玩具	笑出声	抓面前物体，自己玩手，见食物表示喜悦，较有意识地哭和笑
5个月	扶着腋下能站得直，两手能各握玩具	能喃喃地发出单词音节	伸手取物，能辨别他人声音，望镜中人笑
6个月	能独坐一会儿，用手摇玩具	发"不""呐"等辅音	能辨别熟人和陌生人，自拉衣服，自握玩具玩
7个月	会翻身，自己独坐很久，将玩具从一手换到另一手	能发出"爸爸""妈妈"等语音，但无意识	能听懂自己的名字，自握饼干吃
8个月	会爬，会自己坐起来和躺下去，会扶栏杆站起来，会拍手	能重复大人所发简单音节	注意观察大人的行为，开始认识物体，两手会传递玩具
9个月	试着独站，会从抽屉中取出玩具	能懂几个较复杂的词句，如"再见"等	看到熟人会伸手要人抱，能与人合作游戏
10~11个月	能独站片刻，扶椅或推车能走几步，能用拇、示指对指拿东西	开始用单词，能用一个单词表示很多意义	能模仿成人的动作，招手说"再见"，抱奶瓶自食
12个月	能独走、弯腰拾东西，会将圆圈套在木棍上	能说出物品的名字，如灯、碗等，指出自己的手、眼等主要部位	对人和事物有喜厌之分，能配合穿衣，能自己用杯子喝水
15个月	走得好，能蹲着玩，能叠一块方木	说出几个词和自己的名字	表示同意或不同意
18个月	能爬台阶，有目标地扔皮球	能认识并指出自己身体的各个部位	会表示想排便，懂命令，会自己进食
2岁	能双足跳，手的动作更准确，会用勺进食	能说出2~3个字构成的句子	能完成简单的动作，如拾起地上的物品，能表达喜、怒、畏惧等
3岁	能跑，会骑三轮车，会洗手、洗脸，穿、脱简单衣服	能说短歌谣，数几个数	能认识画上的物体，认识男女，自称"我"，表现自尊心、同情心、害羞
4岁	能爬梯子，会穿鞋	能唱歌	能画人像，初步思考问题，记忆力强，好发问

续表

年龄	粗细动作	语言	适应周围人物的能力与行为
5岁	能单腿跳，会系鞋带	开始识字	能分辨颜色，数10个数，知道物品用途及性能
6~7岁	参加简单劳动，如扫地、擦桌子、剪纸、泥塑、打绳结等	能讲故事，开始写字	能数几十个数，可简单加、减运算，喜欢独立自主，形成性格

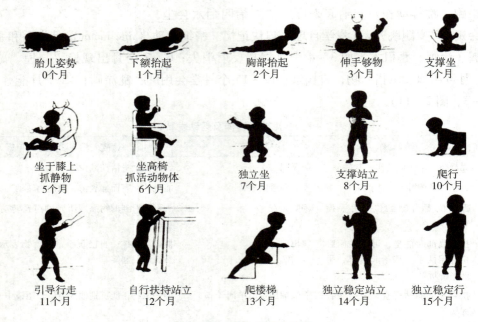

图2-10　婴幼儿运动发育

知识链接

一哭二笑会抬头，三月咿呀四哈哈，五月取物辨人声，还可扶站发单音，
六月独坐识陌生，七月翻身懂已名，并能无意发复音，八月会爬识物体，
九月试站懂再见，十月独站能模仿，十二独走叫物名，指手指眼爱憎明，
十五能道姓和名，同意与否自表明，活泼可爱小Baby，十八就能懂命名。

目标检测

答案解析

一、选择题

A1/A2 型题

1. 以下关于小儿生长发育的规律错误的是（　）
    A. 由上到下　　　　　B. 由远到近　　　　　C. 由粗到细
    D. 由简单到复杂　　　E. 由低级到高级

2. 最能反映小儿体格发育尤其是营养状况的重要指标是（　）
    A. 身长　　　　　　　B. 体重　　　　　　　C. 头围
    D. 胸围　　　　　　　E. 牙齿

3. 头围与胸围大致相等的年龄是（　　）

    A. 8 个月　　　　　　　B. 10 个月　　　　　　　C. 1 岁

    D. 2 岁　　　　　　　　E. 3 岁

4. 小儿前囟关闭的大约月龄是（　　）

    A. 5 ~ 6 个月　　　　　B. 7 ~ 8 个月　　　　　C. 9 ~ 10 个月

    D. 11 ~ 12 个月　　　　E. 12 ~ 18 个月

5. 前囟迟闭，骨龄落后见于（　　）

    A. 佝偻病　　　　　　　B. 小头畸形　　　　　　C. 呆小病

    D. 脑积水　　　　　　　E. 甲状腺功能亢进

6. 下列小儿运动发育中，正常的是（　　）

    A. 6 个月抱起能竖头　　　　　　　　　B. 8 个月时稳坐且会爬

    C. 10 个月时会坐　　　　　　　　　　D. 12 个月时能站立

    E. 18 个月时独立行走

7. 小儿出生时即存在，出生后 3 ~ 4 个月消失的神经反射是（　　）

    A. 觅食反射　　　　　　B. 膝跳反射　　　　　　C. 跟腱反射

    D. 瞳孔反射　　　　　　E. 腹壁反射

8. 社区护士正为一正常小儿体检，小儿体重 7.5kg，身长 65cm，头围 44cm，尚未出牙。护士判断该小儿最可能的年龄是（　　）

    A. 5 个月　　　　　　　B. 6 个月　　　　　　　C. 7 个月

    D. 9 个月　　　　　　　E. 12 个月

二、案例分析题

女婴，体重 8.9kg，身长 71cm，前囟 0.5cm × 0.5cm，乳牙 4 颗。既往记录：足月顺产，出生体重 3.3kg，身长 50cm。

请思考：

1. 该婴儿最可能的月龄是几个月？

2. 该婴儿动作、语言发育标准是什么？

（马一倩）

书网融合……

重点小结　　　　　　　　微课　　　　　　　　习题

第三章 儿童保健

学习目标

知识目标：通过本章的学习，掌握各时期小儿保健特点、小儿计划免疫程序及注意事项、青春期特点和保健措施；了解青春期发育的常见问题；了解儿童体格锻炼与游戏；了解小儿常见意外事故的预防。

能力目标：能对家长进行计划免疫程序、预防接种的准备及注意事项的宣教，并对各时期小儿进行相应的保健指导；具备指导完成计划免疫和正确处理计划免疫出现的不良反应的能力。

素质目标：通过本章的学习，具备人文关怀理念、沟通交流技巧、团队合作精神。

儿童、青少年因解剖生理、体格、神经心理发育的特点不同，保健措施、工作重点也有所不同，区别对待才能有效降低发病率、死亡率，促进其健康成长。

第一节　各年龄期儿童的保健重点 微课

PPT

一、胎儿期保健

胎儿期保健以孕母的保健为重点。应重视产前检查，禁止近亲结婚；孕母应保证充足营养，避免接触有毒有害物质；注意劳逸结合，保持良好的情绪；高危产妇除定期产前检查外，应加强观察，必要时可终止妊娠。

二、新生儿期保健

生后 1 周内的新生儿是保健最重要的时期。要注意保暖，提倡母乳喂养，加强日常护理，预防感染。建立新生儿家庭访视制度。

（一）访视次数

正常足月新生儿访视次数不少于 2 次。

1. 首次访视　在出院后 3 ~ 7 天进行。如发现问题应酌情增加访视次数，必要时转诊。

2. 满月访视　在出生后 28 ~ 30 天进行。新生儿满 28 天后，结合接种乙肝疫苗第二针，在乡镇卫生院、社区卫生服务中心进行随访。

（二）访视内容

1. 问诊

（1）孕期及出生情况　母亲妊娠期患病及药物使用情况，孕周、分娩方式，是否双（多）胎，有无窒息、产伤和畸形，出生体重、身长，是否已做新生儿听力筛查和新生儿遗传代谢性疾病筛查等。

（2）一般情况　睡眠，有无呕吐、惊厥，大小便次数、性状及预防接种情况。

（3）喂养情况　喂养方式、食奶次数、奶量及其他存在问题。

2. 测量

（1）体重

1）测量前准备　每次测量体重前需校正体重计零点。新生儿需排空大小便，脱去外衣、袜子、尿布，仅穿单衣裤，冬季注意保持室内温暖。

2）测量方法　称重时新生儿取卧位，新生儿不能接触其他物体。使用杠杆式体重计称重时，放置的砝码应接近新生儿体重，并迅速调整游锤，使杠杆呈正中水平，将砝码及游锤所示读数相加；使用电子体重计称重时，待数据稳定后读数。记录时需除去衣服重量。体重记录以千克（kg）为单位，至小数点后 2 位。

（2）体温

1）测量前准备　在测量体温之前，将体温表水银柱调至 35℃ 以下。

2）测量方法　用腋表测量，保持 5 分钟后读数。

3. 体格检查

（1）一般状况　精神状态、面色、吸吮、哭声。

（2）皮肤黏膜　有无黄染、紫绀或苍白（口唇及指、趾甲床）、皮疹、出血点、糜烂、脓疱、硬肿、水肿。

（3）头颈部　前囟大小及张力、颅缝、有无血肿、头颈部有无包块。

（4）眼　外观有无异常、结膜有无充血和分泌物、巩膜有无黄染、光刺激反应。

（5）耳　外观有无畸形、外耳道是否有异常分泌物、耳廓是否有湿疹。

（6）鼻　外观有无畸形、呼吸是否通畅、有无鼻翼扇动。

（7）口腔　有无唇腭裂、口腔黏膜有无异常。

（8）胸部　外观有无畸形、有无呼吸困难和胸凹陷，计数 1 分钟呼吸次数和心率，心脏听诊有无杂音，以及肺部呼吸音是否对称、有无异常。

（9）腹部　腹部有无膨隆、包块，肝脾有无肿大，重点观察脐带是否脱落，脐部有无红肿、渗出。

（10）外生殖器及肛门　有无畸形，检查男孩睾丸位置、大小，有无阴囊水肿、包块。

（11）脊柱四肢　有无畸形，臀部、腹股沟和双下肢皮纹是否对称，双下肢是否等长等粗。

（12）神经系统　四肢活动度、对称性、肌张力和原始反射。

4. 指导

（1）居住环境　新生儿卧室应安静清洁、空气流通、阳光充足。室温以 22～26℃ 为宜，湿度适宜。

（2）护理　衣着宽松、质地柔软，保持皮肤清洁。脐带未脱落前，每天用 75% 乙醇擦拭脐部一次，保持脐部干燥清洁。对生理性黄疸、生理性体重下降、"马牙""螳螂嘴"、乳房肿胀、假月经等现象无需特殊处理。早产儿应注意保暖，在换尿布时注意先将尿布加温，必要时可将早产儿放入成人怀中，直接贴紧成人皮肤保暖。

（3）疾病预防　注意并保持家庭卫生，接触新生儿前要洗手，减少探视，家人患有呼吸道疾病时要戴口罩，以避免交叉感染。生后数天开始补充维生素 D，足月儿每天口服 400IU，早产儿每天口服 800IU。对未接种卡介苗和第 1 剂乙肝疫苗的新生儿，提醒家长尽快补种。未接受新生儿疾病筛查的新生儿，告知家长到具备筛查条件的医疗保健机构补筛。有吸氧治疗史的早产儿，在生后 4～6 周或矫正胎龄 32 周转诊到开展早产儿视网膜病变综合征筛查的指定医院开始进行眼底病变筛查。

（4）伤害预防　注意喂养姿势、喂养后的体位，预防乳汁吸入和窒息。保暖时避免烫伤，预防意外伤害的发生。

（5）促进母婴交流　母亲及家人多与新生儿说话、微笑和皮肤接触，促进新生儿感知觉发展。

三、婴儿期保健

合理喂养，正确添加辅食，选择合适时间断奶。每天给婴儿擦洗或温水浴，衣服应简单、宽松、少接缝。乳牙萌出时指导家长用软布帮助婴儿清洁齿龈和乳牙。坚持户外活动，促进其感知发育。做好安全保护措施，防止意外发生。按计划免疫程序完成基础免疫，定期进行健康检查监测，评估生长发育状况，早期发现疾病。

四、幼儿期保健

小儿最易发生意外的时期为幼儿期。合理膳食，保证营养充足均衡，培养良好的饮食习惯；衣着应宽松、保暖、轻便、易于活动；培养良好卫生习惯，继续加强预防接种，定期体检，早期发现和预防疾病。此期最易发生意外，故应加强安全防护，防止意外事故的发生。进行早期教育，如大小便训练、动作语言锻炼等。注意防治常见的心理行为问题。

考点提示

最容易发生意外的年龄阶段。

五、学龄前期保健

合理营养，食物应多样化，做到荤素搭配、营养全面。养成良好的卫生、学习和劳动习惯，为入学打好基础。定期体格检查，进行疾病筛查与矫治。加强安全教育，预防意外事故发生。对常见的心理行为问题应采取有效措施，必要时进行心理咨询。

六、学龄期保健

合理营养，加强营养卫生宣传，保证营养充分而均衡。每天需进行户外活动、体格锻炼，注意在活动中培养良好习惯。继续按时进行预防接种和健康检查。加强安全教育，预防意外发生。针对心理健康问题要采取相应措施，多方面配合，帮助孩子适应学校生活。

七、青春期保健

（一）青春期的特点

1. 生理特点　生长发育在性激素作用下明显加快，出现第二次生长发育高峰，体重、身高增长幅度加大，第二性征逐渐明显，生殖器官迅速发育、趋向成熟，女孩出现月经，男孩发生遗精。

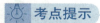
考点提示

青春期的特点。

2. 心理特点　此时由于神经内分泌调节不够稳定，情绪表现强烈而不稳，心理与社会适应能力相对缓慢，表现为反抗性与依赖性、闭锁性与开放性、自满和自卑并存，性意识觉醒。

（二）青春期发育的常见问题

1. 青春期月经病　青春期下丘脑－垂体－卵巢轴以及性激素靶器官发育成熟过程中发生障碍，可能导致功血、闭经、痛经等常见月经病。青春期少女行经时应注意经期卫生，加强营养，注意休息。月经过多应及时就医，不要滥用止血药和激素，以免造成不良后果。

2. 梦遗（遗精）　指在睡眠中，无意识地将精液排出。遗精是正常的生理现象，一般每月遗精两三次均属正常。有些男孩把精液看得很神秘，遇有遗精就感到不安、苦恼、困惑、羞愧和恐惧，误把生理现象视为病理现象，这是不正确的，应给予正确的指导。

3. 痤疮（"青春痘"）　青少年中有60%左右会出现痤疮，饮食调节有助于防治痤疮，如多食蔬菜、水果，少食动物性脂肪、辛辣油腻食品及甜食。保持皮肤清洁是防治痤疮的有效措施。不可抓挤、捏压，不吸烟、不饮酒，保持乐观情绪。有的孩子因出现痤疮而苦恼，自觉影响形象，采取一些不恰当做法，造成不必要的损害，甚至产生自卑心理。

4. 青春期自慰行为　一般有性幻想、性梦和手淫三种形式。手淫在青少年中较为普遍，一般手淫不会危害身体健康，但手淫引起的心理冲突会干扰青少年的生活、学习、情绪，应该进行性教育，使青少年认识到这是正常的生理和心理现象，只要这些现象没有经常不断地发生，对健康和心理发育都不会构成影响，以减轻恐惧、苦恼、自责的心理。

青春期常见问题还有青春期甲状腺肿大、青春期高血压、经前期综合征、神经性厌食等，也应该得到家长和社会的重视并予以恰当的处理，尤其是神经性厌食，治疗应以心理治疗为主，引导青春期女性树立正确的审美观念。

（三）青春期保健

1. 供给充足营养　要强调营养对青少年健康的重要性，注意营养成分的合理搭配，还应培养良好的饮食习惯。

2. 健康指导　培养良好的个人生活及卫生习惯，重点加强少女的经期卫生指导，如保持生活规律、避免受凉、剧烈运动及重体力劳动，注意会阴部卫生，避免坐浴等。保证充足睡眠，养成健康的生活方式；进行正确性教育。

3. 法制和品德教育　给予系统的法制教育，提倡学习高尚道德风尚，自觉抵制不良思想的影响。

4. 预防疾病和意外　每年体检1次，积极预防急性传染性疾病、沙眼、龋齿等，加强安全教育，预防意外伤害的发生。

5. 防治常见心理行为问题　此期最常见的心理行为问题为多种原因引起的出走、自杀及对自我形象不满引起的心理问题，家长和社会应给予重视并采取积极措施解决。

PPT

第二节　儿童体格锻炼与游戏

一、体格锻炼

游戏、体操、体育活动以及一切户外活动均会对儿童机体发生积极的影响，各种形式又能互相补充和彼此加强。因此小儿体格锻炼可采取多种形式，在日常生活中要利用日光、空气、水，锻炼时可采取2~3种形式同时进行。

（一）原则

1. 循序渐进　利用自然因素进行体格锻炼时，要根据幼儿的生理特点，循序渐进，逐步提高各种因素对人体的刺激强度，逐步延长锻炼时间，锻炼的方式由简单到复杂，这样才能使人体各器官逐渐对锻炼产生良好适应。

2. 持之以恒　经过持续的锻炼，幼儿大脑皮质建立起有关的联系，当周围环境发生变化时，能灵活准确地调节有关的器官，使之迅速做出相应的反应，保持机体与外界环境的平衡。经过多次反复的练习，大脑皮质上有关的联系就变成了巩固而复杂的条件反射，从而达到增强体质、减少疾病的目的。

3. 结合年龄，注意个体差异　不同健康状况的小儿选择锻炼的方法及时间、强度应有所区别，如体弱儿的体格锻炼应较健康儿缓慢、时间应短并要仔细观察。

4. 保证营养及合理生活制度　体格锻炼会增加热能的消耗，只有食物可予补充，因此应适当增加各种营养素。锻炼时要注意内容的多样化，锻炼强度要符合年龄特点，时间要有所控制，否则会造成各生理功能的不协调，达不到锻炼的目的。

5. 要有准备和整理活动　开始时应做适当的准备活动，运动量逐渐增加，使心血管系统有足够时间提高活动水平，并消除肌肉、关节的僵硬状态，以减少损伤的发生。锻炼后的整理活动可使神经系统从紧张状态中恢复，以预防运动性休克的发生。

6. 仔细观察婴幼儿对锻炼的反应　应及时采取措施，进行相应调整，以达增强体质的目的。

（二）方法

1. 衣着适宜　适应气候变化，适时增减衣服。

2. 户外活动　新生儿满月后可抱到户外接触新鲜空气。夏季出生后 2～4 周即可开始抱到户外，每天 1～2 次。6 个月以内由每次 15 分钟逐渐增加到 2 小时，6～12 个月可延长到 3 小时，分 2 次进行。户外活动不仅有更多的机会接触大自然，并且机体不断受到自然因素的刺激，可促进生长发育，预防佝偻病。

3. 开窗睡眠和户外睡眠　冬季开窗睡眠要注意保暖，避免对流风。夏季至户外睡眠，可在树荫下，但要时刻有人照管。随时注意孩子睡觉情况和气温变化。

4. 温水锻炼　婴儿脐带脱落后就可进行温水锻炼。水温恒定在 39～40℃。冬、春季每天 1 次，夏、秋季每天 2 次，在水中 7～12 分钟，让孩子在水中任意活动，浴毕可用 33～35℃水冲淋小儿，用干毛巾擦干、包好、穿好衣服。每天坚持，不宜中断。

5. 体操与体育活动　根据不同年龄采取不同体操及体育活动进行锻炼。婴儿可做被动操、主被动操、竹竿操，幼儿可做模仿操、徒手操、广播操、各种律动和健美操等。

二、游戏

游戏是小儿的自发学习。对小儿来说游戏不仅是一种消遣，还是主要的学习方式，小儿在游戏中学习，在游戏中健康成长，可获得德、智、体、美等方面的发展。

（一）功能

1. 游戏对小儿认知发展的作用

（1）游戏能促进小儿智力的发展　由于游戏是小儿自主性活动，小儿在游戏过程中总是处于积极状态，他们积极地去感知、观察游戏用的玩具和游戏同伴，去记忆游戏中的角色（角色的名字、动作、语言、表情等）、游戏的内容、游戏的情节。

（2）游戏可促进小儿语言能力的发展　游戏使小儿彼此之间交往的机会增多，而且有了表达自己思想和倾听他人谈话的需要。在游戏过程中，小儿之间需要合作与交往，需要用语言来交流思想、商讨办法。正是在这样的过程中，小儿的语言逐渐得到发展。

2. 游戏对小儿社会性发展的作用　小儿在游戏中既有现实伙伴间的交往，也有角色间的交往，小儿在这些交往过程中，得以进行社会性发展。小儿在分工与合作的过程中，逐渐学会与人相处的技巧、如何尊重他人等，有利于小儿认识他人、认识集体、把自己融于集体之中。

3. 游戏对小儿情感发展的作用　小儿在游戏中总是获得愉悦的情绪体验，在这种没有压力、轻松安全的情绪下活动，有利于发展小儿的成就感，增强自信心；同时，小儿在游戏中常需要同伴之间的互助、合作才能保证游戏的顺利进行，这种游戏的共同体验有利于培养小儿关心、共情他人；游戏中还充满了想象，小儿动手动脑，展现自己的智慧、能力和技巧，创造出各种美好的事物和造型，有利于发展小儿的美感，促进小儿感受美、提高表现美的能力。

4. 游戏对小儿身体发展的作用　游戏可以保障小儿身体的生长发育，促进身体的发展。游戏使小儿身体的各器官得到活动，促进小儿骨骼的成熟，锻炼小儿的运动技能和技巧，还有利于小儿内脏和神经系统的发育。

（二）种类

幼儿的游戏是多种多样的。分类的标准不同，游戏的种类也各不相同。根据游戏的目的性分类，幼儿游戏主要有创造性游戏、教学游戏和活动性游戏；从认知发展的角度划分，游戏可分为功能游戏、建筑游戏、假装游戏和规则游戏；从社会化程度的角度划分，游戏可分为无所事事游戏、单独游戏、旁观游戏、平行游戏、联合游戏和合作游戏。

第三节　计划免疫

PPT

计划免疫是根据儿童的免疫特点和传染性疾病发生的情况制订的免疫程序，通过有计划地使用生物制品进行预防接种，提高人群的免疫水平，达到控制和消灭传染性疾病的目的。预防接种是计划免疫的核心内容。

一、免疫方式与常用制剂

（一）获得免疫的方式

1. 主动免疫　是指给易感者接种特异性抗原，刺激机体产生特异性免疫抗体，从而产生主动免疫力。其特点是特异性抗原进入机体后，需经过一定期限才能产生抗体，抗体持续时间较久，一般为1~5年。

2. 被动免疫　是未接受主动免疫的易感者在接触传染性疾病的病原体后，可产生相应的抗体，使之立即获得免疫力，主要用于暂时预防或治疗。其特点是免疫效果产生快，抗体持续时间短，一般约3周。

（二）常用制剂

1. 主动免疫制剂

（1）菌苗　用细菌菌体或多糖体制成，包括死菌苗和减毒活疫苗。①死菌苗：性质稳定、安全，但进入人体后不能生长繁殖，产生的免疫力低、持续时间短，因此，接种量大且需多次重复注射，如百日咳、伤寒疫苗等。②减毒活疫苗：接种到人体后，可生长繁殖而不引起疾病，产生的免疫力持久且效果好，因此，接种量小且接种次数少，但其有效期短，需冷藏保存，常用的有卡介苗。

（2）疫苗　用病毒或立克次体接种于动物、鸡胚或组织培养，经处理后制成。灭活疫苗有乙型脑炎疫苗、狂犬病疫苗等，减毒活疫苗有脊髓灰质炎疫苗、麻疹疫苗等。活疫苗的优点与活菌苗相似，但活疫苗不可在注射丙种球蛋白或胎盘球蛋白后3周内应用。

（3）类毒素　用细菌生产的外毒素加入甲醛变成无毒性而仍有抗原性的制剂，如破伤风类毒素和白喉类毒素等。

2. 被动免疫制剂　此类制剂来自于动物或人的血清，对人体是一种异形蛋白，注射后易引起过敏反应或血清病，应谨慎使用。常用的制剂包括抗毒素（如破伤风、白喉、肉毒、炭疽等抗毒素）、丙种球蛋白及细胞免疫制剂（如细胞因子）。

二、计划免疫程序

按照我国卫健委的规定，婴儿必须在1岁内完成卡介苗、脊髓灰质炎三价混合疫苗、百日咳、白喉、破伤风类毒素混合制剂、麻疹减毒疫苗及乙型肝炎病毒疫苗的"五苗"基础免疫（表3-1）。根据流行地区和季节，或根据家长的意愿，有时也进行乙型脑炎疫苗、流行性脑脊髓膜炎疫苗、风疹疫苗、流感疫苗、腮腺炎疫苗、甲型肝炎病毒疫苗、水痘疫苗、流感嗜血杆菌疫苗、肺炎疫苗、轮状病毒疫苗等的接种。

> **考点提示**
>
> 五种疫苗的初种时间、接种方法、注意事项。

表3-1 计划免疫程序

疫苗	卡介苗	脊髓灰质炎减毒活疫苗糖丸	麻疹减毒活疫苗	百白破疫苗	乙肝疫苗
预防疾病	结核病	脊髓灰质炎	麻疹	百日咳、白喉、破伤风	乙型肝炎
接种方法	皮内注射	口服	皮下注射	肌内注射	肌内注射
初种年龄	生后2～3天至2个月	2、3、4个月各1丸	8个月以上	3、4、5个月各1针	生后24小时内、1个月、6个月（即0、1、6）各1针
复种	7岁、12岁进行复查"OT"试验，阴性时加种	4岁加强口服（三价混合糖丸疫苗）	7岁加强1次	1.5～2岁、7岁各加强1次，用吸附白破二联类毒素	周岁时复查，免疫成功者3～5年加强，免疫失败重复基础免疫
注意	2个月以上小儿接种前做结核菌素试验，阴性才可接种	冷开水送服或含服，1小时内禁用热开水	接种前1个月及接种后2周避免使用胎盘球蛋白及丙种球蛋白制剂	掌握间隔期，避免无效注射	

三、注意事项

（一）严格掌握禁忌证

一般禁忌证包括急性传染性疾病、活动性肺结核、风湿病、较重的心脏病、高血压、肝肾疾病、有过敏史者、免疫缺陷者、慢性疾病急性发作等。特殊禁忌证包括在接受免疫抑制剂治疗期间、发热、腹泻和急性传染性疾病期，严禁服用脊髓灰质炎活疫苗糖丸；患有结核病、急性传染性疾病、肾炎、心脏病、湿疹及其他皮肤病者不应接种卡介苗；近1个月内注射过丙种球蛋白者，不能接种活疫苗。

（二）严格执行免疫程序

严格按照规定的接种剂量接种。注意预防接种的次数，按使用说明完成全程和加强免疫。按各种制剂要求的间隔时间接种，一般接种活疫苗后需隔4周，接种死疫苗后需隔2周，再接种其他活或死疫苗。

> **考点提示**
>
> 接种的禁忌证及局部消毒方法。

（三）严格执行查对制度

仔细核对儿童姓名和年龄，严格检查制品标签，包括名称、批号、有效期及生产单位，并做好登记；检查安瓿有无裂痕，观察药液有无发霉、异物、凝块、变色或冻结等情况，若药液异常，立即停止使用。

（四）严格遵守无菌制度

每人一副无菌注射器、一个无菌针头，准确抽取所需剂量。抽吸后如有剩余药液，需用无菌干纱布覆盖安瓿口，在空气中放置不能超过 2 小时；接种后剩余药液应废弃，活菌苗应烧毁。接种时用 2% 碘酊及 75% 乙醇消毒皮肤，待干后注射；接种活疫苗时，只用 75% 乙醇消毒，以免影响接种效果。

四、预防接种的反应及处理

（一）一般反应及处理

1. 局部反应 接种后 24 小时左右局部出现红、肿、热、痛，有时伴有淋巴结肿大。轻者只要注意适当休息，多饮开水，注意保暖，加强营养，通常 1~2 天后反应就会消失。重者可以用毛巾热敷、口服解热镇静药或卧床休息。但是接种卡介苗的红肿处不能做热敷，也不能用消毒剂（乙醇或碘伏、碘酊）涂抹，可用干净毛巾冷敷。

2. 全身反应 接种后 5~6 小时体温升高，持续 1~2 天，但接种活疫苗需经过一定潜伏期才有体温上升，可伴有头晕、恶心、呕吐、腹痛、腹泻、全身不适等反应。发生全身反应时可对症处理，注意休息，多饮水。如果反应特别严重，如出现化脓、高热持续不退，甚至抽搐、昏迷等症状时，应及时到医院检查治疗。

（二）异常反应及处理

1. 过敏性休克 于注射后数分钟或 0.5~2 小时内出现烦躁不安、面色苍白、口周发绀、四肢湿冷、呼吸困难、脉细速、恶心呕吐、惊厥、大小便失禁甚至昏迷。如不及时抢救，可在短期内有生命危险。此时应使患儿平卧，头稍低，注意保暖，立即皮下或静脉注射 1∶1000 肾上腺素 0.5~1ml，必要时可重复注射，有条件时给氧气吸入，病情稍稳定后，应尽快转至医院抢救。

> **考点提示**
>
> 预防接种的反应及处理方法，尤其注意过敏性休克、晕针处理时的体位要求。

2. 晕针 儿童常由于空腹、疲劳、室内闷热、紧张或恐惧等原因，在接种时或几分钟内出现头晕、心慌、面色苍白、出冷汗、手足冰凉、心跳加快等症状，重者知觉丧失、呼吸减慢。应立即使患儿平卧，头稍低，保持安静，饮少量热开水或糖水，短时间内即可恢复正常。数分钟后不恢复正常者，可针刺人中穴，也可皮下注射 1∶1000 肾上腺素，每次 0.01~0.03ml/kg。

3. 过敏性皮疹 以荨麻疹最为多见，一般于接种后几小时至几天内出现，服用抗组胺药物后即可痊愈。

4. 全身感染 原发性免疫系统严重缺陷或继发性免疫防御功能遭受破坏（如放射病）者，接种活菌（疫）苗后可扩散为全身感染。

PPT

第四节　意外事故预防

儿童意外事故（childhood accident），可以定义为意想不到的原因所造成的损伤或死亡，如溺水、窒息、跌落伤、烧（烫）伤、切割伤等。《国际疾病分类》（ICD－10）已将其单独列为一类。伤害和其他疾病一样，是可以被认识、预知和控制的。

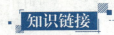

表 3－2　儿童常见伤害的分类

分类方法	伤害名称
按《国际疾病分类标准》分类	交通事故、溺水、中毒、跌落伤、烧伤和烫伤、窒息、砸伤、其他（他杀、自杀、医疗事故等）
按伤害原因分类	窒息、淹溺、交通事故、中毒、跌落伤、烧烫伤、触电、自然灾害（地震、洪水、泥石流、台风、雪崩、山体滑坡等）、砸伤、其他（烟花爆竹引起的伤害、各种机械损伤或锐器伤、动物咬伤等）
按伤害性质分类	物理性（如烧伤、烫伤、触电、跌落伤等）、化学性（如药物中毒、农药中毒、强酸、强碱、一氧化碳中毒等）、生物性（如食物中毒、犬或蛇咬伤、蜂蜇伤等）
按伤害发生场所分类	家庭伤害、托幼机构伤害、课余时间发生的伤害

一、异物吸入与窒息

（一）异物吸入

1. 鼻腔异物　多见于 3 岁左右的小儿，在玩耍时或好奇误将异物（如豆类、果核、纽扣、纸卷、石块等）塞入鼻腔。有的当时因畏惧家长斥责而隐瞒，日久忘记，至局部和全身症状出现，始被发现。

（1）症状　随异物大小、形状、性质而异，多有一侧性鼻塞，鼻涕带血含脓，有臭味。如异物光滑，刺激性小，短期内可无症状；较大的或植物性异物，膨胀后可将鼻腔完全阻塞，影响鼻窦引流，可并发副鼻窦炎，发生流脓涕、头昏、头痛等。

（2）处理　长期鼻腔异物，患侧鼻前道常红肿，鼻腔内充满血脓性分泌物，清除后才能发现异物，异物存在日久将失去其色，不易分辨，可用浸有 1% 盐酸麻黄碱液或 1:1000 肾上腺素棉片收敛鼻黏膜后，以钝头探针探查，可触知异物及其性质、大小、形状。遇圆形质硬光滑的异物，勿用鼻镊夹取，需用弯钩，伸至异物后面，然后向前钩出。如遇有生命的异物，可用滴有乙醚或三氯甲烷的棉球塞入鼻前庭后数分钟，然后用鼻镊取出。取出异物后用 1% 麻黄碱溶液喷鼻腔，黏膜的肿胀和溃疡很快就会消失。

2. 气管、支气管异物　多发生于 5 岁以下小儿。由于小儿咽喉保护性反射不健全，当进食豆类、花生、瓜子等时，突然嬉笑或惊吓哭泣，最容易发生异物吸入下呼吸道。小学生有口衔笔套、证章等的不良习惯，在玩耍时喊叫也会将口内容物吸入气管内。

（1）症状　异物坠入下呼吸道后，主要为阻塞呼吸道和引起感染，病变的程度取决于异物的性质、大小、形状以及停留部位和时间的久暂。年龄越小，异物引起的阻塞与炎症越严重，进展越迅速。较小而光滑的异物，可以随呼吸气流上下活动，也可随体位变动而进入支气管，进入右侧者较多，这与解剖特点有关。

异物吸入气管、支气管后均有剧烈的呛咳，面部潮红，重者口唇发绀、烦躁。当异物引起支气管不完全性阻塞时可并发阻塞性肺气肿；若发生完全性支气管阻塞，则引起阻塞性肺不张，如不及时治疗，病情继续发展，可形成肺炎或肺脓肿，则出现高热、咳嗽、咳脓痰等症状。

（2）处理 一旦异物落入下呼吸道，自行咳出者甚少，应争取及早在直接喉镜或气管镜下取出异物。操作前应有充分的准备，要求稳、准、轻、快；对可能发生喉头水肿的患儿，应给予镇静药，同时静脉滴注抗生素和肾上腺皮质激素。

（二）婴儿窒息

为出生后 1~3 个月内小婴儿常见的伤害，多发生在严冬季节。我国婴儿意外死亡率最高的就是婴儿意外窒息死亡。

1. 病因 主要见于家长照顾不周或护理婴儿的行为不正确。

（1）母亲躺着哺乳时，母亲熟睡致使乳房堵住婴儿口鼻引起窒息。

（2）寒冷季节，成人和孩子睡在同一被褥中，或将孩子搂在怀中，熟睡后成人手臂或被子捂住孩子脸部，阻塞呼吸道；或将被盖过婴儿的头部，或外出时担心小婴儿受凉，将其包裹太严实，由于小婴儿活动能力弱，发生窒息。

（3）有时家长为防止婴儿吐奶弄脏衣被，在婴儿睡着时，常在其颈下围个大毛巾或在枕边放块大塑料布，当婴儿睡醒时，无意将大毛巾或塑料布套在头上或盖在脸上，家长又不在身边，引起窒息；或家中塑料袋随意乱放，婴儿玩耍时将塑料袋套在头上引起窒息。

（4）奶汁或奶块呛入气管引起窒息。

（5）婴儿独自睡眠，成人外出时，婴儿嘴边沾的奶汁引来小猫等宠物，小猫躯体或尾部压住婴儿的口和鼻，引起窒息。

2. 急救处理 小儿呼吸道受阻可引起气体交换障碍，造成严重缺氧而导致窒息。若能及时发现，及时抢救可以成活，但窒息时间超过 15 分钟，往往可以引起不同程度的脑损伤。若窒息时间长，机体缺氧严重，最终导致死亡。因此，一旦发现小儿窒息应立即进行急救。

（1）迅速解除引起窒息的原因，清除口腔和呼吸道分泌物，保持呼吸道通畅。

（2）对心搏、呼吸骤停者应立即进行心肺复苏。凡窒息患儿应立即送医院进行抢救。

二、外伤

婴儿期易发生跌伤，幼儿期易发生烫伤，学龄前期易发生触电、严重外伤等。护理小儿应做到以下几点。①小儿居室的窗户、阳台、床铺等都应有护栏，防止小儿从高处跌落。②家庭中的热水瓶应放到小儿触不到的地方，不要放在炉灶周围。③严禁小儿燃放烟花爆竹，不可玩火。④室内电器、电源应有安全设施。⑤大力开展安全知识的宣传教育。

三、溺水和交通事故

小儿以不慎跌入水中引起溺水多见，年长儿以游泳发生意外常见。防止小儿溺水的措施如下。①不可将婴儿单独留在澡盆内，小儿不可单独待在水缸、水桶、浴池边。②教育小儿不可单独或与小朋友去江河、池塘边玩耍。③开展游泳安全知识教育，让他们了解预防溺水的知识，掌握一些自救和呼救的方法技能。

交通事故已成为儿童意外事故的"第一杀手"。在步行交通事故中，危险人群为 5~9 岁儿童；

在驾车事故中，危险人群为 10～14 岁儿童。防止小儿发生交通意外的措施如下。①开展交通安全常识的普及宣传，培养自觉遵守交通规则的意识。②学龄前儿童过马路时家长要牵着他们的手，不要在人多或车多的公路上独自行走。③不可在马路上奔跑或玩耍。④12 岁以下儿童不可骑自行车上马路。

目标检测

答案解析

一、选择题

A1/A2 型题

1. 新生儿期应接种的疫苗是（　　）

    A. 卡介苗、乙脑疫苗
    B. 卡介苗、乙肝疫苗
    C. 乙肝疫苗、麻疹疫苗
    D. 百白破疫苗、脊髓灰质炎疫苗
    E. 脊髓灰质炎疫苗、流脑疫苗

2. 接种脊髓灰质炎三价混合疫苗，下列各项中不正确的是（　　）

    A. 接种对象是 2 个月以上的正常小儿
    B. 基础免疫需服用 3 次，每次间隔一个月
    C. 用热水将糖丸融化后服用
    D. 4 岁时加强免疫一次
    E. 接种后无特殊反应，有时可有低热或轻度腹泻

3. 3 岁男孩，开始出现频繁呛咳，后发生面部发绀，首先要考虑（　　）

    A. 急性肺炎
    B. 粟粒性肺结核
    C. 气管异物
    D. 药物中毒
    E. 以上都不是

4. 我国儿童保健工作的对象年龄界限是（　　）

    A. 从妊娠 28 周至青少年时期
    B. 从胎儿时期至青春期
    C. 从出生至青春期
    D. 从新生儿期至青春期
    E. 从婴儿期至学龄期

5. 小芳，女，1 岁，上午到邻居家玩耍，现已得知邻居家孩子患有麻疹，可小芳未接种过麻疹减毒活疫苗，现对小芳应首先采取的措施是（　　）

    A. 注射麻疹减毒活疫苗
    B. 注射青霉素
    C. 口服维生素 C
    D. 注射丙种球蛋白
    E. 口服中药板蓝根

6. 新生儿一般家庭访视至少（　　）

    A. 1～2 次
    B. 2～3 次
    C. 3 次
    D. 3～4 次
    E. 4 次

A3/A4 型题

（7～8 题共用题干）

患儿，男，7 岁，平素体健，接种疫苗 30 分钟后面色苍白，四肢湿冷，脉细速，呼吸困难。

7. 此患儿最可能发生了（　　）

    A. 晕针
    B. 低血糖
    C. 过敏性休克
    D. 过敏性皮炎
    E. 感染中毒性休克

8. 此时应采取最关键的措施是（   ）

A. 保暖

B. 平卧位

C. 饮糖水

D. 保持安静

E. 静脉注射 1∶1000 肾上腺素

二、案例分析题

患儿，女，3 个月。昨天上午接种百白破疫苗，夜间体温升高，最高 38.0℃，今晨仍有发热，精神状态可，食欲稍差，伴轻度腹泻。

请思考：

1. 接种疫苗后有哪些反应？

2. 对此女婴家长健康教育的内容有哪些？

（卢　迪）

书网融合……

重点小结

微课

习题

第四章　患病儿童的健康评估与支持

第一节　儿科医疗机构设置与护理管理　🄔 微课

PPT

我国儿童医疗机构分为三类：儿童医院、妇幼保健院及综合医院中的儿科。以儿童医院的设置最为全面，包括各个科别的门诊、急诊和病房。

一、儿科门诊

（一）儿科门诊的设施及特点

1. 预诊处　儿科门诊必须设有预诊处，其目的是鉴别传染性疾病及协助患儿家长选择就诊的科室，以减少患儿间的交互感染及候诊时间。同时，在预诊过程中可及时发现危重患儿并护送至急救室进行抢救。

> **考点提示**
>
> 儿科门诊设置预诊处及预诊的主要目的。

由于小儿到医院就诊的第一个步骤就是到预诊处，预诊处应设在儿童医院门诊门口或距大门最近处，综合医院则设在儿科的入口处。与急诊、门诊相通方便转运。室内应有简单的预诊设备，如压舌板、手电筒等及一般消毒隔离设备，如洗手设备、紫外线灯等。

预诊方式主要为望、闻、问、触及简单的体检，力求简单扼要，抓住关键的病史、症状及体征，迅速作出判断，避免患儿停留过久，造成交叉感染。当遇有急需抢救的危重患儿时，由预诊处护士负责护送。预诊护士一般由经验丰富、决断能力强的高年资护士担任，做到办事迅速、准确，处理问题果断。

2. 门诊部

（1）体温测量处　发热小儿在就诊前需到体温测量处测试体温。

（2）候诊室　应宽敞、明亮、清洁，设有候诊椅，以便容纳就诊的患儿及其家属。候诊处可按照儿童特点进行布置，以减轻患儿的陌生感和恐惧感。可利用墙报、黑板、电视等开展科学卫生知识的宣传，使患儿及家属能在候诊的同时接受卫生科普知识的教育。

（3）诊查室　数量要多，房间要小，每间最多不超过 2 张诊查桌。室内设有诊查台，以便诊查。应留有机动诊查室，如遇有传染性疾病或可疑传染性疾病患儿时，将原诊室进行消毒，利用机动诊室继续进行诊治。作为专门诊治传染性疾病或可疑传染性疾病患儿使用的诊室，应备有一般的消毒隔离设备，如紫外线灯、洗手设备、隔离衣等。隔离患儿的挂号、交费、取药均应在指定的区域内进行。

除此之外，儿科门诊应设有注射室、治疗室、收费处、药房、处置室、饮水处、卫生间等。门诊各室的布置应适合小儿心理特点，可在墙壁上张贴各种图画，以消除小儿的紧张与不安。

（二）儿科门诊的护理管理

1. 做好组织管理　安排经验丰富的工作人员进行分诊，做好每位就诊家长及患儿的沟通协调工作，必要时指派人员陪同他们到相应的诊查室。做好就诊前准备、诊查中的协助及就诊后的解释工作，合理安排、组织及管理，缩短就诊等待时间，提高就诊速度和质量。

2. 密切观察病情变化　小儿病情变化快，护士在预诊、试表、候诊等整个诊治过程中应观察患儿的病情变化，护士应经常巡视患儿，对病情危重或潜在病情变化须安排提前就诊，一旦发现紧急情况及时处理。

3. 预防院内感染　认真执行各项消毒隔离制度，在操作中应严格执行无菌技术，认真落实手卫生。根据传染性疾病的流行情况，及时发现并隔离传染性疾病患儿，以防院内感染。

4. 进行健康宣教　儿科门诊是进行健康宣教的重要场所，可设置宣传栏和摆放宣教手册，播放健康教育节目；门诊护士也可以开展形式多样的健康教育，宣教儿童生长发育、合理喂养以及常见病的预防和早期发现等护理知识。对慢性病患儿要了解其平时用药、饮食、营养、生长发育、作息等各方面情况，给予正确的保健指导，减少或避免影响儿童健康的不利因素。

5. 防止不良事件的发生　执行各项护理操作时严格执行核对制度，应认真、仔细核对，避免差错、事故发生。

二、儿科急诊

（一）儿科急诊室设施及特点

1. 儿科急诊室设施　儿童医院的急诊室应设有诊查室、抢救室、治疗室、观察室、隔离观察室、小手术室、药房、化验室、收费处等，综合性医疗机构的急诊室中设置儿科诊室、抢救室、治疗室、观察室、隔离观察室等；有单独的通道，形成独立的单元，24 小时应诊。危重患儿须经急诊抢救，待病情稳定后才能转到病房。

儿童急诊是抢救患儿生命的第一线，急诊各诊室仪器设备必须配备齐全，确保抢救工作顺利进行，这是抢救成功与否的关键。

抢救室一般设病床 2～4 张，配备呼吸机、心电监护仪、气管插管用具、供氧设施、吸引装置、雾化吸入器等；必要的治疗用具包括各种穿刺包、切开包、导尿包等。室内设置急救推车 1台，备常用急救药品、物品、笔、记录本等，满足抢救需要。

💡 **考点提示**

儿科抢救室必须配置的设备。

观察室的设备与病房相似，除床单位用品外，备有医嘱本、病历记录单、护理记录单等，有条件还可装备监护仪器。

小手术室除一般手术室的基本设备外，准备清创缝合小手术、大面积烧伤的初步处理、骨折固定、紧急胸或腹部手术等器械用具及抢救药品。

2. 儿科急诊的特点　儿科急诊范围包括高热惊厥、急性中毒、呼吸困难、紫绀、循环衰竭、急性腹痛、腹泻伴脱水等。此外，异物吸入、鼻出血、眼外伤、骨折、大面积烧伤等外科急症也较常见。

（1）儿科急诊起病急、来势凶、病情变化快且意外事故多，死亡率高。

（2）根据病情轻重决定就诊顺序。小儿有很多疾病的表现常不典型，有些疾病在未出现典型症状前即有可能危及生命，如中毒型痢疾早期的高热与惊厥、流行性脑脊髓膜炎的感染性休克，均发生于该病的典型症状出现之前。因此，儿科急诊常要打破挂号、体格检查、诊断、给药或治疗的常规顺序，根据随时出现的严重症状进行紧急抢救，在抢救的同时询问、仔细观察，进一步明确诊断。危重患儿就诊的顺序应特殊安排，做到先抢救、后挂号，先用药、后交费，使急危、重危患儿得到及时救治。

（3）按疾病发病的规律性准备用物。随着季节变化，小儿疾病的发生有一定规律，冬末春初易发生流行性脑脊髓膜炎，夏秋季多见中毒型痢疾、腹泻，冬季常患肺炎，因此，护理人员应根据急诊患儿的特点与病种发生规律，做好常用仪器设备及药品的准备，以便及时、准确地进行抢救。

（二）儿科急诊的护理管理

1. 重视五要素，确保急诊抢救质量 人、医疗技术、药品、仪器设备及时间是急诊抢救的五个重要因素，缺一不可，其中人起主要作用。急诊护士应具有下列素质：①高度责任心，良好的医德修养，敏锐的观察力和坚定的抢救意志，灵活机警，团结协作。②具备较强的组织能力。③能熟练掌握小儿的急救理论知识和各种抢救技术。④能迅速、敏捷地配合医生抢救。⑤既要使抢救工作有条不紊地顺利进行，还要体贴、照顾患儿家属。除精湛的技术外，种类齐全的药品、先进的仪器设备及争分夺秒的处理亦是保证救治成功的重要环节。

2. 执行急诊岗位责任制 坚守岗位，分工明确，各司其职，随时做好抢救患儿的准备。经常巡视，观察病情变化并及时处理。对抢救药品和设备的使用、保管、补充、维护等应有明确的分工及交接班制度。

3. 建立并执行儿科各科常见急诊的抢救护理常规 确保护理人员掌握常见疾病的抢救程序和要点，提高抢救效率。

4. 加强急诊文件管理，应有完整的病历 注明患儿到达急诊的时间、接受诊治的时间等。完整的病例可保持抢救的连续性，为进一步治疗和护理提供依据。

5. 慎重对待口头医嘱 抢救中的口头医嘱必须当面复述准确无误后执行。执行时须经他人核对，用过的药品包装保留备查，抢救结束后督促医生开医嘱并补记录。

6. 应用细节管理 细节管理是一种从各个细节均给患儿提供优质护理管理的护理模式，要求护理人员在急诊治疗的各个环节中均能给患儿提供良好的照护，确保护理工作的全面性、规范性，并且重视其中可能存在风险事件，预先采取相应护理措施规避这些风险事件的发生，同时能及时发现其异常征兆并立即处理，从而全面提高患儿预后效果。

三、儿科病房

儿科病房可分为普通病房和重症监护室，重症监护室还可分为新生儿监护病房（NICU）、儿科监护病房（PICU）。

（一）儿科病房的设置

1. 普通病房设置 儿科普通病房设置与一般成人病房相似，设有病室、治疗室、护士站与医生办公室、配膳（奶）室、游戏室等。如有条件，每张病床可安装"O"或"U"字型轨道输液架，床头安装呼叫对讲装置、吸氧和负压吸引装置。此外，病室墙壁的设置应符合儿童生长特点，如墙壁可粉刷为柔和的颜色并装饰儿童喜爱的卡通图案，以减少患儿的恐惧感和陌生感。病床也应有适合各年龄患儿的床栏，浴室设有防滑垫等应有的安全防护措施。

2. 重症监护室设置 重症监护室用于收治病情危重、需要观察及抢救者，室内备有各种抢救设备和监护设备。患儿病情平稳后则转入普通病房。

监护病房的床位可分为集中式和分散式。集中式是将床位集中在一个大房间内，中央设置护士站，便于观察抢救；分散式是将床位分散于小房间内，房间之间用透明玻璃隔开，方便观察、防止交叉感染，较安静。除此之外，重症监护室的一面可设置为透明玻璃墙，以满足患儿家长的探视需求。

知识链接

儿科感染病房区域化管理

儿科感染病房实行封闭式管理。患儿入科前根据分诊情况确定进入何种病房。按"经空气传播疾病医院感染预防与控制规范"要求，将儿科感染病房分为清洁区、潜在污染区和污染区，三区之间设置缓冲间，缓冲间两侧的门不能同时开启，无逆流，不交叉。患儿单间安置，单间里有卫生间。实行双通道，医护人员从清洁区经潜在污染区进入隔离病房，患儿及陪同人员从病房另一侧出入。医护人员将诊疗操作集束化，尽量减少接触患儿。医护人员在进行采集呼吸道标本、气管插管、气管切开、无创通气、吸痰等可能产生气溶胶的操作时必须进行三级防护。

（二）儿科病房的护理管理

1. 环境管理 病室窗帘、患儿衣被应选用适合儿童心理特点、色泽明快的布料制作，使病房显得生动、活泼。病室的温湿度根据患儿年龄进行调整。新生儿合适的室温为 22～24℃，婴幼儿为 20～22℃，湿度为 55%～65%；儿童病室的温度略低，为 18～20℃，相对湿度为 50%～60%。

2. 生活管理 病房内的生活制度要考虑小儿的病情与年龄特点，根据病情安排休息与活动的时间。患儿的衣服由医院提供，经常洗换。饮食既要符合疾病的要求，又要满足小儿生长发育的需要。每次用餐后食具均应进行消毒。根据不同年龄特点安排游戏及学习。

3. 安全管理 小儿好动，好奇心强，对周围事物充满兴趣，但尚无防范意识，住院患儿也是如此，因此安全管理的范围广、内容复杂。病房中的设备要有保护措施，如暖气要加罩、电插销应有保护装置、床的规格要合适等。在治疗护理中要细心，严格执行核对制度，离开患儿要拉上并扣牢床挡。患儿在检查床或治疗台上时，必须有护士守护。病房地面应保持干燥，不可乱扔果皮及杂物。此外，一些小型食品，如花生米、瓜子等不可给婴幼儿自行食用，以免塞入耳、鼻或误吞入气管。

4. 预防感染 病房应明确清洁区、污染区。病室应每天定时通风，按时进行紫外线照射及空气培养，地面定期消毒，重视手的清洁，严格执行消毒隔离制度。对新生儿、未成熟儿、肾病患儿、接受化学治疗及大面积烧伤的患儿实施保护性隔离。

5. 心理护理 护理人员要高度重视患儿的心理状况，了解不同年龄住院患儿的心理反应，根据个体差异开展心理护理，帮助患儿消除或减轻心理问题。

第二节 儿童健康评估的特点

PPT

儿童处于不断生长发育的阶段，其解剖、生理和心理等功能在不同的阶段具有其特殊性，儿童的健康史采集、体格检查、家庭评估等均与成人有一定的差别，故应掌握儿童身心发展特点，并运用多方面知识和技能，以便更好地制订治疗和护理方案。

一、健康史的采集

健康史可由患儿、家长、其他照顾者以及有关医护人员的叙述获得。

（一）内容

1. 一般情况　包括患儿姓名、性别、年龄、民族、入院日期，患儿父母、监护人或抚养人的姓名、职业等。注意患儿年龄需要采用实际年龄记录（必要时注明出生年月）。

2. 主诉　概括患儿就诊的原因、主要症状或体征及其时间。例如"间歇腹痛 3 天""持续发热 5 天"。

3. 现病史　详细描述本次患病的原因和经过，包括发病时间、起病过程、主要症状、病情发展及严重程度、接受过何种处理等，还包括全身的伴随症状和其他系统同时存在的疾病等。

4. 个人史　包括出生史、喂养史、生长发育史、免疫接种史、生活史等情况，应根据不同年龄及不同健康问题各有侧重。例如，女性青少年还应详细询问月经史、性行为史等。

（1）出生史　胎次、胎龄，分娩方式及过程，母孕期情况，出生时体重、身长，有无窒息、产伤、Apgar 评分等。新生儿和小婴儿疑有中枢神经系统发育不全或智能发育迟缓等情况时，还应了解围生期的有关情况。

（2）喂养史　应详细询问患儿喂养史，包括喂养方式（母乳喂养、部分母乳喂养、人工喂养），人工喂养（乳品种类、配置方式、喂哺次数及量），辅食添加情况（添加时间、种类、数量）以及大小便情况等。年长儿应了解有无挑食、偏食、吃零食等不良饮食习惯。

（3）生长发育史　了解患儿体格生长指标［体重、身高（长）、头围］情况；神经心理发育情况等。

（4）生活史　患儿的生活环境，卫生习惯，睡眠、休息、大小便习惯以及是否有特殊行为问题，如吮拇指、咬指甲、异食癖等。

5. 既往史　包括既往病史和预防接种史。

（1）既往一般健康状况　既往健康良好还是体弱多病。

（2）疾病史　患儿曾患过何种疾病，患病时间、病程和治疗情况、治疗效果等。

（3）预防接种史　接种过何种疫苗，接种次数，接种年龄，接种后有无不良反应。

（4）食物药物过敏史　患儿是否对食物、药物或其他物质过敏，并详细记录。

6. 家族史　家族成员是否有遗传性、过敏性或急、慢性传染病；父母是否近亲结婚，母亲妊娠史和分娩史情况；同胞的健康情况（死亡者应了解原因和死亡年龄）等。

7. 传染病接触史　疑为传染性疾病者，应详细了解可疑的接触史，包括患儿与疑诊或确诊传染病者的关系、该患者的治疗经过和转归、患儿与该患者的接触方式和时间等。了解父母对传染病的认识和基本知识也有助于诊断。

8. 心理社会状况　包括患儿的性格特征；患儿及其家庭对住院的反应，是否了解住院的原因、对医院环境能否适应、对治疗护理能否配合、对医护人员是否信任；患儿监护人的年龄、职业、文化程度、健康状况；家庭经济状况，居住环境等。

（二）注意事项

1. 收集健康资料前，护理人员应明确谈话的目的，安排适当的时间和地点。最常用的方法是交谈、观察。

2. 儿科采集病史较困难，语言应通俗易懂，态度和蔼可亲，耐心询问，认真倾听以获得准确的、完整的资料，同时应避免使用暗示的语气来引导家长或孩子做出主观期望的回答。

3. 鼓励年长儿主动叙述病情，但患儿可能会因为各种原因（害怕各种诊疗活动，或表达能力欠缺），会导致信息失真，要注意分辨真伪。对不能自行叙述病情的患儿，应记录其健康史叙述者与患儿的关系，以便判断健康史的可靠程度。

4. 病情危急时，应边抢救边询问主要病史，以免耽误救治，详细的询问可在病情稳定后进行。

5. 要尊重家长和孩子的隐私，并为其保密。

二、体格检查

（一）儿童体格检查的原则

1. 环境舒适 体检室安静，光线充足，温、湿度适宜。为保证检查顺利进行及增加患儿的安全感，环境布置可以卡通化，并根据需要提供玩具、书籍安抚患儿。检查用品齐全、适用，检查时尽量让患儿与亲人在一起，检体格检查位不强求一律。

2. 建立良好关系 开始检查前要与患儿交谈，或用玩具逗引片刻，可用鼓励表扬的语言或用手轻轻抚摸，消除患儿紧张恐惧心理，获得其信任与配合；同时可借此观察患儿的精神状态，对外界的反应及智力情况。对年长患儿，可说明要检查的部位，有何感觉，使患儿能自觉配合体格检查。

3. 顺序灵活 体格检查的顺序可根据患儿实际情况灵活掌握，一般患儿安静时先进行心肺听诊、腹部触诊、数呼吸脉搏，怕生的孩子可从背部查起。皮肤、四肢躯干、骨骼、全身淋巴结等容易观察到的部位则随时检查；口腔、咽部和眼结合膜、角膜以及疼痛部位的检查应放在最后进行；对急症或危重抢救病例，应先重点检查生命体征或与疾病有关的部位，也可边抢救边检查，全面的体格检查最好在病情稍稳定后进行。

4. 保护和尊重患儿 要尊重患儿并注意保护其隐私部位，尽量避免暴露与检查无关的部位，照顾其害羞心理和自尊心，尊重患儿自主权。在检查异性、畸形患儿时，态度要庄重。

5. 技术熟练 检查尽可能迅速，动作轻柔，既要全面仔细，又要注意保暖，寒冷季节注意不要过多暴露患儿身体部位以免着凉，并注意观察患儿病情的变化。

6. 预防感染 患儿免疫力弱，易感染疾病，注意防止院内感染，检查前后洗手，听诊器应消毒，使用一次性或消毒后的压舌板；检查者的工作衣和听诊器要勤洗和消毒。

（二）体格检查的内容和方法

1. 一般状况 留心观察患儿营养与发育状况、精神状态、面部表情、哭声、语言应答、皮肤颜色、活动能力、对周围事物反应、体位、行走姿势、亲子关系等，由此得到的资料较为真实，可供正确判断一般情况。

2. 一般测量 包括体温、脉搏、呼吸、血压、体重、身高（长）、头围、胸围、前囟、坐高等的测量。

（1）体温 根据小儿的年龄和病情选用合适的测温方法。

1）腋下测温法：能配合的年长儿及幼儿可测量腋温，将消毒后的体温计水银端放在患儿腋窝内，将上臂紧贴腋窝，测温时间 5 分钟，36～37℃为正常。该法最常用，也最安全、方便。

2）耳内测温法：该方法目前在临床或家庭使用已较为普遍。该法准确、快速，不易造成交叉感染，也不会激惹患儿。

3）口腔测温法：适用于神志清楚而且能配合的 6 岁以上患儿，测温时间 3 分钟，37℃为正常。此方法准确、方便，口腔疾患的患儿不宜用。

4）肛门内测温法：患儿取侧卧位，下肢屈曲，将已涂满润滑油的肛表水银端轻轻插入肛门内 3～4cm，测温时间 3～5 分钟，36.5～37.5℃为正常。此法测温时间短，准确。1 岁以内婴儿、不合作的儿童以及昏迷、休克患儿可采用此方法。有肛门疾患和腹泻的患儿不宜使用此方法。

（2）呼吸和脉搏　测量时使患儿处于安静状态。婴儿以腹式呼吸为主，可按腹部起伏计数，而1岁以上的儿童则以胸部起伏计数。呼吸过快不易看清者可用听诊器听呼吸音计数，可用少量棉花纤维贴近鼻孔边缘，观察棉花纤维摆动计数。除呼吸频率外，应注意呼吸的节律及深浅。婴幼儿腕部脉搏不易扪及，可计数颈动脉或股动脉搏动，也可通过心脏听诊测得。各年龄阶段呼吸和脉搏正常值见表4－1。

表4－1　各年龄段呼吸和脉搏正常值

年龄	脉搏（次/分）	呼吸（次/分）	呼吸：脉搏
新生儿	120～140	40～45	1：3
<1岁	110～130	30～40	1：3～1：4
1～3岁	100～120	25～30	1：3～1：4
4～7岁	80～100	20～25	1：4
8～14岁	70～90	18～20	1：4

（3）血压　测量时袖带的宽度应根据患儿年龄进行选择，宽度应为上臂长度的1/2～2/3，气囊长度应至少等于上臂围的80%。袖带过宽测出的血压较实际值为低，太窄则测得值较实际值为高。对于儿童与青少年，常规测量坐位右上臂肱动脉血压。年幼儿血压不易测准确。新生儿及小婴儿可用心电监护仪或简易潮红法测定。不同年龄的血压正常值可用公式估算：收缩压（mmHg）＝80＋（年龄×2），舒张压为收缩压的2/3。除测量上臂血压外，患儿还可测量下肢血压，1岁以上儿童下肢收缩压较上臂血压高10～40mmHg，而舒张压则一般没有差异。如果下肢血压低于上臂血压，需要进一步评估患儿是否有主动脉狭窄，也要注意脉压，脉压大于50mmHg或小于10mmHg，有可能罹患先天性心脏病。

体重、身高（长）、头围、胸围、坐高（顶臀长）的测量可参见第二章第二节的相关内容。

3. 淋巴结　检查淋巴结的数目、大小、质地和活动度等。检查部位包括枕后、颈部、耳后、腋窝、腹股沟等。

4. 皮肤和皮下组织　观察皮肤颜色，注意有无苍白、潮红、黄疸、皮疹、出血点、紫癜、瘀斑等；观察毛发颜色、光泽，有无脱发；检查皮肤温度、湿润度、弹性、皮下脂肪厚度，有无脱水、水肿等。

5. 头部

（1）头颅　观察头颅形状、大小并测量头围，注意前囟大小和紧张度，是否隆起或凹陷；颅缝是否分离；婴儿注意有无颅骨软化、血肿或颅骨缺损、枕秃；新生儿有无产瘤、血肿等。

（2）面部　观察有无特殊面容，眼距宽窄，鼻梁高低，注意双耳位置和形状等。

（3）眼耳鼻　注意眼睑有无水肿、下垂，眼球是否突出、斜视，结膜是否充血，巩膜是否黄染，角膜有无溃疡，瞳孔的大小和对光反射；注意外耳道有无分泌物，提耳时是否有疼痛表现；鼻翼是否煽动，有无鼻腔分泌物、鼻塞等。

（4）口腔　观察口唇是否苍白、发绀、干燥、口角糜烂、疱疹，有无张口呼吸，硬腭和颊黏膜有无溃疡、麻疹黏膜斑、鹅口疮，腮腺开口处有无红肿及分泌物；检查牙齿的数目和排列，有无龋齿。咽部检查放在体格检查最后进行，医生一手固定小儿头部使其面对光源，手持压舌板，在小儿张口时进入口腔，压住舌后根部，利用小儿反射性将口张大暴露咽部的短暂时间，迅速观察双侧扁桃体是否肿大，有无充血分泌物、脓点假膜及咽部有无溃疡、充血、滤泡增生、咽后壁脓肿等情况。

6. 颈部　观察气管是否居中，甲状腺是否肿大，颈静脉充盈及搏动情况，有无颈抵抗，有无斜颈等畸形。

7. 胸部

（1）胸廓　检查胸廓是否对称，有无畸形，如肋骨串珠、鸡胸、漏斗胸等；肋间隙是否凹陷，有无"三凹征"等。

（2）心脏　注意心前区是否隆起，心尖搏动是否移位；触诊有无震颤；叩诊心界大小，各年龄小儿心界参考表 4 - 2；听诊心率、节律、心音，注意有无杂音等。

表 4 - 2　各年龄小儿心界

年龄	左界	右界
< 1 岁	左乳线外 1 ~ 2cm	沿右胸骨旁线
1 ~ 4 岁	左乳线外 1cm	右胸骨旁线与右胸骨线之间
5 ~ 12 岁	左乳线上或乳线内 0.5 ~ 1cm	接近右胸骨线
> 12 岁	左乳线内 0.5 ~ 1cm	右胸骨线

（3）肺脏　①视诊：注意呼吸频率和节律有无异常，有无呼吸困难和呼吸深浅改变；吸气性呼吸困难时可出现吸气性凹陷，即锁骨上窝、胸骨上窝、肋间隙和剑突下在吸气时向内凹陷；呼气性呼吸困难时可出现呼气延长。②触诊：语音震颤有无改变（触诊在年幼儿可利用啼哭或说话时进行）。③叩诊：有无浊音、鼓音等（因儿童胸壁薄，叩诊反响比成人轻，故叩诊时用力要轻或可用直接叩诊法，用两个手指直接叩击胸壁）。④听诊：呼吸音是否正常，有无啰音等（听诊时正常儿童呼吸音较成人响，呈支气管肺泡呼吸音，应注意听腋下、肩胛间区及肩胛下区有无异常，因肺炎时这些部位较易听到湿啰音。听诊时尽量保持儿童安静，如儿童啼哭，在啼哭后深吸气时肺炎患儿常容易被闻及细湿啰音）。

8. 腹部　①触诊腹壁紧张度，有无压痛、反跳痛，有无肿块等。注意有无肠型，新生儿脐部是否有分泌物、出血或炎症，有无脐疝；正常婴幼儿肝脏可在肋缘下 1 ~ 2cm，柔软无压痛；6 ~ 7 岁后不应再触及。②叩诊有无移动性浊音。③听诊有时可闻及肠鸣音亢进，如有血管杂音时应注意杂音的性质、强弱及部位。腹水患儿应测腹围。

9. 脊柱和四肢　观察脊柱有无畸形，如脊柱侧弯；四肢有无"O"形腿或"X"形腿，手镯、足镯征等佝偻病体征；观察手、足指/趾有无杵状指、多指/趾畸形等。

10. 肛门及外生殖器　观察有无畸形、肛裂，男孩有无包皮过长、阴囊鞘膜积液、隐睾、腹股沟疝等，女孩阴道有无分泌物等。

11. 神经系统　根据年龄、病种、病情等选择必要的检查。

（1）一般检查　观察小儿的神志、精神状态、面部表情、反应灵敏度、动作语言能力、有无异常行为等。

（2）脑膜刺激征　颈部有无抵抗，Kernig 征和 Brudzinski 征是否阳性；由于儿童不配合，要反复检查才能正确判定。正常小婴儿由于在胎内时屈肌占优势，故生后头几个月 Kernig 征和 Brudzinski 征也可阳性。因此，在解释检查结果的意义时一定要根据病情结合年龄特点全面考虑。

（3）神经反射　新生儿期患儿特有的吸吮反射、拥抱反射、握持反射等是否存在。有些神经反射有其年龄特点，如新生儿和小婴儿期患儿提睾反射、腹壁反射较弱或不能引出，但跟腱反射亢进，并可出现踝阵挛；2 岁以下的婴幼儿 Babinski 征可呈阳性，但一侧阳性、另一侧阴性则有临床意义。

三、家庭评估

家庭在儿童的生长发育中有十分重要的作用，家庭的结构和功能、儿童与其家庭成员的关系是影响其身心健康的重要因素，因此家庭评估也是儿童健康评估的重要组成部分。

（一）家庭结构评估

1. 家庭组成　包括整个家庭支持系统。评估内容包括父母目前的婚姻状况，是否有分居、离异及死亡情况，同时了解患儿在家庭危机事件中的反应。

2. 家庭成员的职业及教育状况　评估父母的职业，包括目前所从事的工作种类、工作强度、满意度、工作地与居住地之间的距离以及是否暴露于危险环境等；评估父母的教育状况，包括父母受教育的经历、所掌握的技能等。

3. 文化及宗教特色　进行此方面的评估时应注意家庭饮食习惯、育儿观念及保健态度等。

4. 家庭及社区环境　家庭环境包括儿童居住的住房类型、居住面积、房间布局、卫生条件、安全性等；社区环境包括邻里关系、学校位置、上学交通状况、娱乐空间和环境中潜在的危险因素等。

（二）家庭功能评估

1. 家庭成员的关系及角色　评估成员之间的亲密程度，是否亲近、相互关心，有无偏爱、溺爱、冲突、紧张状态，小儿能否获得爱与安全。

2. 家庭中的权威及决策方式　评估父母在家庭问题决策中的权力分工。传统上，父亲在家庭重大事项的决策上起主导作用，母亲在照顾家人生活和健康上承担着更多的责任。

3. 家庭的沟通交流　评估父母是否鼓励孩子与他们进行思想交流，孩子是否耐心倾听父母的意见，家庭是否具有促进儿童生理、心理和社会性成熟的条件。

4. 家庭卫生保健功能　评估家庭成员有无科学育儿的知识、家庭用药的情况、父母对患儿疾病的认识、对患儿患病期间护理照顾的能力，还要了解其他家庭成员的健康状况。

（三）注意事项

护士应使用沟通技巧，获得家长的理解、信任和支持，注意保护隐私。

护士根据对健康史采集、体格检查和家庭评估的结果进行综合分析，找出患儿存在的主要问题，提出护理问题，制订护理计划并实施。护理评估应随患儿情况的变化随时修正，从而不断提高护理质量，更好地为患儿服务。

PPT

第三节　住院患儿及其家庭的心理反应与护理

儿童正处于生长发育阶段，也是人格形成的重要阶段。而患病后由于年龄、疾病、病情和住院时间的不同会引发患儿的各种生理和心理问题，患儿可表现为沉默、哭泣，抵触各种治疗和护理，甚至剧烈反抗，拒绝配合治疗等。对曾有多次住院经历的患儿，再次入院后其心理问题往往表现得更为严重，对治疗和护理难以配合，依从性差。由于发育水平的差异，不同年龄段的患儿对疾病的成因和后果、住院和各种治疗的理解有很大差异，护理人员应根据患儿的年龄特点，采取不同的心理护理方式，帮助患儿尽快适应疾病和住院导致的变化。

一、各年龄期患儿对疾病的认识

1. 婴儿　此期对疾病缺乏认识。5～6个月大的婴儿开始意识到自己是独立于母亲的个体，他们能够意识到与父母或主要照顾者的分离，也会害怕陌生人。

2. 幼儿与学龄前儿童　此期对疾病的病因不了解，常用自身的感情和行为模式来解释，易将疾病和痛苦认为是对自身不良行为的惩罚。

3. 学龄儿童　随着认知能力的提高，此期对疾病的病因有一定的认识，能听懂关于疾病和诊疗程序的解释，疾病常使其关注自己的身体和治疗，喜欢询问相关的问题，对身体的损伤和死亡感到恐惧。

4. 青春期儿童　认知水平的提高使青春期患儿能够理解疾病及治疗，但也易对疾病和治疗所导致的后果感到焦虑、恐惧。而自我意识增强，使青少年难以接受疾病造成的身体功能损害和外表改变。

二、患儿对住院的反应与护理

（一）住院患儿的心理反应

住院使患儿离开了熟悉的生活环境，由于医院规章制度的限制和各种诊疗、护理措施，患儿常出现各种心理反应。

1. 分离焦虑　指由现实的或预期的与家庭、日常接触的人、事物分离时引起的情绪低落，甚至功能损伤。分离焦虑一般表现为 3 个阶段。

（1）反抗期　患儿常表现为哭叫、认生、咒骂、愤怒和极度悲伤，拒绝医护人员的照顾和安慰等。

（2）失望期　患儿发现分离的现状经过自身的努力不能改变，表现为沉默、沮丧、顺从、退缩以及对游戏和食物缺乏兴趣。部分患儿可出现退化现象，即倒退出现患儿过去发展阶段的行为，如尿床、吸吮奶嘴和过度依赖等，这是患儿逃避压力常用的一种行为方式。

（3）去依恋期或否认期　长期与父母或亲密者分离可进入此阶段。患儿表现为克制自己的情感，配合医护人员的各种诊疗程序，能与周围人交往，以满不在乎的态度对待父母或亲密者的探视或离去。这一阶段往往会被误认为患儿对住院生活适应良好，但却使患儿与父母之间的信任关系受到损害，患儿成年后不易与他人建立信任关系，甚至影响成年后的人际交往，患儿还有可能出现注意力缺陷、以自我为中心以及智力下降等问题。

分离焦虑在不同年龄阶段的表现也会有所不同。①婴幼儿对父母或照顾者的依恋十分强烈，6 个月内表现不明显，6 个月后的婴儿就能意识到与父母或照顾者的分离，当父母离开时，常表现为黏着父母不放手、明显的哭叫行为、四处张望以寻找父母等行为，并表现为排斥陌生人的行为反应；②幼儿对时间的概念并不清楚，是分离焦虑最明显的阶段；③学龄前儿童由于进入一些日托机构接受学前教育，其社会交往范围较婴儿期扩大，已经可以忍受一段较长时间的分离，日常生活中对父母或照顾者的依恋不及婴幼儿期患儿表现明显，但在疾病和住院影响下，患儿往往希望获得陪伴和安慰，住院导致的分离焦虑常表现为偷偷哭泣，拒绝配合治疗，反复询问父母或照顾者探视的时间等，甚至出现呕吐、尿频、腹泻等身心症状；④学龄期和青春期患儿已开始学校的学习生活，由于学校生活和同学朋友在其日常生活中所占位置越来越重要，住院的分离焦虑更多来自与同学和朋友的分离，患儿常担心学业的落后，感到孤独等。上述三个阶段，目前由于住院时间的缩短以及提倡以家庭为中心的护理照顾，第 3 阶段的分离焦虑已经不常见。

2. 失控感　是一种对生活中所发生的事情感到有无法控制的感觉。医院的各项规章制度和住院期间的各种诊疗活动常使患儿体验到失控感，不同年龄段住院导致失控感的原因和后果也有所不同。

（1）婴儿期　婴儿与主要照顾者之间的依附关系对患儿的心理健康尤其重要，此期患儿已能通过简单的表情、姿势等逐渐学会对外部世界的控制，住院的诊疗活动，特别是侵入性的诊疗活动会使患儿有失控感，住院导致与亲人的分离而产生分离焦虑，易导致患儿产生不信任感和不安全感。

（2）幼儿及学龄前期 此期患儿正处于自主性发展的高峰，住院的规章制度和诊疗活动带来的失控感会使患儿感受强烈的挫折，患儿常有强烈反抗，同时可能伴有明显的退化行为。

（3）学龄期 此期患儿已能较好地处理住院和诊疗活动导致的限制和挫折，但对死亡、残疾和失去同学朋友的恐惧会导致失控感。

（4）青春期 此期患儿独立自主意识增强，住院和诊疗活动常使其感到对自己身体和生活的控制受到威胁，感到挫折和愤怒，很难接受诊疗引起的外表和生活方式改变，从而导致对治疗的抵触和不依从。例如：用于治疗哮喘的类固醇皮质激素，会导致明显的外貌和体型变化，青春期患儿为了外表与同学朋友保持一致，常会减少服药次数，甚至拒绝服药。另外，青少年有可能通过压抑自我情绪而做出符合他人期望或社会要求的行为。

3. 焦虑或恐惧 以上所述的分离焦虑以及失控感，还有面对不熟悉的环境，如不熟悉的语言、食物，奇怪的设备和服装，以及各种医疗护理操作，特别是侵入性操作引起的疼痛，均会引起患儿恐惧或焦虑。

4. 羞耻感和罪恶感 幼儿和学龄前患儿易将患病和住院视为惩罚，如错误观念得不到纠正，随着学龄期道德观念的建立，患儿会产生羞愧、内疚和罪恶感等心理反应。

（二）住院患儿的心理护理

1. 入院前教育 在日常生活中，鼓励父母、教师等通过图书、视频等多种媒体对孩子进行医院作用和功能的简单介绍，了解人体结构，学习简单的健康知识，注意引导孩子对医院的印象，禁止用住院或者诊疗行为恐吓孩子而导致其对住院和诊疗行为产生恐惧。

2. 减少或防止被分离的情况 条件允许时，应鼓励父母和照顾者对住院患儿进行陪护，可以明显缓解婴幼儿和学龄前儿童分离焦虑。护士应注意满足陪护者的生活需求，体现以家庭为中心的护理理念。

3. 减少分离的副作用 当住院导致的分离不可避免时，护士应与家长协作，采用积极的方式应对分离。

（1）护士在患儿入院时主动介绍自己，并且介绍医院的环境和同病室的其他患儿，鼓励患儿结交新朋友，有利于患儿对医院环境的尽快适应，缓解不安和焦虑。

（2）家长向患儿解释分离的原因，鼓励家长尽可能多探视和陪伴孩子。

（3）陌生的环境和工作人员可能使患儿感到陌生、恐惧，尤其对于年幼的患儿，护士可将病房布置为患儿熟悉的环境，建议家长准备患儿喜欢的柔软的物品，如玩具、毯子等，让患儿将依恋转移到寄托的物品上，使患儿适应与照顾者的分离。也可利用拥抱、轻拍等身体的接触以及分散注意力的技巧，提供舒适和安全感，建立信任感。

（4）鼓励学龄期患儿与学校老师和同学保持联络，允许同学和老师来医院探视，可利用床边教学的方式，尽可能继续学业。

（5）鼓励青少年与朋友保持联络，鼓励朋友来访，并为会面安排舒适的情境。病情允许时，可尽量安排同年龄阶段、同性别患儿住在相同或相邻的房间。

4. 缓解失控感

（1）在患儿病情允许的情况下以及不违反医院规定的情况下，应鼓励患儿自由活动。

（2）有条件时，可尽量保持患儿住院前的日常活动，如收看患儿喜欢的电视节目、从事其喜爱的娱乐活动等。

（3）允许患儿表达其反抗及生气的情绪和行为反应以及退化性行为，尽可能让学龄期和青春期的患儿参与讨论治疗护理计划的制订及执行。

（4）在诊疗活动中，护士也可给患儿提供一些自我决策的机会以缓解失控感，如：在静脉输液时，提供各种颜色的止血带让患儿选择，固定针头时选择胶布的数量和长短等。但要注意，护士在提供选择时，应避免询问患儿不能进行选择的情景，如询问患儿"要不要打针？"会让患儿觉得可以不打针，应该询问患儿"要打针了，你想坐在凳子上打，还是躺在床上打呢？"

5. 应用游戏或表达性活动来减轻焦虑或恐惧 游戏不仅有助于患儿的生长发育，在住院时也有助于患儿应对住院带来的各种压力。

6. 发掘住院的潜在正性心理效应 护士应积极地引导和发挥这种潜在的正性心理效应。

（1）住院虽然是不愉快的经历，但住院作为患儿生活中的一个应激事件，是促进父母和患儿关系发展的契机。

（2）住院是一个教育过程，根据患儿及其家庭的需要和理解程度，护士能为其提供相关疾病的健康指导。

（3）成功地应对疾病能提高患儿的自我管理能力。患儿能发挥其独立能力，自我护理，从而更加自信。

（4）住院为患儿提供了一个特殊的接触社会的机会，能够近距离了解医务人员的工作，同其他患儿和家长交流，互相支持。

三、家庭对患儿住院的反应与护理

儿童住院不但给患儿本人带来极大的压力，同时造成家庭成员日常生活以及角色责任的变化，给患儿的整个家庭带来危机，使家庭进入应激状态，家庭必须做出调整以应对危机，良好的适应能帮助和支持患儿应对疾病，并维持正常、健康的家庭功能。

（一）家庭对患儿住院的反应

1. 家庭对患儿住院的心理反应

（1）父母对患儿住院的心理反应 从孩子的疾病被诊断开始，父母就经历一系列的心理反应，其反应的程度受到疾病发生的缓急和进程、严重程度、医疗护理措施以及其对疾病的认知程度等多方面影响。

1）否认和质疑 在患儿确诊疾病和住院的初期，家庭处于震惊和慌乱中。尤其是当诊断不明确或患儿的疾病较为严重时，父母往往对患儿的疾病表示质疑和难以接受。

2）自责和内疚 患儿父母在追寻疾病的原因时，如有线索提示父母有任何行为或因素导致患儿患病及病情加重，特别是当患儿病情严重时，父母常会感到自责和内疚。

3）不平和愤怒 父母可能会感到不平和愤怒，并将这种愤怒向其他家庭成员和护士发泄，引发患儿父母与家庭成员以及护士之间的矛盾和冲突。

4）挫折和无助 在目睹患儿忍受病痛和接受痛苦的诊疗程序时，父母会非常痛苦，面对压力不知所措，不知道什么该做什么不该做，产生无助、挫折和孤独感，尤其是如果未将父母纳入对患儿的医疗护理计划和过程，父母会倍感挫折。

5）焦虑、悲伤和抑郁 患儿疾病预后的不确定性，会让家庭成员焦虑、担忧和预期性的悲伤，严重时会产生心理障碍，以至于影响生理功能。患病儿童急性期过后，父母则可能会出现抑郁的心理反应。

（2）兄弟姐妹对患儿住院的心理反应 对于有多个孩子的家庭，患病儿童的住院常会给其兄弟姐妹带来焦虑、害怕等心理反应，并因不同的年龄而有不同的心理反应。患儿住院的初期，兄弟姐妹们可能会为过去与患儿打架或对其不够友爱而感到内疚，并认为他们的某些行为导致了患儿的疾病和住院，应为此负责。同时，兄弟姐妹可能对自己的身体健康表示担忧，害怕自己患上类似疾病，产生焦虑和不安。但是，随着患儿住院时间的延长，兄弟姐妹可能嫉妒患儿独占了父母的注意力和关爱，甚至产生怨恨的心理，可能出现较多的无礼行为；另外，他们也可能因父母忙于照顾患病的儿童而被要求更加独立，从而对他们造成更大的压力。

2. 患儿住院对家庭功能的影响

（1）确诊疾病和住院的初期　这一时期，家庭为了应对危机，会做出调整和妥协，家庭成员在工作、个人爱好和照顾患儿之间做出选择、让步和妥协，会更关心家庭事务，例如母亲可能会放弃工作或职业抱负去照顾患儿，兄弟姐妹可能会承担部分家务以支持父母。疾病可能会帮助家庭暂缓一些所面临的危机，例如父母之间的冲突和未解决的婚姻问题，但是也有可能加剧矛盾，导致家庭成员对立和家庭的分裂。

（2）患病和住院的延续期　随着患儿住院时间的延长，家庭的重心将不会一直放在患儿身上，家庭成员会希望并逐渐恢复日常生活，如果患儿疾病未能好转或持续恶化，家庭需要接受由此导致的永久改变，家庭成员可能会因为患儿的疾病而感到筋疲力尽，甚至可能会出现失职行为。

（二）住院患儿的家庭支持

儿科护理强调以家庭为中心，护士应与患儿家庭合作，帮助家庭应对危机，维持正常的家庭功能。护士应评估不同家庭的需要，提供倾听和支持的机会，协助家庭参与患儿的医疗护理计划和过程，有针对性地进行干预。

1. 对患儿父母的支持

（1）向父母介绍医院的环境、工作人员，讲解疾病的知识，解释患儿的情况、用药的目的等，帮助父母缓解患儿住院带来的无措感。

（2）鼓励父母探视患儿或陪护患儿，并提供父母院内陪护的各项便利措施，如陪护的床、简便的生活设施等。

（3）鼓励和提醒父母休息、活动和摄取足够营养，以保持身体健康，向父母强调只有保持身体健康才能更好地帮助和支持患儿。同时提醒或与家庭成员讨论，安排家庭成员轮换陪护照顾患儿，使父亲或母亲能得到休息。

（4）定期组织住院患儿的父母们座谈，分享患儿住院后的感受和经验，互相提供支持。安排充足的时间与父母沟通，使用开放性问题向父母提问，倾听患儿父母的感受，减轻父母内心的压力。

（5）邀请父母参与患儿的护理，并指导父母参与对患儿的照顾。

（6）提供医院的电话和联系方式，在父母有疑问的时候可以与医院联系。

（7）采用共情护理模式对患儿家属进行心理干预。共情护理是一种能站在患者的位置，正确地感知患者的情感，进入他们的世界，从内部去了解他们的一种护理方式，符合当下医疗服务观念的改变，更好地体现了"以患者为中心"的服务理念。尤其适用于高危患儿家属，可以提高患儿对早期护理干预的依从性，提高患儿家属对护理质量的满意度，有利于和谐医患关系的构建，提升整体医疗质量。

2. 对患儿兄弟姐妹的支持

（1）鼓励和提醒父母向患儿的兄弟姐妹解释患儿的情况，并公开地讨论，了解其内心的想法和感受，使疑惑能获得解答，避免兄弟姐妹自觉被家庭隔绝在外。

（2）允许兄弟姐妹到医院探视或通过电话与患儿交流，如果不能到医院探视，可以给兄弟姐妹提供患儿的照片；如到医院探视，应注意向兄弟姐妹介绍医院环境和设备，避免产生恐惧或发生意外。

（3）鼓励兄弟姐妹参与对患儿的护理。

（4）鼓励家庭集体活动，如家庭聚餐、集体游戏等。

（5）帮助父母理解、应对患儿兄弟姐妹所经历的反应，如果兄弟姐妹有内疚感，应注意评估，给予关注，如果内疚感持续存在，则需要进一步的心理干预。

家庭成员之间可以利用现代化的交流手段，建立家庭交流平台，通过文字、语音、图片和视频，告知患儿的病情，探讨对患儿的照顾，分享各自的情绪和心理，互相鼓励和支持，减少因患儿住院对家庭的不良影响。

第四节　与患儿及其家长的沟通

PPT

沟通是人与人之间传递信息、观念、态度和情感的交流过程。沟通是实施小儿护理的必要条件，也是评估儿童及其家庭最重要的技巧。

一、与患儿的沟通

（一）儿童沟通的特点

1. 语言表达能力差　由于发育水平所限，不同年龄阶段的小儿表达个人需要的方式不同。婴儿时期的语言发育尚未成熟，多用哭声表示自己的需要，如饥饿、口渴、睡眠不足、尿布潮湿、需要爱抚等。1～2 岁的小儿开始学习语言，常有吐字不清楚、用词不准确、重复字较多的现象，很难被人理解、听懂。小儿的语言功能需要不断刺激、模仿才能逐渐发育完善。因此，婴幼儿时期往往不能或不能完全通过语言表达需要和情感、叙述自己的感受。

2. 缺乏分析、认识问题的能力　小儿的生活经验很少，对事物的了解、认识及对语言的理解能力有限，想象、推理的能力差，容易影响沟通的进展与效果。因此，在小儿的抽象思维尚未完全形成时，与小儿沟通需要特殊的形式和方法。

（二）与患儿沟通的原则和技巧

1. 护士应根据患儿的年龄和发育水平选择适合的方式与患儿交流，以患儿能够理解的语言来表达，并能根据患儿的反应调整沟通的方式。例如：婴幼儿对陌生人的出现通常会感到恐惧，护士与这一时期的患儿初次接触时，可以从询问患儿喜爱的玩具或宠物入手，也可以先与主要照顾者建立关系，自然地让患儿接纳自己并开始交流。

2. 注意给予患儿平等尊重。患儿虽是独立和不成熟的个体，但护士在与患儿交流时要给予尊重、平等对待。在体态上，护士与患儿交流时应保持目光的接触，与患儿的视线保持水平，必要时可坐下或蹲下。患儿表现恐惧、退化性行为和哭泣时，应给予理解和安慰，避免责备和羞辱。对青春期患儿，则应注意尊重患儿的想法和隐私，以客观而不加批判的开放态度与其交流。

3. 保持诚信。护士与患儿交流时，应避免欺骗患儿，如在注射前，不应向患儿描述打针"一点都不痛"，应诚实地向患儿提供有关知识，特别是患儿将要听到、看到和感受到的信息，不要试图隐瞒和欺骗，在诊疗程序结束时还应询问患儿的感受，避免前期交流中的误解导致患儿的不信任；另外，护士不要随意向患儿许诺，承诺的事情一定要实现，以免破坏护患之间的互信关系。

4. 恰当地使用语言。沟通交谈时，护士应吐字清晰，注意用词、语速、语调和音量。尽量使用开放式的问题向患儿提问，避免答案是"是"或"不是"的闭合式问题，并在患儿回答时，耐心倾听。

5. 恰当地使用非语言沟通。护士应外表整洁，给患儿安全感；根据情况，在适当的时候使用肢体的接触，可给予患儿拥抱或抚摸，如轻拍患儿后背的简单动作就能传达出关心、安慰、信任和支持的含义，同时注意配合面部的表情、眼神、动作等。值得注意的是，任何年龄阶段的儿童接受侵入性检查或治疗措施后，需要身体接触的安抚时，其母亲或主要照顾者是最合适的人选。

6. 使用游戏作为护患沟通的桥梁。护士应积极参与患儿的游戏，并善于利用游戏与患儿沟通交流。应用治疗性游戏，不仅可以拉近护患的距离，还可以帮助护士了解患儿内心的想法，替代语言的安慰帮助患儿发泄痛苦；协助护士向患儿解释诊疗程序；协助儿童减少住院的压力，配合治疗护理措施。

除此之外，与患儿的沟通，还可以通过一些特殊的沟通技巧，如第三者技巧、三个愿望、比喻法、看图说故事等，让儿童间接表达内心的想法和感受，常常比正式的访谈更有效。

知识链接

治疗性游戏

治疗性游戏是指儿童生活专家或护士通过游戏的方式协助患儿表达对疾病、医院及医护人员、检查和治疗措施的感受、期望和需要，以应对因患病及住院带来的生理和心理的变化。

护士首先要了解不同年龄阶段儿童的游戏发展、儿童在家中常进行的游戏以及儿童住院时的能力与限制，设计出安全、适合患儿的游戏。常见的游戏包括角色扮演、角色认同、团体游戏、讲故事与绘画等。

治疗性游戏可以分为三类：情绪宣泄性游戏、指导性游戏和生理健康促进性游戏。

（1）情绪宣泄性游戏　通过不同形式的游戏，可以使焦虑情绪得以缓解，暂时解决住院期间的冲突，如幼儿期可以选用合适的玩具，表达与家人分离的感受。

（2）指导性游戏　将有关住院环境、检查和治疗的相关信息提供给患儿以学习和熟悉。游戏也可以促进患儿表达，帮助护士理解患儿的想法，例如学龄期儿童可通过医生、护士和患儿的角色扮演游戏或木偶游戏了解患儿对疾病、住院、诊疗、手术的认知、感受和需求；可以通过绘画、讲故事的游戏了解患儿难以用语言表达的内心感受。

（3）生理健康促进性游戏　可以维持、促进其生理健康的游戏，如学龄前期的儿童可以吹泡泡，患儿术后需要进行深呼吸训练时，可以让患儿吹动风车分散注意力以缓解疼痛。

二、与患儿家长的沟通

1. 建立良好的第一印象　与患儿家长沟通时，取得患儿家长的信任是首要任务。护士在与患儿家长初次接触时，应积极热情，耐心倾听患儿家长的观点和想法，体现对患儿健康状况的关心，并告知家长如何获取护士的帮助，避免家长感觉被冷落和忽视。

2. 使用开放性问题鼓励家长交谈　护士应尽量使用开放性问题鼓励家长交谈，并注意倾听和观察非语言信息，适时引导谈话主题，避免与患儿家长的交流偏离目标和主题。与父母的沟通最好以一般的谈话开始，如"孩子现在怎么样"的普通性问题，可使父母在轻松的气氛下谈各方面的内容，以获得较多信息。

3. 恰当地处理冲突　由于担忧患儿的病情，家长易产生怀疑，表现出烦躁、易怒，护士应换位思考，理解患儿家长的心情，针对家长的问题不可搪塞应付或使用家长难以理解的医疗术语解答。进行各项操作时应给予耐心细致的解释，表现出对患儿的关护，避免让患儿家长产生不信任感。

PPT

第五节　儿童用药特点与护理指导

一、儿童用药特点

（一）受母体用药影响

孕妇用药时，有些药物可通过胎盘屏障，进入胎儿体内对胎儿造成影响。例如，妊娠期间使用性激素类药物有可能导致胎儿性发育异常，妊娠 3 个月内大量应用免疫抑制剂可导致畸胎或死胎等。临产孕母使用某些药物也会对新生儿产生影响，如使用吗啡、哌替啶等麻醉药或镇痛药可致新生儿呼吸中枢抑制。哺乳期妇女服用某些药物后，乳汁中的药物浓度相当高，可引起乳儿发生毒性反应，如苯巴比妥、阿托品、水杨酸盐等。

（二）自身发育不完善

小儿肝、肾功能及某些酶系发育不完善，影响药物的代谢功能。例如，新生儿或早产儿氯霉素使用不当可导致"灰婴综合征"或出现粒细胞减少等不良反应，应用氨基糖苷类抗生素可致神经性耳聋、肾损害等。婴幼儿神经系统发育尚不完善，氨茶碱可引起神经过度兴奋，阿片类药物易引起呼吸中枢抑制。

知识链接

灰婴综合征

灰婴综合征是指大剂量使用氯霉素导致的药物中毒，表现为呼吸困难、进行性血压下降、循环衰竭、皮肤苍白和发绀。一般发生于治疗 2~9 天，停药后可恢复。

（三）受年龄因素影响

小儿年龄不同对药物的反应不同。婴幼儿对镇静药（苯巴比妥类）耐受量较大，用量相对成人多；3 个月内婴儿使用退热药可致虚脱；学龄期前的小儿使用四环素可以引起黄斑牙（四环素牙）；婴儿使用萘甲唑啉（滴鼻净）可致昏迷或呼吸暂停。

（四）体液代谢旺盛

小儿体液占体重的比例相对成人较大，新陈代谢旺盛，每日尿量相对较多，药物从肾排泄较多，所以用洋地黄类、抗生素类药物时剂量应偏大。由于对水、电解质的调节功能较差，对影响水盐代谢和酸碱代谢的药物敏感，易中毒。小儿使用利尿剂易发生电解质紊乱。

二、药物选择

应根据小儿年龄、病情、机体对药物的特殊反应及药物对小儿的长远影响，慎重地、有针对性地选择用药，并注意观察用药效果和不良反应。

（一）抗生素

小儿容易患感染性疾病，临床常用抗生素控制感染，但应严格掌握适应证及不良反应。例如，四环素可引起牙釉质发育不良；喹诺酮类可影响软骨发育；氯霉素、链霉素、卡那霉素可引

考点提示

抗生素的选择。

起耳、肾毒性等。长期应用抗生素，可致肠道菌群失调。

（二）退热药

新生儿发热不宜用退热药物，婴儿期发热多采用物理降温及多饮水等措施，高热时可药物降温。常用退热药有对乙酰氨基酚、布洛芬等。婴儿不宜使用阿司匹林，以免发生瑞氏综合征。

知识链接

瑞氏综合征

瑞氏综合征（Reye's syndrome）也称为脑病合并脂肪变性，是多脏器脂肪浸润引起的以脑水肿和肝功能障碍为表现的一组综合征。本病由澳大利亚病理学家 Reye 及其同事于 1963 年首次报道，故有此命名。

（三）镇静止惊药

常用苯巴比妥、地西泮、水合氯醛等。患儿在高热、烦躁不安、惊厥、剧咳不止等情况下可酌情用药，使用中注意观察呼吸情况，以免发生呼吸抑制。

> **考点提示**
>
> 镇静止惊药的选择。

（四）镇咳化痰平喘药

婴幼儿一般不用镇咳药，多用化痰药口服或雾化吸入稀释分泌物，使其易于咳出，还可配合体位引流、吸引排痰。哮喘患儿使用平喘药时，注意观察有无精神兴奋、惊厥等。茶碱类药易引起新生儿和小婴儿神经系统过度兴奋甚至惊厥，应慎用。

（五）止泻药与泻药

小儿腹泻不主张使用止泻药，因止泻药可减少肠蠕动，加重肠道毒素的吸收甚至出现全身中毒症状。小儿便秘一般不用泻药，多采用从食物中摄入膳食纤维软化粪便或使用开塞露等外用药通便。

（六）激素类药

应严格掌握适应证，在临床诊断不明确时一般不用，以免掩盖病情，不可随意减量或停药。长期使用激素类药物可抑制骨骼生长，影响水、电解质、蛋白质、脂肪代谢，降低机体免疫力，还可引起高血压和库欣综合征。

三、药物剂量计算

（一）按体重计算

此法是最常用、最基本的计算方法，简便易行，在临床上被广泛应用，计算公式如下。

每日（次）剂量 = 患儿体重（kg）× 每日（次）每千克体重所需药量

患儿体重应按实际测得值为准，如计算结果超出成人用量，则以成人用量为上限。

> **考点提示**
>
> 药物剂量按体重计算的方法。

（二）按体表面积计算

此法较其他药物剂量计算方法更为准确，这是因为其与基础代谢、肾小球滤过率等生理活动的关系更为密切。小儿体表面积计算公式如下。

体重 ≤ 30kg：小儿体表面积（m²）= 体重（kg）× 0.035 + 0.1

体重 > 30kg：小儿体表面积（m²）=［体重（kg）- 30］× 0.02 + 1.05

得出小儿体表面积之后，可套用如下公式计算。

每日（次）剂量＝患儿体表面积（m²）×每日（次）每平方米体表面积所需药量

（三）按年龄计算

此法用于剂量幅度大、不需十分精确计算的药物，如镇咳药、营养药等。

（四）按成人剂量折算

此法仅适用于未提供小儿用药剂量的药物，所得剂量一般偏小，故不常用，折算公式如下。

小儿剂量＝成人剂量×小儿体重（kg）/50

> **知识链接**
>
> 当药物需换算时怎么办?
>
> （1）若为注射用药，护士应熟练、准确地将医嘱药量换算成注射用药量。例如，某患儿需肌内注射地西泮4mg，针剂规格为每支10mg/2ml，需抽取注射药量为4mg/10mg×2ml＝0.8ml［每日或每次所需药量/每支药物总含量×每支药物总容量（ml）＝每日或每次所需注射药量（ml）］。
>
> （2）若为瓶装粉剂，可先用适量注射用水稀释，再用以上公式进行计算后抽取注射用量。例如，头孢三嗪（菌必治）针剂规格每瓶1g，可用5ml 5%葡萄糖注射液稀释，使其规格变成1g/5ml。如需取医嘱用量200mg，应抽取注射药量1ml（200mg/1000mg×5ml＝1ml）。

四、给药方法

小儿用药应遵循在保证用药效果的前提下充分考虑安全、少痛苦的用药原则，综合患儿的年龄、病情决定给药剂型和给药途径。

考点提示

药物选择及给药方法。

（一）口服法

口服法是常用的给药方法。常用剂型有糖浆、水剂、冲剂、片剂及丸药等。口服用药不宜加入奶中哺喂，服药宜在喂奶前或两次喂奶间进行，年长儿可训练和鼓励自主服药，必要时强制服药。神志不清、昏迷者可采用鼻饲法给药。

（二）注射法

注射法奏效快，危重症或呕吐患儿多用此法。注射法对小儿精神刺激大，易造成患儿恐惧。常采用肌内注射、静脉推注和静脉滴注法。肌内注射时做到"二快一慢"，根据药物性质确定进行深度。刺激性大、肌内注射次数过多可造成臀肌挛缩，影响下肢功能；静脉推注多用于抢救，推注时注意观察患儿情况和注射局部，防止药液外渗；静脉滴注可用于给药、补充水分、供给能量等，但滴速应根据患儿年龄、病情、药物性质进行调节。

（三）外用法

常用软膏，也可用水剂、混悬剂、粉剂等。使用时可对患儿手进行适当约束，以免因抓摸药物误入眼、口发生意外。

（四）其他方法

常用雾化吸入法，灌肠法应用不多，新生儿可根据病情做滴鼻或气管内给药；含剂、漱剂常用于能合作的年长儿。

答案解析

目标检测

一、选择题

A1/A2 型题

1. 以下各项中，儿科医疗机构的特有部门是（　　）
   A. 挂号处　　　　　　B. 测体温处　　　　　　C. 候诊室
   D. 预诊处　　　　　　E. 治疗室

2. 关于儿科门诊预诊室描述错误的是（　　）
   A. 预诊处应设在儿童医院门诊门口或距大门最近处
   B. 目的一是鉴别传染性疾病
   C. 目的二是协助患儿家长选择就诊的科室
   D. 预诊方式主要是测体温
   E. 预诊护士一般由经验丰富、决断能力强的高年资护士担任

3. 对危重患儿的就诊程序应是（　　）
   A. 先抢救　　　　　　B. 先挂号　　　　　　C. 先预诊
   D. 先量体温　　　　　E. 先化验血常规

4. 患儿紧张、焦虑时，以下各项护理措施不妥的是（　　）
   A. 边护理边与患儿谈笑
   B. 操作时保持眼神的交流
   C. 美化环境装饰病室
   D. 了解患儿生活环境及习惯
   E. 同患儿游戏

5. 患儿入院后对一切感到陌生，再加上一些治疗操作，可能出现的退化行为是（　　）
   A. 拒食　　　　　　　B. 闷不做声　　　　　　C. 过度依赖
   D. 哭闹　　　　　　　E. 拒绝护理人员安慰

6. 口服给药时，错误的是（　　）
   A. 小婴儿可以采取平卧位的体位给药
   B. 只要条件许可，尽量采用口服给药
   C. 年长儿可训练或鼓励自愿服药
   D. 可将药片捣碎加糖水调匀
   E. 片剂不要与食物混合喂服

7. 小儿用药方法首选的是（　　）
   A. 口服法　　　　　　B. 肌内注射　　　　　　C. 静脉注射
   D. 雾化吸入　　　　　E. 局部涂敷

8. 小儿药物剂量计算最常用的方法是（　　）
   A. 按体重计算　　　　B. 按体表面积计算　　　　C. 按身长计算
   D. 按年龄计算　　　　E. 按成人折算

二、案例分析题

患儿，男，3 岁 6 个月。因骑车摔倒致左手疼痛，不能高举 1 小时就诊。医生诊断为"左手桡骨骨折"，行急诊手术。术后 4 小时，患儿表现烦躁，哭闹，主诉伤口疼痛。

请思考：

1. 父母离开病房后该患儿哭闹不止，该患儿主要的心理反应是什么？
2. 如何对该患儿进行心理护理？

（纪红丽）

书网融合……

重点小结

微课

习题

第五章　儿科常用护理技术

PPT

学习目标

知识目标：通过本章的学习，掌握儿科常用护理技术操作的目的；熟悉更换尿布方法、婴儿沐浴法、头皮静脉输液法、静脉留置管术、股静脉穿刺术、婴儿灌肠法、暖箱使用法、光照疗法、换血疗法的操作步骤；了解儿科常用护理技术操作注意事项。

能力目标：具备为儿童正确实施更换尿布、沐浴、抚触、约束保护、头皮静脉输液、灌肠，应用温箱、光照以及换血疗法的能力。

素质目标：通过本章的学习，帮助学生树立具备实施儿科常用护理技术所需的爱伤观念、慎独精神及评判性思维能力。

第一节　臀部护理法

【目的】

保持臀部皮肤的清洁、干燥、舒适，防止尿液、粪便对皮肤长时间刺激，预防尿布皮炎或促进已发生的尿布皮炎逐步痊愈。

【评估和准备】

1. 评估　观察患儿臀部皮肤状况。

2. 准备

（1）环境准备　调节室温 26～28℃。

（2）用物准备　尿布、尿布桶，必要时备软毛巾、温水或湿纸巾、治疗药物（油类、软膏、抗生素）、烤灯。

（3）患儿准备　空腹或进食前。

（4）护士准备　操作前洗手、戴口罩。

【操作步骤】

1. 核对患儿信息，向家长解释更换尿布的目的。将用物携带至床旁，放下床栏，揭开盖被，解开尿布，露出臀部，以原尿布上端两角洁净处轻拭会阴部及臀部，并以此盖上污湿部分垫于臀部下面。

> **考点提示**
>
> 　更换尿布法的操作步骤和注意事项。

2. 用一手轻轻提起双足，使臀部略抬高，另一手取下污尿布，再将清洁尿布垫于腰下，放下双足，系好尿布，松紧适宜，拉平衣服，盖好被子，整理床单位。

3. 若有尿布皮炎，采用暴露法、灯光照射法，使局部皮肤干燥，再涂以紫草油、硼酸软膏、鱼肝油软膏或氧化锌软膏等。严重者可给予抗菌药，以防感染。打开污湿尿布，观察大便性状或根据需要称量尿布后放入尿布桶内。

4. 操作结束后洗手，做好记录。

【注意事项】

1. 用物准备齐全，避免操作中离开患儿，防止意外发生。
2. 禁止将患儿单独留在操作台上，始终确保一只手与患儿接触，防止患儿翻滚坠落。
3. 尿布应选择一次性尿布或质地柔软、透气性好、吸水性强的棉布，以增进患儿舒适感。
4. 注意保暖，房间温度应适宜，更换尿布动作应轻快，避免长时间暴露患儿，以免着凉。
5. 尿布包扎松紧适宜，过松会造成大小便外溢，过紧影响患儿活动。

第二节 婴儿沐浴法

【目的】

使患儿皮肤清洁，协助皮肤排泄和散热，预防皮肤感染，促进血液循环，活动患儿肢体，使之感到舒适，并可观察全身皮肤情况。

【评估和准备】

1. 评估 患儿身体情况和皮肤状况。

2. 准备

（1）环境准备 关闭门窗，调节室温至 26～28℃。

（2）用物准备

1）棉布类 患儿尿布、大小毛巾、浴巾、衣服。

2）护理盘 内有梳子、指甲刀、棉签、碘伏、护臀霜或鞣酸软膏、爽身粉、婴儿洗发液和浴液、水温表、液体石蜡等。

3）浴盆 内放 2/3 盆温热水，冬季水温 38～39℃，夏季 37～38℃，备水时水温稍高于预定温度 2～3℃，另外备 1 水壶内放 50～60℃热水备用。

4）其他 必要时准备床单、枕套、磅秤等。

（3）婴儿准备 进食后 1～2 小时或进食前。

（4）护士准备 操作前洗手。

【操作步骤】

具体操作步骤如图 5-1 所示。

1. 核对婴儿信息，向家长解释沐浴的目的。浴盆内盛 2/3 盆热水，水温以 38～40℃为宜。

2. 将盖被三折至床尾，抱起患儿平放于浴台上，脱衣，保留尿布，用大毛巾包裹患儿全身。按护理常规要求测体重并记录。

> **考点提示**
>
> 婴儿盆浴法的操作方法。

3. 用小面巾洗眼，从内眦向外眦擦拭；洗脸顺序为：额部→鼻翼→面部→下颏。

4. 抱起患儿，用左手掌托住头颈部，左拇指与中指分别将患儿双耳廓折向前方，并轻轻按住，堵住外耳道口，左臂及腋下夹住患儿臀部及下肢，将头移近盆边，右手将洗发液涂于头部，然后用清水冲洗干净，并用大毛巾擦干头发。较大婴儿可用前臂托住其上身，下身托于护士腿上。

5. 在浴盆底部铺浴巾，防止患儿滑倒。解开大毛巾，平铺于浴台上，去掉尿布，以左手掌、手指握住患儿左肩及腋窝处，使其头颈部枕于操作者前臂，用右手握住患儿左大腿，使其臀部位于操作者右手掌上，轻轻放入水中，松开右手，取小浴巾沾水淋湿患儿全身，擦浴液、冲洗，依次为颈下、前胸、腋下、腹、手、臂、后颈、背腰、腿、足、会阴及臀部，再将患儿抱起放于大毛巾中，迅速包裹并擦干水。

6. 检查患儿口腔、脐部及全身皮肤情况，脐带未脱时用碘伏棉签消毒脐带残端和脐周、颈部、腋窝、腹股沟等皱褶处撒上少许爽身粉，臀部涂护臀霜或鞣酸软膏。更换衣服和尿布，视需要修剪指甲，抱回病床。

7. 操作后洗手，做好记录。

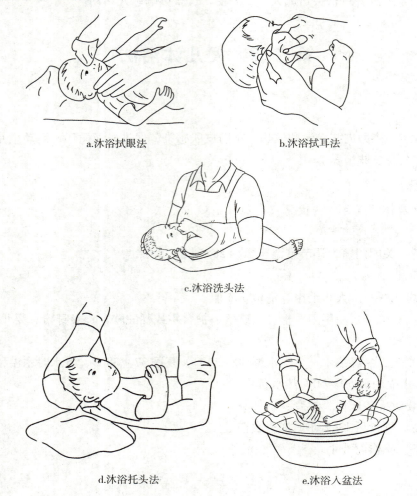

a.沐浴拭眼法   b.沐浴拭耳法

c.沐浴洗头法

d.沐浴托头法   e.沐浴入盆法

图5-1   婴儿沐浴法

【注意事项】

1. 沐浴时间应以患儿进食后1小时为宜。

2. 沐浴时应注意保暖，减少暴露时间，以免患儿着凉。

3. 不可将患儿单独留在操作台上，防止坠落伤。

4. 沐浴过程中，应观察患儿的面色、呼吸，如有异常应立即停止操作。

5. 注意清洗脐部、会阴部、臀部及皮肤皱褶处。

6. 头皮有皮脂结痂时，可涂液体石蜡，待次日梳去结痂后再进行清洗，不可用力强行清洗以免出血。

第三节　约束保护法

【目的】

1. 限制患儿活动，便于诊疗。
2. 保护躁动不安的患儿以免发生意外，防止碰伤、抓伤和坠床等意外。

【评估和准备】

1. 评估　患儿病情、约束目的，向家长做好解释工作。

2. 准备

（1）环境准备　环境应安静、整洁，光线充足，温度（26～28℃）适宜。

（2）用物准备　全身约束法备用大毛巾或床单；手足约束法备用约束带、棉垫与绷带；砂袋约束法备用 2.5kg 重砂袋、布套。

（3）患儿准备　做好解释，取得合作。

（4）护士准备　洗手。

【操作步骤】

1. 全身约束法

（1）全身约束法之一　将大单折成自患儿肩至踝的宽度，抱患儿置于中间，用靠近操作者一侧的大单紧包患儿同侧上肢、躯干和双下肢，至对侧腋窝处整齐地塞于其后背，再用上法将另一侧肢体包裹好，将大单剩余部分塞于近侧肩背下（图 5-2）。

> 💡 **考点提示**
>
> 约束法的操作方法和注意事项。

（2）全身约束法之二　将大单折成自患儿肩至踝的宽度，抱患儿置于中间，用靠近操作者一侧的大单紧包患儿同侧上肢并经后背、对侧腋下拉出后包裹对侧手臂，多余部分压于患儿身下。再将大单的另一边包裹患儿，经前胸压于患儿身下，若患儿过分躁动，可用宽布带围绕双臂打活结系好（图 5-3）。

2. 手或足约束法　用约束带（图 5-4）的甲端系于手腕或足踝部，松紧度以肢体不易脱出且不影响血液循环为宜，将丁端固定于床缘。

3. 砂袋约束法　根据需要约束的部位摆放砂袋的位置。固定头部将砂袋呈"人"字形放在患儿头部两侧；为防止患儿踢开被子，可将砂袋放在患儿两肩旁，压在棉被上；为保持患儿侧卧位避免翻身，可将砂袋置于其背后。

【注意事项】

1. 向家长解释约束的目的，安抚患儿，减少患儿的恐惧不安。
2. 约束带捆扎松紧要适宜（以能伸入 1～2 手指为宜），观察约束部位的指端循环和局部皮肤颜色状况。
3. 应每 2 小时解开放松一次，并协助翻身，必要时局部按摩，并做好记录。

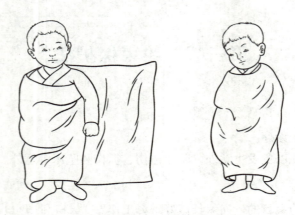

图 5 - 2　全身约束法一

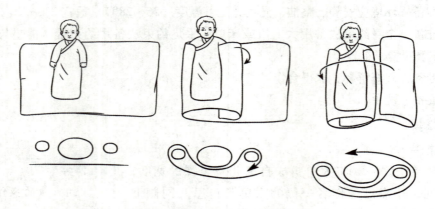

图 5 - 3　全身约束法二

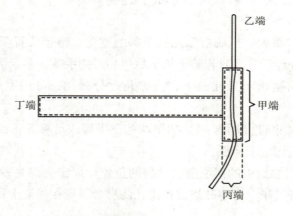

图 5 - 4　约束带

第四节　头皮静脉输液法

【目的】

1. 纠正水和电解质失调，维持酸碱平衡。
2. 补充营养，维持热量。
3. 输入药物，达到治疗疾病的目的。

4. 抢救休克，增加循环血量，维持血压。

5. 输入脱水剂，提高血液渗透压，以达到减轻脑水肿、降低颅内压、改善中枢神经系统功能的目的。同时，借高渗作用使组织水分进入血管内，通过肾脏排出，起到利尿消肿的作用。

【评估和准备】

1. 评估　患儿身体，了解用药情况和头皮静脉情况。

2. 准备

（1）环境准备　环境应安静、整洁，光线充足。

（2）用物准备　治疗盘内放安尔碘、无菌棉棒、适宜头皮针、0.9%氯化钠注射液、一次性注射器、止血带、备皮用物、胶布、所用液体、一次性输液器。

（3）患儿准备　协助患儿排尿，或更换尿布。

（4）护士准备　着装整洁，洗手，戴口罩。

【操作步骤】

1. 在治疗室核对医嘱、治疗单，床边核对患儿，并向患儿家长讲明操作目的。

2. 选择型号合适、无弯曲的锐利头皮针，注射器抽取0.9%氯化钠注射液，连接头皮针，再次核对药物无误，排净输液器内气体。

3. 选择血管。宜选择部位易于固定且较直的血管，2~3岁以内小儿首选额上静脉，次选颞浅静脉、枕后静脉、枕静脉（图5-5），因为额部血管浅，较粗易见，有利于静脉穿刺固定。将注射部位皮肤毛发用备皮刀剔除，避免损伤皮肤。

💡 **考点提示**

　　头皮静脉穿刺术的操作步骤。

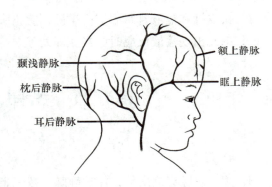

图5-5　常用头皮静脉

4. 准确区分动、静脉。动脉一般呈正常肤色或淡红色，有搏动，管壁厚，不易压瘪，血管易活动，血液多呈离心方向流动；静脉外观呈微蓝色，无搏动，管壁薄，易被压瘪，不易滑动，血液多呈向心方向流动。若误入动脉则回血呈冲击状，因压力高推注药液时阻力大，且局部皮色迅速变苍白，呈树枝状分布，小儿出现痛苦貌，应立即推注0.9%氯化钠注射液，将血液回入血管后迅速拔出针头，稍用力按压5分钟。

5. 穿刺时，应避免在骨隆突、血管弯曲、局部感染及被破坏的血管处穿刺；为高度水肿的患儿穿刺时，应按压血管局部，以增加血管稳定性，易于穿刺。穿刺时多用"指压法"，少用"拍打法"，避免增加患儿的恐惧心理，必要时可先热敷局部，使血管充盈。

6. 选择进针角度、深度。头皮静脉较表浅，分支多或伴有骨隆突，穿刺时针头与头皮呈15°~20°，见回血后沿血管走向在皮肤下缓慢平行进针少许，过深易穿过血管，推少许0.9%氯化钠注射液，观察血管前方皮肤颜色无改变、无肿胀，即可胶布固定。细小血管穿刺时，可挑起皮肤再潜入血管，提高穿刺成功率。

7. 头皮针的固定是穿刺成功的一个重要因素。小儿好动、不合作等易导致头皮针脱落、穿破血管而出现渗液、血肿等现象。固定时一条胶布固定针柄，一条带无菌小棉球覆盖针眼处，将输液管"S"形盘曲，避开针头及血管走向，第三条胶布固定，增加一条胶布将输液管远端固定于耳廓上，避免受到牵拉，也可使用弹力头套、弹性绷带或长胶布缠绕头围一圈等方法，以克服转头、出汗的影响。

8. 对于需反复多次穿刺的患儿可采用反向头皮静脉穿刺法，充分利用静脉，避免静脉破坏面造成的穿刺困难。

9. 为了减少患儿疼痛，可采用大角度快速进针法，即针头与皮肤呈 80°～90°快速穿过皮肤至皮下，然后根据血管深浅迅速减小进针角度缓慢刺入血管腔，这样能使穿过皮肤时所用力减小，缩短了穿刺针在皮内的穿刺距离，减少对患儿的刺激。

10. 连接头皮针与输液器，根据患儿病情、年龄、体重及所用药物性质调节滴速。

11. 再次核对床号、姓名、药物。

12. 整理用物，对家长做好宣教，洗手、记录。

【注意事项】

1. 严格执行无菌操作和查对制度。

2. 根据病情需要，有计划地安排输液顺序，如需加入药物注意配伍禁忌。

3. 注意区分头皮静脉。对长期输液的患儿，应注意保护和合理使用静脉。

4. 输液前排净空气，药液漓尽前及时更换液体或拔针，严防空气栓塞。

5. 输液过程中加强巡视，密切观察输液是否通畅，局部是否肿胀，针头有无移动和脱出，特别是输入刺激性较强的药物，应注意观察。

6. 头皮针和输液管路固定应牢固，防止头皮针移动脱落。

7. 患儿出现输液反应时应当立即处理。

第五节　密闭式静脉留置针输液法

【目的】

1. 减少静脉穿刺次数，保护静脉，减轻患儿痛苦。

2. 保持静脉管路通畅，便于给药和抢救。

【评估及准备】

1. 评估　患儿身体和用药情况，观察穿刺部位皮肤和静脉情况。

2. 准备

（1）环境准备　环境应安静、整洁，光线充足。

（2）用物准备　治疗盘内放安尔碘、无菌棉棒、一次性注射器、止血带、无菌敷料贴、静脉留置针一套、封管液、所用液体、一次性输液器。

（3）患儿准备　协助患儿排尿，或更换尿布。

（4）护士准备　着装整洁，洗手，戴口罩。

【操作步骤】

1. 按医嘱准备液体及药品，核对并检查药品及输液器，连接输液器。

2. 携用物至患儿床旁，核对、解释。

3. 将输液瓶悬挂于输液架上，排尽空气。

4. 连接留置针与输液器并排气，将输液器针头刺入肝素帽至针头根部，松开水止使液体流入留置针中段。

5. 对穿刺部位进行消毒，系止血带，再次消毒待干，并再次核对患儿和液体。

6. 去除留置针护针套，查看针尖有无倒钩、套管边缘有无毛刺、旋转针芯、取下外套管、排气，以右手拇指、示指持针，左手拇指绷紧穿刺皮肤固定静脉，针头与穿刺部位皮肤呈 $15° \sim 30°$ 进针，见回血后放平针翼，沿静脉再进针 0.2cm，一手固定留置针，另一手将针芯抽出 $0.5 \sim 1cm$，将外套管缓慢送入静脉内后，右手抽针芯放于锐器盒中。

🔆 **考点提示**

静脉留置管术的操作步骤。

7. 用无菌透明敷料贴对留置针进行无张力固定，注明穿刺日期和时间，再用无菌静脉贴固定输液针头与留置针的连接处及输液管。

8. 调节液速，安置患儿于舒适体位，最后核对患儿信息与医嘱单，签字并向患儿家长交代注意事项进行宣教。

9. 整理床单位，清理用物，洗手记录。

10. 封管

（1）对于新生儿或儿童，使用 $0.5 \sim 10U/ml$ 的肝素或不含防腐剂的 0.9% 氯化钠溶液。

（2）封管最小量为导管系统内部容积的 2 倍。

（3）当药物与盐水不相溶时，先使用 5% 葡萄糖溶液，然后用不含防腐剂的 0.9% 氯化钠溶液。

（4）使用正压技术：使用脉冲式冲管技术。

（5）对于暂时不需使用的外周静脉留置针，应每隔 24 小时进行一次封管。

11. 再次输液

（1）携带液体及用物至患儿床旁，核对相关信息。

（2）消毒肝素帽，待干。

（3）连接输液器进行输液。

（4）整理床单位，洗手，记录输液时间。

12. 留置针使用完毕

（1）去除透明无菌敷料贴，拔出留置针。

（2）局部用无菌棉球沿血管方向按压至不出血为止。

（3）按照医疗垃圾分类处理废弃物。

（4）整理床单位，洗手，记录拔针时间。

【注意事项】

1. 严格执行无菌操作和查对制度。

2. 在满足治疗前提下选用最小型号、最短的留置针。

3. 选择粗直、弹性好、易于固定的静脉，避开关节和静脉瓣。

4. 不应在穿刺侧肢体上端使用血压袖带和止血带。

5. 妥善固定，应告知患儿及家长不要抓挠留置针，护士注意观察患儿穿刺处皮肤情况。

6. 用药后应正压封管，根据使用说明定期更换透明敷贴和留置针，敷贴如有潮湿、渗血应及时更换，发生留置针相关并发症，应及时拔除导管。

7. 做好患儿家长宣教，严禁私自调节输液速度。

第六节　股静脉穿刺法

【目的】

主要用于婴幼儿静脉采血，还可用于股静脉插管协助诊断及治疗。

【评估和准备】

1. 评估　患儿身体，检查项目和穿刺部位皮肤情况。

2. 准备

（1）环境准备　环境应安静、整洁，光线充足。

（2）用物准备　治疗盘内放复合碘消毒棉签或消毒液、无菌棉签、注射器、标本瓶、采血管、胶布、无菌棉球。

（3）患儿准备　排空大小便，更换尿布，清洁会阴部及腹股沟部皮肤。

（4）护士准备　着装整洁，洗手，戴口罩。

【操作步骤】

1. 核对患儿信息，抱患儿仰卧于治疗台上，脱去一侧裤腿，用小袋垫高穿刺侧臀部。用尿布包裹好会阴部，以免排尿时污染穿刺点。

2. 助手站在穿刺头侧，用两前臂约束患儿躯干及上肢，或用约束法约束，使穿刺侧髋部外展45°并屈膝约90°，助手一只手及前臂压住患儿一侧下肢，另一只手固定患儿的另一侧膝关节处。

> 💡 考点提示
>
> 股静脉穿刺术的操作步骤。

3. 操作者站在患儿足端或穿刺侧，常规消毒操作者左手示指（包括甲沟）及患儿穿刺部位皮肤。

4. 在患儿腹股沟中、内1/3交界处，用左手示指触及股动脉搏动点后，右手持注射器，在股动脉搏动点内侧0.5cm处垂直刺入，也可用斜刺法［即在腹股沟下方1～3cm处，与皮肤呈30°～45°刺向股动脉搏动点内侧（图5-6）］，然后缓缓向后退针，边退边抽回血，见回血可固定针头取血，根据取血目的连接取血管，抽取所需量后，拔出针头。

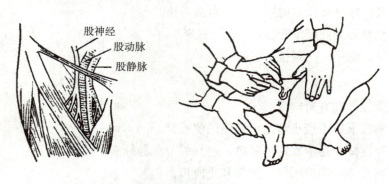

图5-6　股静脉穿刺

5. 以无菌干棉球压迫针孔5～10分钟，预防出血。出血较多时，可更换棉球按压，并贴胶布固定。

6. 安抚患儿，整理衣服，抱回病床。

7. 核对患儿信息及医嘱单，整理用物，洗手，记录，将标本及时送检。

【注意事项】

1. 穿刺误入股动脉时应延长加压时间。避免揉搓，以免引起出血或形成血肿。
2. 穿刺过程中注意观察患儿反应，不宜多次反复穿刺，以免局部形成血肿。
3. 有出血倾向及血液病患儿，严禁股静脉穿刺。

第七节　婴幼儿灌肠法

【目的】

1. 清除肠道粪便，解除便秘、减轻腹胀。
2. 为手术、检查做好清洁肠道准备。
3. 降温，使用镇静剂。
4. 肠道疾病药物治疗。
5. 促进肠道有害物质排出，减轻中毒。

【评估和准备】

1. 评估　患儿身体，了解腹胀和排泄情况。

2. 准备

（1）环境准备　关闭门窗，遮挡屏风，保持适宜的环境温度（26～28℃）。

（2）用物准备

1）灌肠用物　治疗盘内置一次性肠道灌洗器、肛管、棉签、卫生纸、润滑剂（可用液体石蜡、凡士林，如肥皂水灌肠可直接蘸灌肠液）、一次性手套、量杯、水温计、一次性中单、尿布。

2）灌肠液　根据灌肠目的不同，准备不同温度、浓度、种类的灌肠液。

3）其他　输液架、便盆、尿布，冬季时备毛毯用于保暖。

（3）患儿准备　协助患儿排尿，为小婴儿更换尿布。

（4）护士准备　做好宣教，着装整洁，洗手，戴口罩。

【操作步骤】

1. 核对医嘱，准备灌肠液。

2. 备齐用物携至床旁，核对床号、姓名，向患儿做好解释。关闭门窗，遮挡患儿。

> 💡 **考点提示**
>
> 灌肠的操作方法和注意事项。

3. 协助患儿取左侧卧位，双腿屈膝，脱裤至膝下，臀部移至床沿，将橡胶单与垫巾置于臀下，弯盘置于臀旁，适当遮盖患儿保暖。保留灌肠时需抬高臀部10cm。

4. 挂灌肠筒于输液架上，液面距肛门40～60cm（小量不保留灌肠用注洗器抽吸灌肠液，若使用小剂量灌肠筒，液面距肛门不超过30cm）

5. 润滑肛管前端，分开臀部，显露肛门，将肛管缓缓插入肛门，插入深度根据灌肠目的以及儿童年龄而定，用手固定。不保留灌肠时，<1岁者插入2.5cm，1～4岁者插入5cm，4～10岁者插入7.5cm，≥11岁者插入10cm。保留灌肠时，插入10～15cm。

6. 松开止血钳，使液体缓缓流入，观察灌肠液下降速度和患儿情况。若患儿有便意，嘱其深呼吸，适当放低灌肠筒。

7. 灌肠后夹紧肛管，用卫生纸包裹后轻轻拔出，放入弯盘内。药液保留时间因灌肠目的而定。

不保留灌肠时，患儿需保留 5～10 分钟后再排便；保留灌肠时需尽量保留药液 1 小时以上。如果患儿不能配合，可用手夹紧患儿两侧臀部。

8. 擦净臀部，取下弯盘，撤去橡胶单与垫巾，安置患儿，整理床单位。

9. 核对患儿信息，清理用物，洗手，记录。

【注意事项】

1. 根据患儿年龄选用合适的肛管。新生儿 7～11 号，婴儿 9～12 号，幼儿 10～13 号。

2. 婴幼儿需使用等渗液灌肠，灌肠液量遵医嘱而定，一般小于 6 个月的婴儿约为每次 50ml；6 个月～1 岁者约为每次 100ml；1～2 岁者约为每次 200ml；2～3 岁者约为每次 300ml。

3. 灌肠过程中注意保暖，避免受凉。

4. 选择粗细适宜的肛管，动作应轻柔，如溶液注入或排出受阻，可协助患儿更换体位或调整肛管插入的深度，排出不畅时可以按摩腹部，促进排出。

5. 灌肠过程中及灌肠后，应注意观察病情，发现面色苍白、异常哭闹、腹胀或排出液为血性时，应立即停止灌肠，并遵医嘱给予处理。

6. 准确测量灌入量和排出量，达到出入量基本相等或排出量大于注入量。

7. 若为降温灌肠，灌肠液应保留 30 分钟后再排出，排便后 30 分钟再测量体温并记录。

第八节　温箱使用法  微课

【目的】

1. 为新生儿特别是早产儿提供最适宜的温湿度，维持恒定体温，以减少热量和氧的消耗，提高成活率。

2. 为硬肿症及体温不升的患儿复温。

【评估和准备】

1. 评估　患儿测量体重，了解胎龄、出生体重、日龄等；评估温箱是否处于备用状态，电源插头是否与病房内的电源插座吻合。

2. 准备

（1）环境准备　温湿度适宜，关闭门窗，保持安静。

（2）用物准备　备用温箱，性能良好。

（3）患儿准备　核对患儿腕带信息，裹尿布。

（4）护士准备　向家长做好解释工作，着装整洁，洗手，戴口罩。

【操作步骤】

1. 携用物至床旁，核对患儿信息，向家长解释使用温箱的目的。

2. 检查温箱各项数值显示是否正常，确保使用安全。

3. 在温箱水槽内加入蒸馏水至水位线。

4. 打开婴儿温箱电源开关，显示窗有箱温温度、肤温温度，设置温度和湿度（若不按任何键，自动进入箱温控制状态，箱温键中指示灯亮，设置温度值为 32℃）。

> **考点提示**
>
> 温箱的准备和出温箱的条件。

5. 按箱温键，进入箱温设置状态，根据临床需要改变箱温设置温度，按加减键，使设置温度显示窗上数值与所需值一致，再按箱温键，退出设置状态，进入箱温控制状态（若不按箱温键，等 15 秒左右，自动进入箱温控制状态）。

6. 若需肤温控制，再按箱温键，肤温键中指示灯亮，进入肤温设置状态，根据临床需要改变肤温设置温度，按加减键，使设置温度显示窗上数值与所需值一致，再按肤温键，退出肤温设置状态，进入肤温控制状态（若不按肤温键，等 15 秒左右，自动进入肤温控制状态）。

7. 根据患儿体重设定温箱温度。一般来说，体重在 1501～2000g 者，温箱温度在 30～32℃；体重在 1001～1500g 者，温箱温度在 32～34℃；体重不足 1000g 者，温箱温度在 34～36℃。预热时间为 30～60 分钟，调节温箱湿度在 55%～65%。如果患儿表现为体温不升，箱温设置应比患儿实际体温高 1℃。

8. 核对患儿信息，患儿穿单衣、裹好尿布后放于箱内婴儿床上，将温度探头置于患儿腹部较平坦处，用胶布固定。记录入箱时间。

9. 定时测量并记录患儿体温。体温低于 36℃ 时每小时测量 1 次，体温正常后每 4 小时测量 1 次，体温保持在 36～37℃。

10. 出温箱条件：小儿体重达 2000g 或以上，体温正常；在不加热的暖箱内，室温维持在 24～26℃时，小儿能保持正常体温；小儿在温箱内生活了 1 个月以上，体重虽达不到 2000g，但一般情况良好。

11. 关闭温箱开关、电源开关，切断电源，清理用物，对温箱进行终末清洁消毒处理，使温箱处于备用状态。患儿达到出温箱条件时，再次核对患儿，予患儿穿好衣物后出温箱。

【注意事项】

1. 严格执行操作规程，定期检查以确保患儿安全。

2. 婴儿温箱应放在干净、温湿度变化小的场所中工作，避免阳光直射、远离辐射热源，以免影响箱内温度。

3. 使用肤控模式时应注意观察探头固定情况，避免探头脱落造成患儿体温不升的假象，导致箱温过高。

4. 治疗过程中，应注意为患儿补充水分，防止体液丢失过多。

5. 温箱报警时，应及时查找原因，妥善处理。

6. 严禁骤然提高温箱的温度，以免患儿体温骤升引起不良后果。

7. 护理、治疗集中操作，避免过多开启婴儿温箱侧门、端门，影响箱温的恒定。除称量体重外，一切护理操作均在箱内进行。

8. 工作人员入箱操作、检查、接触患儿前，必须洗手，预防交叉感染。

9. 做好温箱清洁，每天清洁温箱、更换蒸馏水。长期使用时，每周更换 1 次温箱，彻底清洁、消毒，定期进行细菌学监测。

第九节　光照疗法

【目的】

通过荧光灯照射辅助治疗新生儿高胆红素血症，防止胆红素脑病的发生。

【评估和准备】

1. 评估　了解患儿孕周、体重、日龄、疾病诊断、胆红素检查结果，观察患儿皮肤黄染程度，测量体温。

2. 准备

（1）环境准备 保持适宜的环境温度（26~28℃），保持安静。

（2）用物准备 光疗箱（图5-7）（双面光优于单面光），一般采用波长427~475nm的蓝色荧光灯，疗效最好，光亮度以160~320W为宜。灯管与患儿的皮肤距离33~50cm。还需准备婴儿遮光眼罩、尿布、胶布等。

（3）患儿准备 入箱前清洁皮肤（禁止在皮肤上涂粉和油类），剪短指甲，佩戴护眼罩，用尿布遮盖会阴、肛门部（男婴注意保护阴囊），全身其余皮肤裸露。

（4）护士准备 评估患儿的日龄、体重、黄疸程度、胆红素数值及其他生命体征。操作前戴墨镜、洗手。

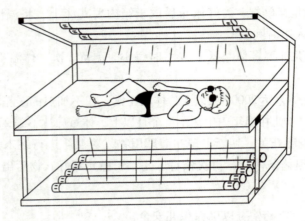

图5-7 光疗箱

【操作步骤】

1. 清洁光疗箱，箱内湿化器加水至2/3满。

2. 接通光疗箱电源，检查线路及灯管亮度，将箱温升至患儿适宜温度，相对湿度达55%~65%。

3. 携用物至床旁，核对患儿信息与医嘱，向家长解释光照疗法的目的，测量患儿体温，检测患儿胆红素水平。

4. 将做好准备的患儿（全身裸露、佩戴眼罩、尿布遮盖会阴部）抱入已预热的光疗箱内，并记录入箱时间。

5. 监测体温和箱温变化，光疗时每2~4小时测体温1次，或根据病情、体温情况随时测量，使体温保持在36~37℃，随时观察眼罩、会阴遮盖物有无脱落，皮肤有无破损。如为单面光疗，每2小时翻身1次，俯卧位照射时必须有专人看护，避免口鼻受压影响呼吸。

6. 遵医嘱静脉输液，按需喂奶，记录出入量。

7. 光疗过程中观察患儿精神反应及生命体征，注意黄疸的部位、程度及其变化，观察大小便颜色与性状，皮肤有无发红、干燥、皮疹，有无呼吸暂停、烦躁、嗜睡、发热、腹胀、呕吐、惊厥等，若有异常须及时与医生联系，予以处理。

> ☀ **考点提示**
>
> 光照疗法的操作方法和注意事项。

8. 光疗结束后，将患儿抱出光疗箱，测量生命体征及体重，除去眼罩，包裹好患儿抱回床单位，记录出箱时间及灯管使用时间。

9. 光疗结束后切断电源，清洁消毒备用。

【注意事项】

1. 患儿入箱前须进行皮肤清洁，禁忌在皮肤上涂粉剂和油类。

2. 患儿光疗时应随时观察患儿眼罩、尿布有无脱落，注意皮肤有无破损。

3. 患儿光疗时较烦躁容易移动体位，在光疗过程中，观察患儿在光疗箱中的位置，及时纠正不良体位。

4. 光疗过程中患儿出现烦躁、嗜睡、高热、皮疹、呕吐、拒奶、腹泻及脱水等症状时，及时与医生联系，进行处理。

5. 患儿光疗时，体温维持在 36.5 ~ 37.2℃，如体温高于 37.8℃ 或者低于 35℃，应暂时停止光疗。

6. 光疗超过 24 小时会造成体内核黄素缺乏，一般光疗同时或光疗后应补充核黄素，以防止继发的红细胞谷胱甘肽还原酶活性降低导致的溶血。

7. 保持灯管及反射板的清洁，每日擦拭，防止灰尘影响光照强度。

8. 灯管与患儿的距离需遵照设备说明调节，使用时间达到设备规定时限也必须更换。

知识链接

青铜症

青铜症（bronze baby syndrome）是指患儿照射光疗后数小时，皮肤、尿液、泪液呈青铜色。目前发现当血清结合胆红素高于 68.4μmol/L，并且血清谷丙转氨酶、碱性磷酸酶升高时，光疗可使皮肤呈青铜色。青铜症可能是由于胆汁淤积，胆红素化学反应产物经胆管排泄障碍导致。患儿的铜卟啉浓度明显升高，铜卟啉光疗后容易形成棕褐色物质，患儿的皮肤、血浆、肝、脾呈青铜色，但脑脊液和大脑并不受影响，所以无神经系统损害。青铜症患儿在光疗前就有肝功能损害，光疗并不损害肝功能，当光疗停止后，青铜症可逐渐消退，没有明显的后遗症，但消退时间较长，需 2 ~ 3 周。对于高结合胆红素血症和胆汁淤积症的患儿不宜进行光疗。出现青铜症后应停止光疗，关注患儿肝功能变化，积极治疗原发病，促进肝功能恢复及光氧化产物的排泄。

第十节　换血疗法

【目的】

1. 降低血中未结合胆红素，防止胆红素脑病的发生。

2. 去除血中的免疫抗体和致敏红细胞，以终止红细胞的破坏，阻止继续溶血。

3. 纠正溶血引起的贫血及心力衰竭。

【评估和准备】

1. 评估　患儿身体，了解病史、诊断、日龄、体重、生命体征、黄疸情况。

2. 准备

（1）环境准备　室温保持在 26 ~ 28℃，在手术室或经过消毒处理的环境中预热辐射床。

（2）患儿准备　换血前 4 小时禁食，进行静脉输液。术前 1 小时可输入白蛋白 1g/kg，以促进胆红素排出，但贫血、水肿严重者禁用。术前半小时肌内注射苯巴比妥，以使患儿保持安静。

（3）护士准备　评估患儿的身体状况，了解病史、诊断、日龄、体重、生命体征、黄疸等情况。着装整洁，洗手、戴口罩、穿手术衣。

（4）术前准备

1）血源选择　Rh 血型不合者应采用和母亲同型血及 ABO 血型系与婴儿同型者；ABO 血型不合者，最好选用 O 型血细胞、AB 血浆等份混悬液，亦可选用抗 A 和抗 B 效价不高（＜1：32）的 O 型全血；其他原因换血者，选用 Rh 及 ABO 血型均与患儿相同的全血。以新鲜血为宜，库血不宜超过 3 天，如保存时间过久，因部分红细胞破坏，血浆中钾浓度升高，可引起高钾血症。

2）用物准备　葡萄糖注射液、0.9% 氯化钠注射液、10% 葡萄糖酸钙、硫酸鱼精蛋白、肝素、苯巴比妥及急救备用药品等；脐静脉插管或静脉留置针、注射器、三通管、换药碗、弯盘、量杯、无菌手套；心电监护仪、辐射床；消毒用物、换血记录单。

【操作步骤】

1. 患儿在辐射床上仰卧，贴尿袋，固定四肢。

2. 可选择脐静脉插管或其他较大静脉进行换血，也可选择脐动脉、静脉或外周动脉、静脉同步进行换血。

> ☼ 考点提示
>
> 　　换血疗法的操作方法和注意事项。

3. 按常规行腹部皮肤消毒，上至平剑突，下至耻骨联合，两侧至腋中线。铺巾，将硅胶管插入脐静脉，接上三通管，抽血测定胆红素及生化项目、测量静脉压后开始换血。

4. 先以每分钟 10ml 速度抽血 10～20ml，再以同样速度注入等量血液，如此交替进行。每换血 100ml 后注入 10% 葡萄糖酸钙 1ml（用 10% 葡萄糖溶液稀释），以防止枸橼酸钠抗凝剂引起低钙血症，注入钙剂时速度要缓慢并注意观察心率，避免引起心动过缓。

5. 每换血 100ml 时测静脉压 1 次。正常新生儿的静脉压为 0.78kPa（8cmH_2O），如大于 0.78kPa，则考虑血量过多，为防止充血性心力衰竭，宜多抽少注，以降低静脉压；如小于 0.78kPa，说明血容量不足，宜少抽多注。一般出入量差额不超过 60～70ml，待静脉压恢复正常再等量换血。

6. 换血过程中应密切观察全身情况及反应，注意皮肤颜色及生命体征，详细记录每次入量、出量、累积出入量以及心率、呼吸、血氧饱和度、静脉压及血气、血糖、用药等，做好心电监护。

7. 换血后配合医生拔管，注意局部伤口消毒，结扎缝合后用纱布压迫固定。

8. 换血后继续监测生命体征、血糖以及局部伤口情况，观察心功能情况和低血糖征象。

【注意事项】

1. 严格执行无菌操作和查对制度。

2. 插管时动作轻柔，避免损伤静脉壁及内脏器官。

3. 换血过程中注意保暖，要密切观察患儿全身状况及反应。

4. 输入的血液要置于室温下复温，保持温度在 27～37℃，温度过低可能导致心律失常，温度过高会导致溶血。

5. 换血后继续蓝光照射治疗。

6. 如一般情况良好，术后 6 小时可试喂糖水，无不良反应可喂奶。

7. 保持伤口局部清洁，防止感染。大小便后须及时更换尿布，伤口未拆线时不宜沐浴。

第十一节　新生儿抚触

【目的】

1. 增进母婴情感交流，促进乳汁分泌。

2. 刺激新生儿淋巴系统，增加抵抗力。

3. 增加睡眠，改善睡眠质量。

4. 减少哭闹。

5. 有利于新生儿生长发育。

【评估和准备】

1. 评估　评估患儿一般情况及情绪状况。

2. 准备

（1）环境准备　房间温暖、安静，可播放柔和的音乐，有助于患儿放松。

（2）用物准备　毛巾、尿布、需更换的婴儿服、婴儿润肤油。

（3）患儿准备　患儿不宜过饥或过饱，宜在两餐间或沐浴后、小儿清醒安静的状态下进行抚触。

（4）护士准备　操作前修剪指甲、洗手。

【操作步骤】

温暖双手，取适量润肤油于掌心。

1. 前额　双手拇指放在眉心，其余四指放在婴儿头部两侧，双手拇指指腹由眉心向外推至太阳穴，3 ~ 5 次。

2. 下颌　双手拇指放在下颌中央，其余四指放在婴儿脸颊两侧，双手拇指指腹向外上方按摩至耳后下方，画出微笑状，3 ~ 5 次。

3. 头部　两手指尖相对，手心向下放在前额上，示指与发际相平，双手同时抚过头顶至脑后，3 ~ 5 次。

4. 胸部（顺畅呼吸循环）　双手放在婴儿胸前两侧肋缘，右手向上滑向婴儿的肩，复原后，左手以同样的方法进行，3 ~ 5 次。

5. 腹部（助于肠胃活动）　左手放在婴儿的右下腹，向左下腹顺时针方向画半圆；右手紧跟着左手从右下腹部沿弧形按摩，避开脐部，动作轻柔。

6. 上肢　保持婴儿双手下垂，用一只手捏住其胳膊，从上臂到手腕部轻轻挤捏，然后用手指按摩手腕，用同样的方法按摩另一只手；反复捏挤搓滚。

7. 手部　双手夹住婴儿手臂，上下搓滚，并轻捏婴儿的手腕和手，在确保手部不受伤害的前提下，用拇指从手掌心按摩至指尖。

8. 下肢　按摩婴儿的大腿、膝部、小腿，从大腿至踝部轻轻挤捏，然后按摩足踝及足部；反复捏挤扭转。

9. 小腿　双手夹住小腿，上下搓滚，并轻捏婴儿的足踝和足掌，在确保足踝不受伤害的前提下，用拇指从足跟按摩至足趾。

10. 背部（舒缓背部肌肉）　双手平放于婴儿背部，从颈部向下按摩，然后用手指尖轻轻按摩脊柱两侧肌肉，再次从颈部向底部迂回运动；分分合合上上下下。

【注意事项】

1. 操作时室内温湿度适宜。

2. 按摩力度不宜过大，以免造成患儿损伤。

3. 每次抚触时间在 15 ~ 20 分钟。

4. 婴儿润肤油避免接触婴儿眼部。

5. 患儿皮肤溃疡、黄疸、湿疹、腹泻、发热、疲劳、饥饿、烦躁时不宜进行抚触。

答案解析

••••**目标检测**

一、选择题

A1/A2 型题

1. 以下更换尿布的操作中，不妥的是（　　）

　　A. 暴露下半身，解开污湿的尿布

　　B. 尿布洁净的上端由后向前擦净会阴部

　　C. 尿布宜选择质地柔软的棉织品

　　D. 尿布大小应适宜

　　E. 更换时动作应轻快

2. 新生儿黄疸患儿进行光照治疗时，最佳的照射波长是（　　）

　　A. 420～470nm　　　　B. 360～420nm　　　　C. 470～520nm

　　D. 570～620nm　　　　E. 520～570nm

3. 约束法的种类不包括（　　）

　　A. 膝部约束法　　　　B. 手足约束法　　　　C. 肘部约束法

　　D. 全身约束法　　　　E. 手部约束法

4. 为低体重儿进行蓝光治疗时，应将箱内温度设定为（　　）

　　A. 22～24℃　　　　　B. 25～28℃　　　　　C. 29～31℃

　　D. 32～36℃　　　　　E. 37℃

5. 男，3天，足月新生儿，血清间接胆红素205μmol/L，直接胆红素257μmol/L，进行换血治疗，以下操作不正确的是（　　）

　　A. 室温应在26～28℃，需预热辐射床，在手术室或经过消毒处理的环境进行

　　B. 要严格执行无菌操作和查对制度

　　C. 换血过程中应密切观察全身情况及反应

　　D. 输入的血液可从血库中取得后立即使用

　　E. 换血后配合医生拔管，注意局部伤口消毒，结扎缝合后用纱布压迫固定

6. 关于婴幼儿灌肠法描述正确的是（　　）

　　A. 婴幼儿需用低渗液灌肠　　　　　　　　B. <6个月婴儿每次约100ml

　　C. 6～12个月婴儿每次约100ml　　　　　　D. 1～2岁儿童每次约200ml

　　E. 1～2岁儿童每次约100ml

7. 关于温箱使用错误的是（　　）

　　A. 温箱要远离辐射热源，避免阳光直晒

　　B. 严格执行操作规程，定期检查保证患儿安全

　　C. 温箱勤通风，保证暖箱内空气新鲜

　　D. 严禁骤然提高温箱温度

　　E. 每天清洁温箱，更换蒸馏水

8. 新生儿换血疗法时，每换血100ml后注入10%葡萄糖酸钙（　　），以防止低钙血症

　　A. 10ml　　　　　　　B. 8ml　　　　　　　C. 5ml

　　D. 2ml　　　　　　　E. 1ml

二、案例分析题

患儿，女，5 天。因皮肤黄染 1 天入院。患儿胎龄 35W＋2，出生体重 2.3kg。体格检查：36.2℃，呼吸音粗。按医嘱光疗 4 小时。

请思考：

1. 光照疗法时患儿应裸露全身吗？

2. 光照疗法过程中会出现哪些不良反应？

（纪红丽）

书网融合……

重点小结　　　　微课　　　　习题

第六章 营养与营养障碍性疾病患儿的护理

知识目标： 通过本章的学习，掌握婴儿喂养方式及护理、食物转换的原则和顺序，营养性维生素 D 缺乏性佝偻病、维生素 D 缺乏性手足搐搦症的病因、临床特征、治疗原则和护理措施；熟悉母乳喂养优点，小儿能量与营养素的需要，蛋白质－能量营养障碍的病因、临床表现、治疗原则和护理措施；了解不同年龄段儿童、少年的膳食安排，蛋白质－能量营养障碍、维生素 D 缺乏性佝偻病、维生素 D 缺乏性手足搐搦症的发病机制。

能力目标： 能计算人工喂养小儿每日所需奶量、水量，指导家长合理喂养；能正确评价生长发育不同阶段儿童的营养状况，对小儿营养不良、维生素 D 缺乏性佝偻病、维生素 D 缺乏性手足搐搦症进行整体护理；能运用护理程序制定护理计划及健康指导，对小儿惊厥进行应急处理。

素质目标： 通过本章的学习，帮助学生树立关爱、尊重和保护患儿权益的良好素质以及加强科学喂养与营养指导的意识。

PPT

第一节 能量与营养素的需要

充足的营养对处于生长发育阶段的儿童十分重要，一方面用于满足体内新陈代谢、维持生命体征的需要，另一方面可促进儿童身心健康发展。特别是婴儿期，处于生长发育的第一个高峰期，对各种营养素的需求量相对较大，但由于消化功能尚未完善，容易发生营养紊乱。在饮食护理中应根据小儿生理特点，掌握食物合适的质与量，合理营养，以保证小儿健康成长。

一、能量的需要

能量是维持机体新陈代谢和一切活动的基础，以千卡（kcal）或千焦耳（kJ）为单位，1kcal≈4.184kJ 或 1kJ≈0.239kcal。小儿对能量的需要包括以下五个方面。

（一）基础代谢

基础代谢是指在清醒、安静、空腹的状态下，在恒温条件下（一般 18～25℃），维持人体基本生理活动所需的能量。小儿基础代谢需要的能量较成人高，婴幼儿基础代谢需要的能量约占总能量的 50%，其所需能量随年龄增长而逐渐减少。婴儿每天约需 55kcal/kg（230kJ/kg）；7 岁时每天约需 44kcal/kg（184kJ/kg）；至 12 岁时，每天约需 30kcal/kg（126kJ/kg），与成人接近。

（二）食物热力作用

人体摄取食物而引起的机体能量代谢额外增加的现象，称食物热力作用。蛋白质的热力作用最大，为食物本身产生能量的 30%，糖类食物约为 6%，脂肪类食物约为 4%。

（三）活动

不同小儿活动需要的能量相差很大，与小儿体型、活动类型、活动强度、持续时间等有关。好哭多动的小儿比同龄安静小儿可高出 3～4 倍。婴儿睡眠时间较长，每日需要能量 15～20kcal/kg（63～

84kJ/kg）。随年龄增长，活动量逐渐增加，12～13岁时，每日约需30kcal/kg（126kJ/kg）。当能量摄入不足，儿童首先表现为活动减少。

（四）生长

此项需要为小儿特有，与生长发育速度呈正比。婴儿生长最快，此项所需占总能量的25%～30%。6个月以内婴儿，生长需要能量每天可达40～50kcal/kg（167～209kJ/kg）；6个月至1岁每天需要15～20kcal/kg（63～84kJ/kg）；1岁以后生长速度趋于平稳，能量需要随之减少，每天需5kcal/kg（21kJ/kg）；青春期体格发育再次加速，能量需要亦相应增加。

（五）排泄

正常情况下未能消化吸收损失的能量约占总能量的10%，腹泻时有所增加。

上述五个方面能量的总和即为小儿所需的总能量。一般认为，基础代谢占总能量的50%，排泄消耗占10%，生长和运动占32%～35%，食物热力作用占7%～8%。总能量需求因年龄、体重、生长速度不同存在个体差异，为方便起见一般按以下方法估

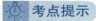

> **考点提示**
>
> 婴儿期对能量的需要量。

算：婴儿每天约需能量100kcal/kg（418.4kJ/kg），以后每增加3岁减去10kcal/kg（42kJ/kg），15岁为60kcal/kg（250kJ/kg），成人为40～45kcal/kg（167～188kJ/kg）。

二、营养素的需要

食物中经过消化、吸收和代谢能够维持生命活动的物质称为营养素。

（一）宏量营养素

1. 蛋白质　是构成人体细胞和组织的基本成分，保证各种生理功能的物质基础，也是能量的来源。蛋白质来源于蛋类、乳类、瘦肉、鱼类及豆类食物，其中动物蛋白因含必需氨基酸高，生物学价值比植物蛋白（如豆类）高。小儿因存在生长发育需求，故对蛋白质需求相对较高。人乳喂养婴儿每日需蛋白质

> **考点提示**
>
> 各营养素的供能比例及主要来源。

2g/kg；牛乳喂养者因蛋白质利用率低于人乳喂养，每日需3.5g/kg；植物蛋白利用率更低，婴儿若全靠植物蛋白供给营养，则每日需要4g/kg。食物的合理搭配可发挥蛋白质互补作用，使必需氨基酸的种类和数量更符合人体的需要，从而提高生物学价值，如将富含赖氨酸的豆类和富含色氨酸的谷类混合食用，可达到蛋白质的合理摄入。蛋白质所供能量占每日总能量的10%～15%，1g蛋白质约产能4kcal（16.8kJ）。蛋白质缺乏可发生营养不良、贫血、感染及水肿、生长迟缓及智力发育障碍等，蛋白质过量则引起食欲不振、便秘。

2. 脂类　是脂肪、胆固醇、磷脂的总称，是人体能量的重要来源，具有协助脂溶性维生素吸收、防止散热及机械保护功能。主要来源于食物中的乳类、肉类、植物油，部分脂肪由体内糖类和蛋白质转化而来。必需脂肪酸必须由食物提供，如亚油酸、亚麻酸。亚油酸主要来源于植物油、坚果类，亚麻酸主要来源于绿叶蔬菜、鱼类脂肪及坚果类。婴儿时期脂类所供能量占每日总能量的35%～50%，年长儿为25%～30%。1g脂肪约产能9kcal（37.8kJ）。长期缺乏脂肪可引起营养不良、脂溶性维生素A缺乏症，摄入过多可造成腹泻、体内异常脂肪堆积。

3. 糖　是人体供能的主要来源，也是组织和细胞重要的构成成分。主要由谷类、根茎类食物以及食糖供给，蔬菜和水果中含量少。1g糖约产能4kcal（16.8kJ）。婴儿每日约需糖12g/kg。合适的能量供应比例非常重要，糖产生的能量应占总能量的55%～65%，超过80%或低于40%均不利于健

康。糖摄入过多可致小儿虚胖、无力（泥膏样体质），供应不足则可引起营养不良、水肿、酸中毒等。

知识链接

必需脂肪酸促进脑发育

必需氨基酸指人体不能合成而只能通过食物获得的不饱和氨基酸。不饱和脂肪酸又可以继续分为单不饱和脂肪酸和多不饱和脂肪酸。多不饱和脂肪酸 ω－3 系的亚麻酸和 ω－6 系的亚油酸对婴幼儿大脑发育具有重要作用。如廿二碳六烯酸（DHA）、花生四烯酸（AA）是构成脑和视网膜细胞膜的重要成分，可促进儿童脑部及视觉的发育。

亚麻酸主要存在于绿叶蔬菜、坚果及鱼类脂肪中。亚油酸主要存在于植物油、核桃、花生等坚果中。如小儿食物中缺乏必需氨基酸，则可表现为生长迟缓、皮肤损害、生殖障碍、心肌收缩力下降、免疫功能下降、血小板凝集障碍等。

（二）微量营养素

1. 维生素 主要功能是调节人体的新陈代谢，虽然需要量不多，但因体内不能合成或合成不足，必须由食物供给。维生素种类很多，通常按其溶解性分为脂溶性（维生素 A、维生素 D、维生素 E、维生素 K）和水溶性（维生素 B、维生素 C）两大类。脂溶性维生素可在体内储存，因排泄较慢，缺乏时症状出现较

> **考点提示**
>
> 脂溶性和水溶性维生素的种类。

迟，过量易致中毒；水溶性维生素因溶于水，多余部分可迅速从尿中排泄，不易在体内储存，必须每日供给，若缺乏迅速出现相应症状，而过量不易中毒。维生素的需要量、作用及来源见表 6－1。

表 6－1　各种维生素的需要量、作用及来源

种类	每日需要量	作用	来源
维生素 A	2000~4500U	促进生长发育，维持上皮细胞完整性，增加皮肤黏膜的抵抗力，为合成视紫质所需的成分，提高免疫功能	肝、牛乳、鱼肝油、番茄、胡萝卜、黄色水果及蔬菜
维生素 C	30~50mg	参与人体的羟化和还原过程，对胶原蛋白、细胞间黏合质、神经递质的合成和类固醇的羟化、氨基酸的代谢、抗体及红细胞的生成有重要作用，增强抵抗力，并有解毒作用	各种新鲜蔬菜和水果
维生素 D	400~800U	调节钙、磷代谢，促进肠道对钙、磷吸收，维持血中钙、磷浓度以及骨骼、皮肤、牙齿的正常发育	紫外线照射、鱼肝油、肝、蛋黄
维生素 E	15~20mg	促进细胞成熟与分化，是抗氧化剂	麦麸油、豆类、蔬菜
维生素 K	1~2mg	被肝利用，合成凝血酶原	肝、蛋、豆类、绿叶菜、肠内细菌合成
维生素 B_1	0.5~1.5mg	脱羧辅酶的主要成分，为糖代谢所必需，维持神经、心肌的活动功能，调节胃肠蠕动，促进生长发育	米糠、麦麸、豆、坚果、酵母
维生素 B_2	1~2mg	辅黄酶的主要成分，参与机体氧化过程，维持皮肤、口腔和眼的健康	肝、蛋、乳类、蔬菜、酵母
维生素 B_6	1~2mg	转氨酶和氨基酸脱羧酶的组成成分，参与神经、氨基酸和脂肪代谢	各种食物，肠内细菌合成
维生素 B_{12}	1μg	参与核酸合成，促进四氢叶酸的形成，促进细胞及细胞核的成熟，对生血和神经组织代谢有重要作用	肝、肾、肉等动物食品
叶酸	0.1~0.2mg	参与核苷酸合成，有生血作用	绿叶蔬菜、肝、肾、酵母

2. 矿物质　包括常量元素和微量元素。

（1）常量元素　是指体内含量≥0.01%，每日需要量在100mg以上的矿物质，主要有钙、磷、镁、钠、钾、硫等。主要参与构成人体的组织成分、维持水电解质平衡、调节神经肌肉兴奋性、参与酶的构成等。

（2）微量元素　是指体内含量小于0.01%的矿物质，包括铁、锌、铜、碘、硒、氟等。主要构成酶、维生素的活性因子，构成或参与激素的作用，参与核酸代谢。铁、锌、碘缺乏是全球最主要的微量营养素缺乏病。

对儿童营养非常重要的矿物质来源、作用及需要量见表6-2。

表6-2　主要矿物质的需要量、作用及来源

种类	每日需要量	作用	来源
钙	约1g	为凝血因子，能降低神经、肌肉的兴奋性，是构成骨骼、牙齿的主要成分	乳类、豆类、绿叶蔬菜
磷	约1.5g	是骨骼、牙齿、细胞核蛋白、各种酶的主要成分，协助糖、脂肪、蛋白质的代谢，参与缓冲系统，维持酸碱平衡	乳类、肉类、豆类、谷类
镁	200~300mg	构成骨骼和牙齿的成分，激活糖代谢的酶，与神经肌肉兴奋性有关，为细胞内的阳离子，参与所有细胞代谢过程，常与钙同时缺乏，导致手足搐搦症	谷类、豆类、坚果、肉类、乳类
钾	1~2g	构成细胞质的成分，维持酸碱平衡，调节神经肌肉活动	果汁、紫菜、肉类、乳类
钠、氯	0.5~3g	调节人体体液的酸碱性，保持渗透压、调节水代谢	食盐、新鲜食物、蛋类
铜	1~3mg	对制造红细胞、合成血红蛋白和铁的吸收起很大作用，与细胞色素酶、氧化酶关系密切	肝、肉、鱼、全谷、豆类
铁	5~15mg	是血红蛋白、肌蛋白、细胞色素和其他酶系统的主要成分，帮助氧的运输	肝、蛋黄、血、豆类、肉类、绿叶蔬菜
锌	5~15mg	构成酶的成分，如碳酸酐酶、与核酸代谢有关的酶、参与和免疫有关的酶的作用等	鱼、蛋、肉、禽、麦胚、全谷
碘	40~100μg	甲状腺T_3、T_4的主要成分，缺乏时引起单纯性甲状腺肿及地方性甲状腺功能减退症	海带、紫菜、海鱼等海产品
硒	15~50μg	保护心血管、维护心肌健康，促进生长，保护视觉	肝、肾、海产品、肉类

3. 其他膳食成分

（1）膳食纤维　包括纤维素、半纤维素、果胶、树胶、木质素等，可吸收水分，增加粪便体积，软化大便，促进排便。来源于谷类、蔬菜、水果。儿童适宜的膳食纤维摄入量为20~35g/d。

（2）水　是机体的重要组成部分，参与体内新陈代谢和体温调节等生理活动。水来源于饮料和食物。小儿的新陈代谢旺盛，需水量相对较多，婴儿每天约需150ml/kg，以后每增长3岁减去25ml/kg，至成人每天需45~50ml/kg。

> ☼ **考点提示**
>
> 婴儿期对水的需求量。

第二节　婴儿喂养 ⓔ 微课

PPT

婴儿喂养包括母乳喂养、混合喂养和人工喂养三种方式。

一、母乳喂养

母乳是婴儿出生数月内天然的最好食物。母乳喂养是全球范围内提倡的婴儿健康饮食的方式。一般健康母亲的乳汁分泌量可满足 4~6 个月内婴儿营养需要。

（一）母乳的成分

1. 蛋白质　母乳中乳清蛋白与酪蛋白比值为 4∶1，白蛋白和球蛋白含量较多，遇胃酸时凝块较小，而凝块较大的酪蛋白含量少，有利于婴儿消化。含较多的必需氨基酸，如由半胱氨酸转化的牛磺酸含量达 425mg/L，是牛乳的 10~30 倍，能促进婴儿神经系统和视网膜发育。

考点提示

母乳的成分，其中蛋白质、脂肪和糖的类型和作用。

2. 脂肪　母乳的脂肪酶使脂肪颗粒减小，易于消化、吸收。母乳含不饱和脂肪酸较多，如亚油酸、亚麻酸等，还含有微量的花生四烯酸和 DHA，胆固醇含量丰富，有利于婴儿神经系统发育。

3. 糖　母乳中 90% 的糖类为乙型乳糖，其有利于脑发育，有利于钙、镁、氨基酸的吸收，有利于双歧杆菌和乳酸杆菌生长，产生 B 族维生素，抑制大肠埃希菌繁殖，能减少婴儿腹泻的发生。

4. 矿物质　含量较低，适宜婴儿不成熟的肾脏发育水平，且易被婴儿吸收。例如，母乳中钙的含量虽低于牛乳，但钙、磷比例适当（2∶1），钙吸收率为牛乳的 2.5~3 倍；母乳中铁含量与牛乳相似，但母乳铁吸收率（49%）比牛乳铁吸收率（4%）高 10 余倍，故母乳喂养者较少发生缺铁性贫血。

5. 维生素　营养状况良好的母乳除提供维生素 D、维生素 K 以外，还提供能满足婴儿所需的各种维生素。母乳中维生素 K 仅为牛乳的 1/4，且出生时储存量低，故新生儿出生时常规性遵医嘱肌内注射维生素 K_1 0.5~1mg，或生后 6 小时内及生后 2、4 周共 3 次口服维生素 K_1 2mg，以预防出血；因母乳维生素 D 含量较低，故婴儿出生后 1~2 周开始补充维生素 D 制剂或多到户外接受阳光照射。

6. 免疫物质　母乳尤其是初乳中含 SIgA，能有效抵抗病原微生物的侵袭；初乳中的乳铁蛋白是重要的非特异性防御因子，可通过夺走大肠埃希菌、多数厌氧菌及白念珠菌赖以生存的铁，抑制其生长；双歧因子能促进双歧杆菌生长，抑制大肠埃希菌生长；溶菌酶能水解细菌胞壁成分，使之破坏并增强抗体的杀菌效能；还含有大量免疫活性细胞，如巨噬细胞、淋巴细胞，其释放出多种细胞因子发挥免疫调节作用。

（二）母乳的分期

母乳成分受产后的不同时期及每次哺乳时泌乳先后的影响，产后 7 天以内的乳汁称为初乳，7~14 天的乳汁为过渡乳，14 天至 9 个月的乳汁为成熟乳，10 个月以后的乳汁为晚乳。初乳量少，色微黄，含脂肪少而以免疫球蛋白（如 SIgA）为主的蛋白质多，富含维生素 A、牛磺酸、微量元素、免疫因子等，有利于新生儿生长及抗感染。过渡乳的总量增多，脂肪含量高，蛋白质及矿物质逐渐减少。成熟乳质较稳定，总量达高峰，每天泌乳量达 700~1000ml，泌乳量随婴儿增长而增加。晚乳在量和质方面都不能满足小儿的需要。每次哺乳时，随着时间的推移成分亦发生一些变化，先分泌的部分乳汁蛋白质高于脂肪，然后蛋白质逐渐减少、脂肪逐渐增多，最后部分的乳汁脂肪量达到最高。

（三）母乳喂养的优点

1. 满足婴儿营养需求　母乳中不仅含有适合婴儿消化且比例适宜的营养素，随着婴儿生长发育和需求的变化，母乳的质和量也有相应的改变，以满足营养需求，减少发生营养不良的可

考点提示

母乳喂养的优点。
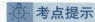

能性。

2. 增强免疫 母乳中含有较丰富的免疫因子，能增强婴儿自身抵御能力，减少疾病发生。母乳喂养的婴儿少患腹泻、呼吸道感染等儿科常见感染性疾病。

3. 哺喂简便 母乳新鲜无污染，喂养方便，温度及泌乳速度适宜。

4. 增加母婴情感交流 母乳喂养使婴儿能频繁与母亲皮肤接触，母亲的爱抚、目光交流、话语等使婴儿获得安全感，促进婴儿心理及社会适应性发育。

5. 利于母亲产后恢复 哺乳可刺激催乳素分泌，加速子宫复原；抑制排卵、减少再受孕机会；还可减少乳腺癌和卵巢癌的发病率。

（四）母乳喂养的护理

1. 鼓励母乳喂养 积极宣传母乳喂养的优点，从妊娠期至哺乳期均不断鼓励母亲，增强信心。孕期母亲体重适当增加（12~14kg），储存脂肪以供哺乳能量的消耗。

2. 增进乳母健康 保证膳食营养，活动适量，睡眠充足，身心愉快。保持室内空气新鲜，避免各种有害理化因素影响。

3. 指导正确喂养

（1）哺喂时间 产后在母婴健康的情况下尽早开奶，一般在生后 30 分钟内帮助新生儿实现吸吮成功十分重要。2 个月内按需哺乳，2 个月后按时哺乳，最初每 2~3 小时喂 1 次、夜间暂停 1 次，以后随月龄增长添加辅食后，可逐渐减少次数。每次喂哺时间为 10 分钟，不宜过长，以婴儿吃饱为度。

> **考点提示**
>
> 开奶时间，母乳喂养的方法。

（2）喂养方法 哺乳前乳母清洗双手。让婴儿用鼻推压或舔母亲的乳房，哺乳时婴儿的气味、身体的接触都可刺激乳母的泌乳反射。哺喂姿势有斜抱式、卧式、抱球式等，始终注意婴儿的头和身体呈一条直线，贴近母亲，头颈得到支撑。坐位喂哺最常采用，抱婴儿于斜抱位，头、肩枕于哺乳侧的肘弯，另一手的示指、中指轻夹乳晕，手掌托住乳房，将乳头和大部分乳晕送入婴儿口腔，此为"剪刀式"喂哺法（图 6-1）。也可采用"拇四指托乳房"喂哺法（图 6-2），即用另一手的拇指和四指分别放在乳房上下方，手掌将整个乳房托起。婴儿慢而深地吸吮，能听到吞咽声，表明含接乳房姿势正确、吸吮有效。

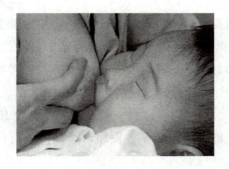

图 6-1 "剪刀式"喂哺法

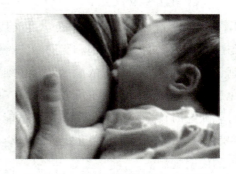

图 6-2 "拇四指托乳房"喂哺法

（3）注意事项 哺乳时应避免乳房堵住婴儿口鼻，防止窒息。为防止溢奶，每次哺乳后，竖抱婴儿拍背排气，然后保持右侧卧位，减少翻动婴儿，避免呕吐。哺乳应让婴儿先吸空一侧乳房，再吸另一侧，每次哺乳两侧乳房轮流先喂。如有乳头凹陷，用吸奶器吸出乳头或吸出乳汁适当加温后哺喂；如发生乳头裂伤，温水洗净、予以暴露，干燥后涂少量鱼肝油软膏，暂停哺乳；排乳不畅引起乳汁淤积、乳核肿痛时，应及早湿热敷或轻轻按摩，并于哺喂后用吸奶器将乳汁吸空，以防乳腺炎发生。勿养成婴儿含乳头睡觉的不良习惯。母亲感染人类免疫缺陷病毒、患有严重疾病如活动性肺结核、糖尿病、严重心肾疾病等均不宜母乳喂养。

（4）评估喂养情况　向乳母了解哺乳时间、次数、乳汁是否充足；观察哺喂时母婴体位是否舒适、正确；了解母婴双方一般情况，如婴儿每天排尿 6~8 次，排便 1 次，量多或少量多次软便，每次哺乳后能安静入睡 2~3 小时，身高体重增长良好，说明奶量充足、喂养得当。

（5）指导断乳　随着婴儿长大，母乳已逐渐不能满足小儿生长发育的需要，同时婴儿各项生理功能也逐渐适应于非流质食物。因此生后 6 个月开始，逐渐减少哺喂次数、添加辅食，为完全断乳做准备。完全断乳一般在生后 10~12 个月。避免夏季或

> 💡 **考点提示**
>
> 断乳时间及要求。

小儿生病时断乳，断乳过程中对婴儿的抚爱和拥抱对成功断乳很重要。世界卫生组织建议母乳喂养应至 2 岁。

二、混合喂养

混合喂养是指母乳和牛乳或其他代乳品混合使用的一种喂养方法，分补授法和代授法两种。

（一）补授法

是为母乳量不足的 6 月龄内婴儿补充喂养的方法。即母乳哺乳次数不变，先将两侧乳房吸空，再根据小儿需要补充配方乳、牛乳或其他代乳品。

（二）代授法

是 6 月龄以后无法坚持母乳喂养，一日内用代乳品 1 次或数次代替母乳的方法。每天母乳哺喂的次数最好不少于 3 次。在母乳足够但因特殊原因不能完全哺喂时也可选用。

三、人工喂养

婴儿因各种原因不能进行母乳喂养而以配方乳、动物乳或其他代乳品完全代替母乳喂养，称为人工喂养。

（一）常用乳类及代乳品

1. 配方乳　是以母乳的营养素含量及其组成为生产依据，对牛乳进行改造的奶制品。改变乳清蛋白与酪蛋白的比例，用不饱和脂肪酸代替饱和脂肪酸；提高糖类到人乳水平，降低矿物质的含量，调整钙、磷比例，加入缺乏的微量元素和维生素等，使用时按年龄选用。这种奶粉营养接近母乳，但缺乏免疫活性物质和酶类，不能替代母乳，但比鲜牛乳及全脂奶粉更容易消化，营养更全面、均衡，故在母乳缺乏时首选配方乳。婴儿每日需能量 100kcal/kg（418.4kJ/kg），一般市售配方奶粉 100g 供能约 485kcal（2029kJ），故婴儿配方奶粉约 20g/（kg·d）即可满足需要，使用时严格按所选配方乳粉品种的说明配制。

2. 鲜牛乳

（1）成分　牛乳中蛋白含量高，但以酪蛋白为主，易在胃中形成较大的凝块；牛乳的脂肪滴大且缺乏脂肪酶，所含不饱和脂肪酸低于人乳；牛乳所含乳糖以甲型乳糖为主，易造成大肠埃希菌生长；矿物质含量比人乳多，且磷含量高，不利于钙的吸收；缺乏各种免疫因子，易被细菌污染。人乳与牛乳成分的比较见表 6-3。

表 6 – 3　人乳与牛乳宏量营养素比较（每 100ml）

	蛋白（g）	脂肪（g）	碳水化合物（g）	能量（kcal）
人乳	1.5	3.7	6.9	67
牛乳	3.3	4.0	5.0	69

（2）配制　常通过稀释、加糖、煮沸改良牛乳的缺点，使其营养成分尽可能适合婴儿。

1）稀释　加水使酪蛋白和矿物质的浓度降低，一般生后 2 周内用 2∶1 奶（2 份牛奶加 1 份水），逐渐过渡到 3∶1 或 4∶1，满月即用全奶。

2）加糖　通过向牛奶中加入一定比例的糖，改变三大产能物质的比例。一般 100ml 牛奶加 5 ~ 8g 糖。

3）煮沸　可使酪蛋白变性，并达到灭菌的目的。一般煮沸 3 ~ 4 分钟即可，避免时间过长短链脂肪酸挥发而失去香味，酶及维生素也易被破坏。

（3）婴儿乳量的计算　即计算婴儿每日所需的牛乳、水及糖的需要量。婴儿每日能量需要为 100kcal/kg（418.4kJ/kg），100ml 牛奶加 8g 糖可产生能量 100kcal（418kJ）；婴儿每日需水量 150ml/kg。

> ☀ 考点提示
>
> 人工喂养小儿全日乳量、水量、糖的计算。

例：4 个月婴儿，体重 6kg

此婴儿每日的能量需要为：100kcal/kg × 6kg = 600kcal

每日需喂 8% 的糖牛乳：600kcal ÷ 100kcal/100ml = 600ml

需加糖：600ml × 8% = 48g

每日需水量：150ml/kg × 6kg = 900ml

每日应补水：900ml – 600ml = 300ml

以上计算出的全日乳量及水可分 6 次喂，每次约喂奶 100ml，在 2 次喂奶间喂水约 50ml。

3. 其他　羊乳成分与牛乳相似，所含蛋白以清蛋白为主，形成的脂肪球细小易消化，但羊乳缺乏叶酸和维生素 B_{12}，长期喂养易导致巨幼细胞贫血。豆浆、豆代乳粉等适用于奶制品获得困难地区或对牛乳蛋白过敏的婴儿，常不单独使用，可作为母乳不足时补充用。

▌ 知识链接

特殊配方奶粉

①早产儿奶粉，是需较多热量及特殊营养素所调配的奶粉，适用于胃肠消化吸收能力不成熟的早产儿。②水解蛋白奶粉，又称"腹泻奶粉"，其营养成分已经事先水解过，食入后不必经胃肠消化即可直接吸收。此类配方奶粉多用于急性或长期腹泻的婴儿，其提供的营养可完全满足婴儿的需求。③脱敏奶粉，又称"黄豆配方奶粉"，因不含乳糖，适用于先天缺乏乳糖酶及慢性腹泻导致肠黏膜表层乳糖酶流失、哮喘和患有皮肤疾病的婴儿。④免疫奶粉，由生物科技研制的含有活性生理因子，特殊抗体及奶类营养成分的奶粉。

（二）人工喂养的护理

1. 选用适宜的奶嘴　奶嘴的软硬度与奶嘴孔的大小应适宜，孔的大小以奶瓶倒置时液体呈滴状、连续滴出为宜。

2. 测试奶液温度　应与体温相似。哺喂前先将奶液滴在喂哺者的前臂内侧，以无过热感为宜。

3. 避免空气吸入　喂哺时奶瓶倾斜，让奶液充满奶嘴，以防止婴儿吸入空气。每次哺喂完毕，应竖抱婴儿拍背排气。

4. 加强奶具卫生　奶具每次使用完毕应彻底清洗消毒。无冷藏条件下，奶液应分次配制，确保安全。

5. 合理调整乳量　人工喂养应定时、定量，一般牛乳喂养 3~4 小时 1 次，每日 6~8 次，并随月龄逐渐增加乳量、减少次数；初次配乳后，观察婴儿食欲、体重、粪便等性状，合理调整乳量。婴儿发育良好、二便正常、食奶后安静是乳量合理的标志。

四、婴儿食物转换

随着生长发育，婴儿 6 月龄后纯乳类喂养已不能满足其需要，需向固体食物转换以保障其健康。此期为婴儿食物的过渡期，称为食物转换期（也称辅食添加）。婴儿的食物转换过程是培养婴儿对其他食物的兴趣，让其逐渐适应各种食物的味道，并培养其自行进食能力及良好的饮食习惯，最终顺利地从食物以乳类为主过渡到以固体为主的过程。

1. 食物转换原则　引入食物应遵循从少到多、从稀到稠、从细到粗、从一种到多种、循序渐进的原则，逐渐过渡为固体食物。注意培养婴儿的进食技能。

2. 过渡期食物　为过渡到成人固体食物前所添加的富含能量及营养素的半固体食物（表 6-4）。

> **考点提示**
>
> 食物转换原则以及引入顺序。

表 6-4　过渡期食物

	6 月龄	7~9 月龄	10~12 月龄
食物性状	泥状食物	末状食物	碎状食物
食物品种	强化铁的米粉、米糊、蛋黄泥、菜泥、水果泥	稠粥、烂面、蛋黄、肉泥、动物血	软饭、面条、蛋、鱼虾、鸡鸭肉、红肉（猪牛羊）
餐次	逐渐增加至 1 餐	4~5 次奶，1~2 餐其他食物	2~3 次奶，2~3 餐其他食物
喂养技术	用勺喂养	学习自己用手进食，学习咀嚼	学习自己用勺进食、用杯喝奶

3. 食物引入的注意事项　①过早引入半固体食物可影响母乳铁的吸收，增加肠道感染的可能。②过晚引入，错过味觉、咀嚼功能发育关键期，造成进食困难，甚至引起营养不良。③通常在婴儿健康和消化功能正常时引入，天气炎热和婴儿患病时应暂停。

第三节　儿童、少年的膳食安排

PPT

一、幼儿膳食

幼儿的消化功能逐渐成熟，食物的量应酌情增加，膳食安排以营养素和能量的摄入满足其生长发育需要为原则。饮食以乳类、肉类、蔬菜水果、谷类、豆类及其制品为主，食物应细、软、碎，易于咀嚼，注意色、香、味、形以激发食欲。饮食以每日 4 餐（主食 2 餐、乳类 2 餐），另加 2~3 次点心为宜。蛋白质每日 40g，其中，优质蛋白应占总蛋白质的 1/3~1/2，蛋白质、脂肪和糖产能比约为1：3：6。继续母乳喂养至 2 岁，或每日不少于 350ml 的配方乳。注意培养幼儿良好的进食习惯，鼓励自用餐具，养成定时进餐、不挑食、不吃零食、不夜间进食等良好习惯。

二、学龄前儿童膳食

与成人饮食接近，以谷类食物为主，适当注意粗细、荤素的合理搭配，以一日3餐2点为宜。每天饮奶300~600ml。食品制作尽量多样化，食谱经常更换，以促进小儿食欲。食量要与其体力活动保持平衡，以保证生长。正确选择零食，如乳制品、鲜鱼虾肉制品、鸡蛋、坚果类，少喝含糖饮料，不挑食、不偏食，注意培养良好进食习惯。

三、学龄儿童膳食

食物种类同成人，但因体格和智力发育加快、学习任务重、活动量大，故对营养素和能量的需求比成人相对要高。因此供给充足的营养十分重要，特别是蛋白质的供给要量足质优，学龄儿童三餐定时，早餐尤为重要，提倡课间加餐，以满足上午脑力消耗及活动需求。

四、青春期少年膳食

青春期少年体格发育再次进入高峰时期，尤其是肌肉、骨骼的增长速度加快，各种营养素和能量的需要量增加，注意补充。多食富含钙、铁、锌、维生素C的食物，尤其女孩月经期注意补铁。避免盲目节食，重视运动和锻炼机体柔韧性及协调性，保持健康体重，预防和控制肥胖。

PPT

第四节　蛋白质 – 能量营养障碍

一、蛋白质 – 能量营养不良

▶ 情境导入

情境：患儿，女，10月，因"食欲低下3月"入院。患儿生后系人工喂养，不规律添加辅食，食欲差，体质较弱，易受凉感冒，间有腹泻。近3个月来逐渐消瘦，精神萎靡、面色苍白、皮肤干燥，体格指标逐渐落后，现不能扶站。体格检查：T 36.6℃，P 116次/分，R 32次/分，W 7kg，身长70cm。患儿精神萎靡，面色苍白，皮肤干燥，皮下脂肪薄，头发稀少发黄，头围正常，咽（-），心肺无异常，腹软，肝肋下2cm，质软，脾未扪及。辅助检查：血常规示Hb 102g/L，余正常。

思考：1. 该患儿的临床诊断是什么？并说出诊断依据。

2. 对该患儿采取哪些护理措施？

3. 针对该患儿制定合理的饮食指导。

蛋白质 – 能量营养不良（protein – energy malnutrition，PEM）是指缺乏能量（或蛋白质）引起的一种营养缺乏症，多见于3岁以下婴幼儿。主要表现为体重减轻、皮下脂肪减少和皮下水肿，常伴有各器官系统不同程度的功能紊乱。临床常见3种类型：以能量缺乏为主的消瘦型，以蛋白质缺乏为主的浮肿型，介于两者之间的消瘦 – 浮肿型。

【病因】

1. 喂养不当　是导致婴幼儿营养不良的主要因素。如家长缺乏喂养知识，母乳不足未及时补充乳品，人工喂养奶粉冲调浓度

> 💡 **考点提示**
>
> 营养不良的主要病因。

过低或量不足，或是在婴儿阶段以谷类为主食等，均可导致婴儿营养物质，尤其是蛋白质的摄入不足；年长儿长期偏食、挑食也可引起。

2. 疾病影响　常见的消化系统疾病如肠炎或先天性畸形如唇裂、腭裂，各种急慢性传染性疾病如麻疹、结核病等，糖尿病、甲状腺功能亢进、肿瘤、发热性疾病等，可导致摄入减少、吸收障碍、消耗增加，引起营养不良，尤其以迁延性和慢性腹泻影响较大。

3. 需要量增加　早产、双胎、多胎、低出生体重儿等生后对营养物质的需要量相对大，急慢性传染性疾病的恢复期等对营养物质的需要量也较大。

【病理生理】

由于严重蛋白质缺乏和热能不足，不能维持正常代谢，机体消耗自身的组织，引起新陈代谢异常和组织器官功能低下。

1. 新陈代谢异常　营养不良患儿糖原不足或消耗过多，常发生低血糖，重者可发生昏迷或猝死；脂肪大量消耗导致血清胆固醇下降，肝可出现脂肪变性；血清总蛋白和白蛋白减少，低蛋白血症严重时可发生水肿；ATP 合成减少，可影响细胞膜上钠钾泵运转，导致水电解质代谢失常，易出现低渗性脱水、低血钾、酸中毒等。此外，患儿还易出现体温偏低。

2. 各系统器官功能低下　消化系统黏膜萎缩，各种酶活力低下，易导致腹泻；循环系统可见心肌收缩力减弱、血压偏低、脉搏细弱；肾脏可见肾小管重吸收功能低下，尿比重下降；精神表现为烦躁不安、表情淡漠、反应迟钝、记忆力减退等，若发生在脑发育的关键时期可致不可逆的改变，影响日后智力及行为；免疫系统功能明显降低，易发生感染。

【护理评估】

（一）健康史

询问患儿的喂养史、饮食习惯，注意婴幼儿有无喂养不当、年长儿有无长期挑食、偏食等；有无消化系统急慢性疾病、传染性疾病等；询问患儿的胎次、产次以及胎龄，是否为双胎、多胎、早产。

（二）身体状况

1. 体重改变　最早出现的症状是体重不增，继而体重减轻。病程久的患儿身高也低于正常。

2. 皮下脂肪减少　皮下脂肪减少最先开始于腹部（腹部皮下脂肪厚度是判断营养不良的重要指标），其次为躯干、臀部、四肢，最后是面颊。所以，在营养不良的早期，仅通过观察患儿面部，而不做详细的全身检查，不易发现患儿营养不良。当患儿皮下脂肪大量消失时，皮肤变得苍白、干燥、失去弹性、额部出现皱纹如老人状，肌张力逐渐降低，肌肉松弛、萎缩，呈皮包骨样，腹部甚至可见肠型。

> **考点提示**
>
> 营养不良的最初表现，皮下脂肪减少顺序，分度标准。

3. 其他　常有体温降低，心音低钝、血压偏低、脉搏细速，食欲下降伴呕吐、腹泻，烦躁与抑郁交替出现等各组织器官功能紊乱表现。

不同程度的营养不良及临床特点见表 6-5。

表 6-5　不同程度营养不良的临床特点

	轻度（Ⅰ）	中度（Ⅱ）	重度（Ⅲ）
体重低于均值	15%～25%	25%～40%	>40%
腹壁皮脂厚度	0.4～0.8cm	<0.4cm	消失
身长（高）	正常	稍低于正常	明显低于正常
肤色、弹性	正常或苍白	稍苍白、弹性差	多皱纹、弹性消失
肌张力、肌肉	基本正常	降低、松弛	明显降低、萎缩
精神状况	正常	烦躁不安	萎靡、反应低下、烦躁与抑郁交替出现

4. 并发症　最常见的是营养性贫血，患儿可有造血原料铁、维生素 B$_{12}$ 缺乏，以缺铁性贫血最常见；各种维生素和微量元素缺乏，如维生素 A、维生素 B、维生素 C、铁和锌的缺乏，其中维生素 A 缺乏最常见；易发生各种感染，尤其以腹泻、肺炎最常见，其中腹泻可迁延不愈，加重营养不良，形成恶性循环；患儿还可并发自发性低血糖，表现为体温不升、神志不清、面色灰白、脉搏缓慢甚至呼吸暂停，如抢救不及时可发生死亡。

> **知识链接**
>
> ### 5 岁以下营养不良的分型
>
> （1）体重低下型　患儿体重低于同年龄、同性别参照人群均值减 2SD 为轻度，体重介于均值减 2~3SD 之间为中度，低于均值减 3SD 标准差为重度。此项主要反映患儿有无营养不良，但不能区别急、慢性。
>
> （2）生长迟缓型　患儿身高（身长）低于同年龄、同性别参照人群均值减 2SD 为轻度。身高（身长）介于均值减 2~3SD 之间为中度，低于均值减 3SD 为重度。此项主要反映长期、慢性营养不良。
>
> （3）消瘦型　患儿体重低于同性别、同身高（身长）参照人群均值减 2SD 为轻度。体重介于均值减 2~3SD 之间为中度，低于均值减 3SD 为重度。此项主要反映近期、急性营养不良。
>
> 以上指标可单独或同时存在，符合 1 项即可诊断营养不良。

（三）心理社会状况

家长因早产或喂养不当等引起营养不良常有歉疚心理，同时，由于营养不良继发各系统器官功能低下、影响生长发育，家长产生担忧、焦虑情绪。应评估家长经济状况、文化程度、饮食习惯、育儿知识、有无焦虑等。

（四）辅助检查

血浆白蛋白浓度降低为营养不良患儿特征性改变，但其半衰期较长而不敏感。血浆胰岛素生长因子 – 1（IGF – 1）反应灵敏且受其他因素影响较小，多在患儿身高体重发生改变前已下降，是早期诊断营养不良的较好指标。此外，还可见多种血清酶活性降低，血糖、血浆胆固醇、各种电解质及微量元素下降。

【治疗要点】

采用综合治疗，包括去除病因、饮食治疗（调整饮食、促进消化、静脉营养等）、对症治疗、精心护理。

【护理问题】

1. 营养失调：低于机体需要量　与营养物质摄入不足和（或）消耗过多有关。

2. 生长发育改变　与营养物质缺乏、不能满足生长发育需求有关。

3. 有感染的危险　与机体免疫功能低下有关。

4. 存在潜在并发症　包括贫血、维生素缺乏、自发性低血糖等。

5. 知识缺乏　与患儿家长缺乏小儿营养和喂养知识有关。

【护理措施】

（一）维持营养平衡

1. 调整饮食　根据营养不良程度、消化功能、对食物的耐受情况进行调整。调整原则是：由少到多、由稀到稠、由单一到多样，直到恢复正常饮食。

> 🔅 **考点提示**
>
> 饮食调整的原则及方法。

（1）能量和蛋白质的供给　轻度营养不良患儿每天热量为60~80kcal/kg（250~330kJ/kg），之后逐渐增加至140kcal/kg（585kJ/kg）；中度和重度营养不良患儿应从45~60kcal/kg（165~250kJ/kg）开始，逐渐增至120~170kcal/kg（500~727kJ/kg）。蛋白质的供给每日从1.5g/kg开始，逐渐增加至3~4.5g/kg。过早给予高蛋白饮食可引起肝大和腹胀。待体重达到正常后，再恢复至正常需要量。

（2）食物的选择　主要是补充能量和优质蛋白质，具体方法根据患儿病情轻重、消化功能情况而定。一般来说，婴儿继续母乳喂养，如已断奶应给予牛乳或其他乳制品。喂养时应遵循循序渐进的原则，先给予少量多次的稀释奶，观察患儿消化吸收情况，再逐渐增加浓度和量，宜适当减少喂养次数。待到消化功能基本恢复时，可给予高蛋白、高能量、高维生素的食物，如全奶、蛋、鱼、肝末、肉末及少量植物油等。

2. 补充维生素及微量元素　从治疗开始，就给予维生素和微量元素，特别是维生素A、叶酸、锌、铁等。吞咽困难、吸吮力弱的患儿可用鼻饲补给；完全不能进食者，可遵医嘱静脉营养；低蛋白水肿者可静脉滴注白蛋白。

3. 促进消化、改善代谢　给予各种消化酶和维生素，以帮助消化；用蛋白质同化激素如苯丙酸诺龙，每周肌内注射1~2次，连续2~3周，以促进蛋白质合成；给予锌制剂提高味觉敏感度、增加食欲；食欲极差者可试用葡萄糖疗法：胰岛素皮下注射2~3U，每日1次，注射前口服葡萄糖20~30g，1~2周为1个疗程。

（二）预防感染

营养不良患儿免疫功能低下，易发生感染。实行保护性隔离，减少探视，保持室内清洁、空气新鲜，预防呼吸道感染。注意饮食卫生，做好食具消毒，养成饭前便后洗手、餐后漱口的良好卫生习惯，做好口腔护理，预防消化道感染。保持皮肤清洁干燥，防止皮肤破损，勤换内衣、勤晒被褥，预防皮肤感染。

（三）促进生长发育

为患儿提供舒适的环境，合理安排生活，减少不良刺激，保证患儿精神愉快和充足的睡眠；进行适当的户外活动和体格锻炼，促进新陈代谢，利于生长发育。定期监测体重、身高，每日评估、每周记录体重增长情况并绘制生长发育监测图，发现异常查找原因并纠正。

（四）密切观察病情，防治并发症

1. 纠正贫血　营养不良患儿常伴有不同程度的贫血，观察患儿有无贫血表现，可遵医嘱给予患儿口服铁剂、叶酸或维生素B$_{12}$，必要时可输注压积红细胞。

2. 防治自发性低血糖　在夜间或清晨易发生低血糖，应加强观察。患儿表现为头晕、出冷汗、面色灰白、神志不清、体温不升、脉搏缓慢、呼吸暂停时，应及时报告医生，准备25%~50%的葡萄糖溶液，配合医生抢救，抢救不及时可发生死亡。

3. 纠正维生素缺乏　患儿易发生维生素A缺乏，应及时补充。如维生素A缺乏导致干眼症，应注意保护角膜。

（五）健康指导

1. 康复指导　向患儿家长宣传营养不良的病因、表现、治疗和护理要点，指导家长协助医护人员完成饮食调整，纠正营养失调，协助观察病情变化。

2. 预防宣教　①做好孕期保健：加强孕妇的营养指导，可防止胎儿期营养不良。②宣传婴幼儿科学喂养知识：婴儿期提倡母乳喂养，合理添加辅食。幼儿饮食要做到营养丰富，均衡膳食，培养小儿不挑食、不偏食的良好进食习惯。③监测婴幼儿生长发育情况：定期进行儿童保健，监测生长发育情况，及时发现生长发育的偏离，及时矫治。④积极防治疾病：定期进行预防接种，矫治消化道畸形，积极治疗消化道和呼吸道的感染性疾病等。

二、儿童单纯性肥胖

儿童单纯性肥胖是儿童长期能量摄入超过人体消耗，导致体内脂肪过度蓄积，体重超过一定范围的营养障碍性疾病。可发生于任何年龄，但常见于婴儿期、5~6岁和青春期，95%以上为单纯性肥胖，不仅影响小儿的健康，还可延续至成年，成为高血压、糖尿病、冠心病、胆石症、痛风等疾病的危险因素，应引起重视和加强防治。

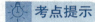

考点提示

儿童肥胖症诊断标准。

体重超过同龄、同性别、同身高（长）小儿体重均值的20%即可诊断为儿童肥胖症。临床上根据患儿体重增长情况，将儿童肥胖症分为3度：超过20%~29%为轻度，超过30%~49%为中度，超过50%为重度肥胖。

【护理评估】

（一）健康史

小儿肥胖常与能量摄入过多、活动量过少、家族遗传、疾病、精神创伤及心理异常等因素有关。应详细询问患儿的饮食习惯、运动情况、既往疾病情况，家庭成员的身体情况，评估患儿的营养状况、肥胖程度、伴随症状。

（二）身体状况

肥胖患儿食欲旺盛且喜吃甜食、油炸食物和高脂肪食物。因行动不便而不喜运动，且动作笨拙。体格生长发育往往较正常儿童迅速，骨龄、智力、性发育较早或正常。

体格检查可见皮下脂肪丰满均匀，腹部膨隆下垂，可伴假性乳房、膝外翻、扁平足等。易并发动脉粥样硬化、冠心病、高血压、痛风等疾病。

（三）心理社会状况

患儿因体态肥胖、行动不便、畏惧他人讥笑而不愿与其他小儿交往，有自卑、胆怯、孤独等心理障碍。家长缺乏对本病的正确认识，患儿年龄小时未予以重视，等到年龄增长、肥胖达到一定程度，意识到问题的严重性及危害后才开始焦虑。

（四）辅助检查

血清甘油三酯、胆固醇大多增高，重度肥胖患儿血清β-脂蛋白也增高；常有高胰岛素血症；血中生长激素水平减低；肝脏超声检查可见脂肪肝。

【治疗要点】

采取控制饮食、行为干预、加强运动、消除心理障碍的综合措施，帮助患儿建立并保持健康行为模式，其中饮食疗法和运动疗法是主要措施。

【常见护理诊断/问题】

1. 肥胖　与摄入高能量食物过量和（或）运动过少有关。

2. 体像紊乱　与肥胖引起自身形体改变有关。

3. 社会交往障碍　与肥胖造成心理障碍有关。

4. 潜在并发症　高血脂、糖尿病、高血压等。

5. 知识缺乏　与家长及患儿缺乏合理的营养知识有关。

【护理措施】

（一）协调营养

在满足小儿营养、不影响其生长发育的前提下，为达到控制体重的目的，限制患儿每日摄入的能量低于机体消耗的总能量。注意体重不宜骤减，最初主要避免体重增加，以后使之逐渐下降。

> 💡 **考点提示**
>
> 肥胖患儿饮食要求。

1. 推荐低脂肪、低糖和高蛋白食品，糖、蛋白质、脂肪比例为 45∶35∶20，其中优质蛋白质占 50% 以上；保证膳食中微量营养素的供给。

2. 鼓励进食体积大、饱腹感强而能量低的蔬菜类食品，如萝卜、青菜、莴苣、竹笋、番茄、黄瓜等，其含有的纤维可减少糖类吸收和胰岛素分泌，促进胆固醇排泄，且有通便作用。

3. 纠正不良饮食习惯，合理安排进餐次数和量，提倡慢咽，避免过饱，杜绝零食和夜宵。

（二）运动疗法

运动能促进脂肪分解，减少胰岛素分泌，使脂肪合成减少，蛋白质合成增加，促进肌肉发育。运动疗法是减肥、矫正形体的重要手段。医护人员、家长可与小儿一起制订运动计划，并督促坚持实施。宜选择有效且易于坚持的运动如晨跑、跳绳、游泳、爬楼梯等，以运动强度达到最大心率的 50% ~60% 、运动时心率达到 150 ~160 次/分且运动后轻松愉快、不感到疲劳为宜。

（三）心理护理

引导肥胖儿正确认识自身形体改变，鼓励其建立信心，消除因肥胖带来的自卑心理，积极参与社交活动。家长注意避免因对子女的肥胖过分忧虑到处求医、对患儿的进食习惯经常指责，以免加重患儿心理压力和精神紧张。让患儿充分参与制订饮食控制和运动计划，提高其坚持饮食控制和运动锻炼的兴趣。

（四）健康教育

向患儿及家长讲述科学喂养的知识，培养儿童良好的饮食习惯，避免营养过剩。告诫家长不能采用适用于成人肥胖的药物或采取手术治疗小儿肥胖症。对患儿实施生长发育监测，定期门诊观察。

第五节　营养性维生素 D 缺乏

PPT

一、维生素 D 缺乏性佝偻病

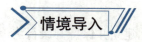 **情境导入**

情境：患儿，男，9 个月，因"哭闹、多汗 3 个月"入院，患儿系早产出生，配方奶喂养，除米

糊外未添加其他辅食，平素汗多，夜易惊醒，爱哭闹，难以安抚，平时户外活动少。患儿至今不喜爬，不能扶站。体格检查：T 36.7℃，P 112 次/分，R 32 次/分，W 8.5kg，身长71cm。精神尚可，有枕秃，方颅，前囟2cm×2cm，暂未出牙，见肋缘外翻，心肺无异常，腹软，肝肋下1.5cm，质软，脾未扪及。辅助检查：血常规示 Hb 118g/L，RBC 4.6×10^{12}/L，WBC 10.2×10^{12}/L；血清钙下降，碱性磷酸酶升高。腕部正位片示骨骺端钙化带模糊不清。

　　思考：1. 患儿可能的临床诊断是什么？诊断依据呢？

　　　　　2. 患儿存在哪些护理诊断/问题？

　　　　　3. 对该患儿应采取哪些护理措施？

　　维生素D缺乏性佝偻病（rickets of vitamin D deficiency）简称佝偻病，是小儿体内维生素D缺乏，导致钙、磷代谢失常，产生的一种以骨骼病变为特征的全身慢性营养性疾病。

　　多见于3个月至2岁的婴幼儿，北方发病率高于南方，是我国儿童保健工作重点防治的"四病"之一。近年，随着社会经济文化水平的提高，本病发病率逐年降低，病情也趋于轻度。

　　【维生素D的来源、代谢及生理功能】

　　1. 来源　维生素D是一组具有生物活性的脂溶性类固醇衍生物，包括维生素D$_2$（麦角骨化醇）和维生素D$_3$（胆骨化醇）。

考点提示

维生素D的主要来源。

　　（1）内源性　人体皮肤内的7-脱氢胆固醇经日光中的紫外线照射，转化为胆骨化醇，即维生素D$_3$，是人类维生素D的主要来源。

　　（2）外源性　以维生素D$_2$形式存在，存在于植物中，由麦角固醇经紫外线照射后转变而成，此外还存在于鱼肝油等维生素制剂中。胎儿通过胎盘从母体获得或从食物中摄取。

　　2. 代谢　维生素D$_2$和维生素D$_3$均无生物活性，它们在人体内需要经过2次羟化后发挥生物效应：经过肠吸收入血，转运至肝，进行第一次羟化，形成25-羟维生素D，再转运至肾脏，经二次羟化合成1,25-二羟维生素D，才能发挥其生物活性（图6-3）。

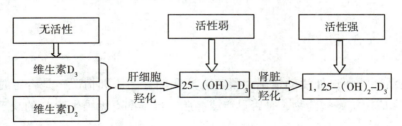

图6-3　维生素D的代谢

　　3. 生理功能　①促进肠道对钙、磷的吸收。②促进肾小管对钙、磷的重吸收。③促进成骨细胞功能，使钙盐沉积在骨质生长部位。

　　【病因】

　　1. 日光照射不足　是造成维生素D缺乏的主要原因。北方、多雨地区、冬季日照时间短，或在多雾霭、空气污染重的地区（如工业化城市紫外线穿透率低）或缺少户外活动、衣着过多均可使接受的紫外线减少，从而影响内源性维生素D的合成。

考点提示

维生素D缺乏的主要原因。

　　2. 维生素D摄入不足　婴儿主要以乳类喂养，不论母乳还是牛乳，维生素D含量均少，不能满足婴儿所需。常需添加维生素D制剂，否则就可能导致缺乏。

3. 先天维生素 D 储备不足及生长速度过快 孕期母亲缺乏维生素 D 可造成胎儿储备不足，早产、双胎、多胎儿体内维生素 D 储备不足，易发生佝偻病；婴儿生长发育速度过快，造成需要量增加，若维生素 D 添加不足也易发生佝偻病。

4. 疾病和药物的影响 胃肠道疾病、肝肾功能不良，可使维生素 D 的吸收和代谢异常。糖皮质激素有对抗维生素 D 对钙转运的作用。治疗癫痫的药物如苯妥英钠、苯巴比妥等可使维生素 D 的分解加快，易引起佝偻病。

【发病机制】

维生素 D 缺乏，肠道吸收的钙、磷减少，血钙离子浓度降低，刺激甲状旁腺，如甲状旁腺功能亢进，使尿磷排出增加，旧骨脱钙，血钙、磷乘积降低，钙磷代谢异常，造成骨样组织堆积和骨质软化，引起佝偻病（图 6-4）。如甲状旁腺反应迟钝，骨钙不能游离，则引发手足搐搦症。

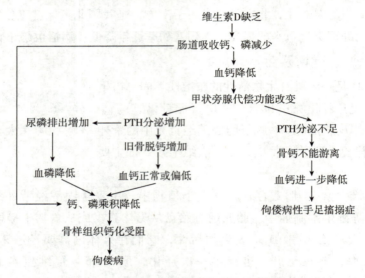

图 6-4　维生素 D 缺乏性佝偻病的发病机制

【护理评估】

（一）健康史

了解患儿的生活环境和户外活动情况，喂养方法和辅食的添加情况，是否定时定量补充维生素 D，有无肝肾疾病和应用抗癫痫药物，是否早产或多胎，母孕期有无维生素 D 的缺乏。

（二）身体状况

根据其病程，临床可分为初期、激期、恢复期、后遗症期 4 期。

1. 初期 多见于 6 个月以内，特别是 3 个月以内的小儿，主要表现为非特异性神经兴奋性增高症状，如易激惹、烦躁、睡眠不安、夜惊、多汗等。因汗液刺激头部，患儿常摇头擦枕致枕后脱发形成枕秃（图 6-5）。

> 考点提示
>
> 初期主要症状为神经精神症状。

2. 激期 除有上述症状外，主要表现为骨骼改变、运动功能以及智力发育迟缓。

（1）骨骼病变

1）头部　3~6 个月患儿可见颅骨软化，重者可出现乒乓球样感觉；7~8 个月患儿可有方颅，严重的可呈马鞍状（图 6-

> 考点提示
>
> 激期主要症状中的骨骼改变。

6）；患儿可有前囟过大或闭合延迟；乳牙萌出延迟、牙釉质缺乏，易发生龋齿。

　　2）胸部　多出现在1岁左右，可见肋骨串珠（图6-7），以7~10肋最明显；因肋骨软化，膈肌附着处的肋骨被牵拉而内陷，形成横向的浅沟，称郝氏沟（Harrison's groove）；重者胸骨及相邻软骨向前凸出形成鸡胸畸形（图6-8），或胸骨下端内陷形成漏斗胸（图6-9）。

　　3）四肢　6个月以上患儿可出现骨骺膨大，以腕、踝部最明显，称"手镯征"（图6-10）或"脚镯征"；因骨质软化，患儿开始行走后，下肢不能负重出现弯曲，形成膝内翻（图6-11）或膝外翻（图6-12），伴肢体疼痛，易发生骨折。

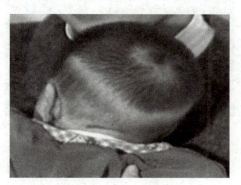

图6-5　枕秃

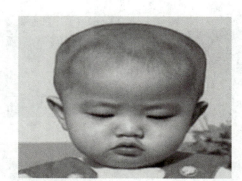

图6-6　方颅

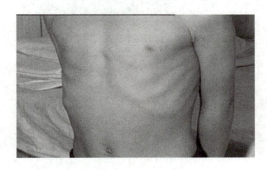

图6-7　肋骨串珠

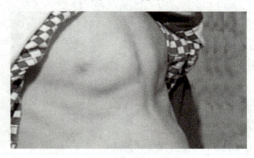

图6-8　鸡胸

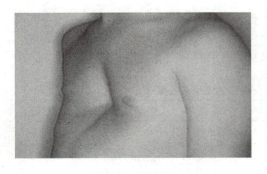

图6-9　漏斗胸

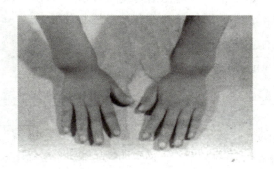

图6-10　"手镯征"

　　4）脊柱　长久坐位者可有脊柱后凸或侧弯畸形（图6-13）。

　　5）骨盆　严重者可致骨盆畸形，形成扁平骨盆，成年后女性可致难产。

　　（2）运动功能发育延迟　表现为肌张力减低、韧带松弛，患儿颈项软弱无力，坐、立、行等运动功能发育落后，可有异常步态；腹肌张力降低、膨隆，呈蛙腹（图6-14）。

　　（3）神经、精神发育迟缓　重症患儿脑部受累，条件反射形成缓慢，患儿表情淡漠，语言发育迟缓，免疫功能低下，易伴发感染。

3. 恢复期 经治疗，临床症状和体征逐渐减轻、消失，精神活泼，肌张力恢复正常，血生化改变逐渐恢复正常，X 线检查骨骼异常明显改善。

4. 后遗症期 多见于 2 岁以后患儿，临床症状消失，血生化和 X 线检查都恢复正常，仅遗留不同程度骨骼畸形。

💡 **考点提示**

后遗症期出现时间。

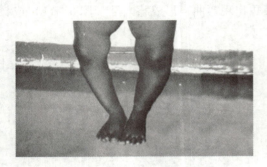

图 6 – 11 　膝内翻

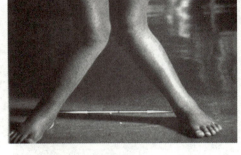

图 6 – 12 　膝外翻

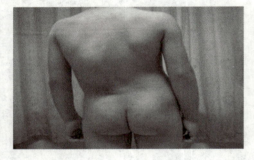

图 6 – 13 　脊柱侧弯畸形

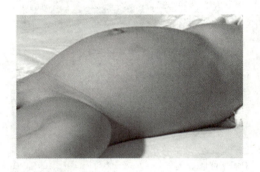

图 6 – 14 　蛙腹

（三）心理社会状况

家长常因为自己缺乏佝偻病预防知识而歉疚、自责，对患儿可能遗留骨骼畸形而出现担忧和焦虑。骨骼畸形年长儿可有自卑的心理活动。

（四）辅助检查

1. 血生化检查 见表 6 – 6。

表 6 – 6 　各期维生素 D 缺乏性佝偻病的血生化改变

	初期	激期	恢复期	后遗症期
血钙	正常或稍低	降低	渐正常	正常
血磷	降低	明显降低	渐正常	正常
钙磷乘积	30 ~ 40	<30	渐正常	正常
碱性磷酸酶	正常或稍高	明显增高	1 ~ 2 个月降至正常	正常

2. 骨骼 X 线检查 初期常无明显骨骼改变，或临时钙化带模糊。激期长骨临时钙化带消失，干骺端呈毛刷样或杯口状改变，骨骺软骨带增宽，骨密度降低，骨皮质变薄，可有骨干弯曲畸形或青枝骨折。恢复期出现不规则钙化线，骨骺软骨带逐渐恢复正常。后遗症期仅见骨骼畸形表现。

【治疗要点】

治疗目的在于控制病情活动，防止骨骼畸形。以口服补充维生素 D 为主，增加日光照射，适当补充钙剂，加强护理，遗留骨骼畸形的患儿可行外科手术矫正。

考点提示

维生素 D 缺乏性佝偻病的治疗要点。

【常见护理诊断/问题】

1. 营养失调：低于身体的需要量　与日光照射不足和维生素 D 摄入不足有关。

2. 儿童发育迟缓　与钙磷代谢异常导致骨骼、神经发育迟缓有关。

3. 有感染的危险　与免疫功能低下有关。

4. 有受伤的危险　与骨质疏松、肌肉松弛有关。

5. 潜在并发症　包括维生素 D 中毒、骨骼畸形等。

6. 知识缺乏　与家长缺乏佝偻病的护理和预防知识有关。

【护理目标】

1. 患儿在治疗期间能够及时补充维生素 D，改善佝偻病症状。

2. 患儿生长发育达到正常标准。

3. 患儿不发生感染，或感染后能及时处理。

4. 患儿没有受伤。

5. 不发生维生素 D 中毒及骨骼畸形或发生时能被及时发现并处理。

6. 家长能说出本病的护理和预防要点。

考点提示

佝偻病患儿补充维生素 D 的剂量、疗程、注意事项。

【护理措施】

（一）补充维生素 D

1. 按医嘱给予维生素 D 制剂　以口服为主，治疗剂量为每天 2000～4000IU，1 个月后改为预防量，婴儿每天 400～800IU。重症佝偻病有并发症或无法口服者可采用突击疗法，肌内注射维生素 D 15 万～30 万 IU，1 个月后改为预防量口服。

维生素 D 制剂的使用注意事项如下。①常用鱼肝油滴剂口服，服用时直接将鱼肝油滴于患儿口中，避免药物损失。②大剂量使用时，应单用维生素 D 制剂，避免使用浓缩鱼肝油，以防维生素 A 中毒。③补充维生素 D 的同时遵医嘱使用钙剂，元素钙 200mg/d；对新生儿、小婴儿有低钙惊厥史者应在大剂量使用维生素 D 前口服钙剂 3 天，防止发生低钙抽搐。④肌内注射维生素 D 时，因维生素 D 是油剂，宜使用较粗的针头，深部肌内注射。

2. 增加户外活动，接受日光照射　根据所在地区及气候条件指导患儿适当日照。因紫外线不能穿过玻璃，冬季室内活动应开窗，夏季于阴凉处尽量暴露皮肤，每天户外活动保证 1～2 小时。

3. 调整饮食　提倡母乳喂养，按时添加辅食，多补充含维生素 D、钙和蛋白质丰富的食物。

知识链接

维生素 A 过多症

维生素 A 摄入过多可引起维生素 A 过多症。中国营养学会规定，维生素 A 的可耐受最高摄入量为 2000μgRE，因个人耐受力不同维生素 A 中毒量有一定的差异。根据维生素 A 摄入的量和时间，临床上可分急性型和慢性型两种。

（1）急性型　多因短时间内大量维生素 A 摄入所致。可在摄入后 6 ~ 8 小时出现症状，以颅内高压为主要特征，表现为嗜睡或过度兴奋性，前囟隆起，头痛、呕吐等。

（2）慢性型　多因不遵医嘱，长期摄入过量维生素 A 制剂引起。临床表现多样，起病缓慢，一般为食欲缺乏、皮肤瘙痒、色素沉着、毛发稀少、易脱发。

（二）预防骨骼畸形和骨折

1. 防止骨骼畸形　忌过早、过久地坐、站、走，以防止骨骼畸形；对已有骨骼畸形的患儿可辅以理疗，如胸廓畸形患儿可做俯卧位抬头展胸运动，膝内翻患儿可按摩外侧肌群，膝外翻患儿可按摩内侧肌群，增加肌张力，矫正畸形。严重者予以外科手术矫正。

2. 预防外伤和骨折　患儿应衣着柔软、宽松，床铺应松软，护理操作时动作应轻柔，忌重压、强力牵拉，防止骨折。

（三）防止并发症

1. 预防维生素 D 中毒　严格遵照医嘱服用维生素 D 制剂，防止摄入过量，密切观察维生素 D 中毒的病情表现，如出现全身乏力、烦躁不安、表情淡漠、食欲不振、口渴多饮、恶心呕吐、便秘或腹泻、体重下降等，应予以考虑并报告医生暂停使用。

2. 预防感染　保持室内温度适宜，阳光充足，空气清新；加强皮肤护理，保持皮肤清洁，勤换尿布、衣物；尽量少带患儿去公共场所，避免交叉感染；重度佝偻病患儿免疫功能低下，胸廓畸形导致肺扩张不良，故应注意预防呼吸道、消化道等感染。

> **考点提示**
> 佝偻病患儿预防骨骼畸形的措施。

（四）健康指导

1. 康复指导　指导正确使用维生素 D，增加日光照射，保证每日户外活动 1 ~ 2 小时；补充钙剂，讲解护理的注意事项；指导家长学会矫正骨骼畸形的方法，以及如何正确使用矫形器具，防止外伤和骨骼畸形；保护环境，减少污染，改善社区环境和居住条件，预防感染。

> **考点提示**
> 适当日照是预防佝偻病的最有效措施。

2. 预防宣教　①孕期：应多晒太阳，多食富含钙、磷、维生素 D 的食物；孕妇每日应补充维生素 D 400 ~ 800IU，北方地区及冬季时尤须注意。②婴幼儿期：适当日照是预防佝偻病最有效、方便、经济的方法，根据气候条件和小儿身体状况适当进行日光浴、空气浴；婴儿期提倡母乳喂养、科学合理添加辅食；足月儿生后 2 周开始给予维生素 D 400IU/d 至 2 岁；早产、双胎、低出生体重儿应提前到生后 1 周开始给予 800IU/d，3 个月后改为 400IU/d；人工喂养儿的家长应掌握婴儿对维生素 D 的日需要量和所选用配方奶粉中维生素 D 的强化量，防止摄入过量（每日不应超过 800IU）或摄入不足。

> **考点提示**
> 预防佝偻病补充维生素 D 的时间、剂量。

【护理评价】

评价患儿：①经治疗后，患儿佝偻病症状是否减轻或消失。②患儿生长发育是否达到同龄儿童正常标准。③患儿是否发生维生素 D 中毒、感染、骨骼畸形、骨折等并发症，如发生是否能得到及时救治。④患儿家长是否能说出掌握本病的护理和预防要点。

二、维生素 D 缺乏性手足搐搦症

维生素 D 缺乏性手足搐搦症（tetany of vitamin D deficiency）是维生素 D 缺乏导致血钙降低，而出现惊厥、手足肌肉抽搐或喉痉挛等神经肌肉兴奋性增高症状，又称佝偻病性低钙惊厥。多见于 6 个月以下小婴儿，北方冬春季发病率较高。目前由于维生素 D 缺乏预防工作普及，该病发病率已逐年降低。

【病因】

本病根本病因为维生素 D 缺乏，在甲状旁腺反应迟钝或功能低下时，血清钙浓度降低而发病。以下情况可致血清钙浓度降低而诱发本病。

1. 冬末春初、阳光充足，小儿户外活动增多，或开始使用维生素 D 治疗时，肠道吸收钙相对不足，骨骼脱钙少、钙化加速，大量钙沉积于骨致血钙暂时性下降而诱发。

2. 发热、感染、饥饿时，组织分解释放磷增多，与钙结合以磷酸钙的形式沉积于骨，造成血钙降低。

3. 人工喂养儿食用含磷过高的奶制品，导致高磷血症、低钙血症。

【发病机制】

手足搐搦症的直接病因是血清钙离子浓度降低。正常血清钙离子浓度为 $2.25 \sim 2.27 mmol/L$，血清钙离子浓度降低刺激甲状旁腺功能亢进，分泌甲状旁腺激素，使尿磷排出增加和骨脱钙，以补充血钙不足。但是，在甲状旁腺功能失代偿时，则会出现甲状旁腺素分泌不足，血清总钙低于 $1.75 mmol/L$，或钙离子低于 $1 mmol/L$，即可导致神经肌肉兴奋性增高，出现上述症状。

> **考点提示**
>
> 佝偻病患儿发生手足搐搦症的血钙离子浓度。

【护理评估】

（一）健康史

注意询问患儿喂养、营养状况，有无佝偻病病史及其他疾病，近期是否有大量日光照射或接受大剂量维生素 D 治疗。

（二）身体状况

1. **典型症状** 患儿常有睡眠不安、多汗、易惊等不同程度的活动性佝偻病非特异性神经精神症状。

（1）惊厥 是本病最常见症状，婴儿多见。惊厥常突然发生，表现为手足抽动、面肌痉挛、眼球上翻、大小便失禁、意识丧失，常不伴发热。发作持续时间为数秒至数分钟不等。发作停

> **考点提示**
>
> 维生素 D 缺乏性手足搐搦症最常见症状、特点。

止后，意识恢复，神萎入睡，醒后患儿活泼如常，这是本病最大的临床特点。发作次数可为数日 1 次或 1 日数次。幼小婴儿惊厥常不典型，神志清楚，仅有短暂的眼球上翻、面肌抽动。

（2）手足搐搦 为本病特有的症状，常见于 6 个月以上的婴儿和幼儿。表现为腕部屈曲，手指伸直，拇指贴近掌心，即"助产式手"（图 6-15）。踝关节强直，足呈弓状，足趾强直，弯曲向下，即"芭蕾舞足"（图 6-16）。

> **考点提示**
>
> 喉痉挛是维生素 D 缺乏性手足搐搦症最严重症状。

（3）喉痉挛 是本病最严重的症状，主要见于 2 岁以下婴幼

儿。喉痉挛造成呼吸困难，吸气延长，发生哮鸣，可因窒息而猝死。6 个月以内的小婴儿有时可表现为无热阵发性青紫。

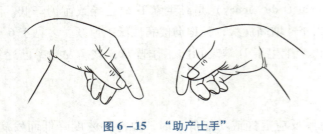

图 6 – 15　"助产士手"　　　　　　　　　　　图 6 – 16　"芭蕾舞足"

2. 隐性体征　患儿血钙浓度接近临界水平，没有典型发作症状，但可通过刺激神经肌肉诱发抽搐，出现以下体征，称为隐匿型维生素 D 缺乏性手足搐搦症。

（1）面神经征（chvostek sign）　用指尖或叩诊锤轻叩患儿颧弓与口角间的面颊部，刺激面神经，引起口角或眼睑抽动者为阳性。新生儿可有假阳性。

（2）手痉挛征（trousseau sign）　用血压计的袖带包裹患儿上臂，打气，使压力维持在收缩压和舒张压之间，在 5 分钟内出现手搐搦者为阳性。

（3）腓反射征（peroneal sign）　用叩诊锤叩击患儿膝部外侧腓骨小头处的腓神经，出现足部外展者为阳性。

（三）心理社会状况

患儿家长可因缺乏疾病的相关知识，在患儿发作时惊慌失措，担心有严重疾病而焦虑、恐惧，忧虑惊厥对小儿智力或神经系统造成损害。了解患儿家庭经济情况、居住条件及日常活动情况。

（四）辅助检查

血清总钙小于 1.75mmol/L，或血清离子钙小于 1mmol/L。

【治疗要点】

首先进行急救处理，控制发作；其次是补充钙剂，提升血钙浓度；急性期后给予维生素 D 治疗，恢复正常的钙磷代谢。

1. 急救处理　当患儿发生惊厥、喉痉挛、手足搐搦时，必须迅速救治。急救时应保持呼吸道通畅，吸氧，同时遵医嘱立即予地西泮 0.3～0.5mg/kg 静脉注射，或 10% 水合氯醛每次 40～50mg/kg，保留灌肠。可同时对人中、合谷等穴位进行针刺疗法。

> 💡 **考点提示**
>
> 　维生素 D 缺乏性手足搐搦症的治疗要点。

2. 补充钙剂　发作时迅速补充钙剂，以 10% 葡萄糖酸钙 5～10ml 加 10% 葡萄糖溶液稀释至 20～30ml，缓慢静脉注射，同时监测心率，注射时间应在 10 分钟以上，可重复 2～3 次。发作停止后，改为口服 10% 氯化钙，每天 10ml 左右，持续 3～5 天，改服葡萄糖酸钙、乳酸钙（元素钙每天 200mg）。

3. 补充维生素 D 制剂　惊厥停止后，每天口服维生素 D 2000～4000IU，1 个月后改为预防量。同时，患儿应增加日光照射。

【护理问题】

1. 有窒息的危险　与惊厥及喉痉挛有关。

2. 有受伤的危险　与惊厥、手足搐搦有关。

3. 营养失调：低于机体需要量　与维生素 D 缺乏有关。

4. 知识缺乏　与家长缺乏有关护理知识有关。

【护理措施】

（一）预防窒息

1. 惊厥处理　发作时，首先应就地抢救，将患儿置于安全的环境，平卧在床上或地上，头下垫以柔软的物品，解开衣领，保持呼吸道通畅，将患儿头偏向一侧，防止误吸。遵医嘱立即吸氧，使用镇静止惊药物和钙剂。对患儿肢体不能强行约束，防止发生骨折。保持环境安静，减少刺激，避免过多摇晃、搬动患儿，防止加重患儿抽搐。

2. 喉痉挛处理　出现喉痉挛时应将患儿舌体拉出口外，清理口鼻分泌物，保持呼吸道通畅，头偏向一侧防止误吸。立即吸氧，并备好抢救物品，必要时进行气管插管，人工通气呼吸。已经出牙的患儿，在上下牙齿间置放牙垫，防止舌咬伤，如患儿牙关紧闭，不能强行撬开，防止损伤。

（二）预防受伤

惊厥发作时就地抢救，不可移动患儿、强按及约束患儿肢体，防止骨折。移开周围可能伤害患儿的物品。勿将物品塞入患儿口中或强力撬开紧闭的牙关。注意观察惊厥、手足搐搦、喉痉挛等发作的时间、症状及体征等。

（三）遵医嘱补充维生素 D 和钙剂

1. 按医嘱迅速使用钙剂。静脉注射钙剂时，应选择较大的血管，防止钙剂外渗，缓慢注射（10 分钟以上）或滴注。口服钙剂，应先选择 10% 氯化钙，口服时用 3～5 倍糖水稀释后服用，以减少对胃的刺激，与乳类分开服用，最好在两餐间服用，以免影响钙剂吸收。为避免引起高氯性酸中毒，服用 3～5 天后改服葡萄糖酸钙或乳酸钙。

2. 遵医嘱补充维生素 D，增加户外活动，接受日光照射。

（四）健康指导

1. 康复指导　向家长解释病因及预后，本病只要处理得当，一般不会遗留后遗症，缓解家长的焦虑。讲解抽搐时正确处理方法，指导患儿家长严格遵照医嘱正确补充维生素 D 和钙剂，强调口服钙剂的注意事项。

2. 预防宣教　与佝偻病的预防相同。小儿应多进行户外活动，增加日光照射，防止维生素 D 缺乏，佝偻病患儿在大剂量使用维生素 D 前应补充钙剂。

目标检测

答案解析

一、选择题

A1/A2 型题

1. 以下为小儿能量需求中特有的是（　）

 A. 活动所需　　　　　　B. 食物特殊动力效应　　　　C. 生长发育

 D. 基础代谢　　　　　　E. 排泄所需

2. 初乳适于新生儿喂哺，其主要因素是（　）

 A. 乳白蛋白多　　　　　B. 不饱和脂肪酸多　　　　　C. 抗体含量高

 D. 铁含量高　　　　　　E. 钙磷比例适宜为 2∶1

3. 营养不良患儿最早出现的临床表现是（　）

 A. 身高不增　　　　　　B. 体重下降　　　　　　　　C. 体温降低

 D. 体重不增　　　　　　E. 腹部皮下脂肪减少

4. 患儿，女，4 个月，维生素 D 缺乏性佝偻病初期。患儿的主要症状是（ ）

    A. 颅骨软化   B. 肋骨串珠   C. 肌肉松弛

    D. 佝偻病手镯征   E. 神经精神症状

A3/A4 型题

（5～6 题共用题干）

患儿，女，7 个月，冬季出生，人工喂养。平时睡眠不安，多汗，今日晒太阳后突然出现全身抽搐 5～6 次，间歇期活泼如常，体温 37.6℃。

5. 最可能的原因为（ ）

    A. 低钙血症

    B. 高热惊厥

    C. 维生素 D 缺乏性手足搐搦症

    D. 维生素 D 缺乏性佝偻病

    E. 低血糖

6. 对该家属进行健康宣教，维生素 D 缺乏性佝偻病的预防量是（ ）

    A. 50IU   B. 100IU   C. 200IU

    D. 300IU   E. 400IU

（7～8 题共用题干）

患儿，男，5 岁。体重 12kg，身高 98cm，经常烦躁不安，皮肤干燥苍白，腹部皮下脂肪 0.3cm，肌肉松弛。

7. 考虑诊断为（ ）

    A. 轻度营养不良   B. 中度营养不良   C. 重度营养不良

    D. 营养不良性贫血   E. 中度脱水

8. 该患儿次日起床后，突然出现面色苍白，出汗，脉搏细弱，肢体冰冷，意识模糊，首先应考虑该患儿发生了（ ）

    A. 心力衰竭   B. 低血糖   C. 脱水

    D. 低血钙   E. 缺氧

二、案例分析题

患儿，女，11 月。因"哭闹、多汗 2 月"入院。家长于入院前 2 月发现患儿经常无诱因出现哭闹，夜间为甚，难安抚，易出汗。

体格检查：体温 36.5℃，呼吸 34 次/分，脉搏 120 次/分，体重 9kg，身长 72cm，营养尚可，前囟 2cm×2cm，有枕秃，暂未出牙，腹软，肋缘轻微外翻，肝右肋下 1.5cm，脾未触及，肠鸣音正常。肌张力正常，神经系统未见异常。

请思考：

1. 根据患儿目前身体状况，可能的临床诊断及依据是什么？

2. 目前患儿存在的主要护理诊断有哪些？

3. 对患儿应采取哪些护理措施？

（易晓利）

书网融合……

    重点小结   微课   习题

第七章 新生儿与新生儿疾病患儿的护理

第一节 新生儿分类

PPT

新生儿（neonate；newborn）是指从出生后脐带结扎至生后满28天。新生儿学是研究新生儿生理、病理、疾病防治及保健等方面的学科。新生儿是人类发育的基础阶段，又是胎儿的延续，因此，新生儿学属儿科学范畴，又是围生医学（perinatology）的一部分。

🔆 **考点提示**

新生儿和围生期的概念。

围生期（perinatal period）是指产前、产时和产后的一个特定时期。由于各国医疗保健水平差异很大，其定义有所不同，我国目前采用的围生期定义是自妊娠28周（此时胎儿体重约1000g）至出生后7天。国际上常以新生儿和围生期死亡率作为衡量一个国家卫生保健水平的标准之一。因此，护理人员应掌握新生儿医学的相关知识，对新生儿进行正确的评估和护理，促进新生儿健康成长。

🔆 **考点提示**

新生儿根据胎龄、出生体重分类。

一、根据胎龄分类

1. 足月儿 指胎龄满37周至未满42周的新生儿。

2. 早产儿 指胎龄未满37周的新生儿，其中胎龄小于28周者称为极早早产儿或超未成熟儿；胎龄满34周至未满37周者称为晚期早产儿。

3. 过期产儿 指胎龄满42周的新生儿。

二、根据出生体重分类

出生体重指出生1小时内的体重，不同出生体重儿的比较如图7-1所示。

1. **正常出生体重儿**　指出生体重为 2500~4000g 的新生儿。

2. **低出生体重儿**　指出生体重不足 2500g 的新生儿。其中出生体重不足 1500g 者称极低出生体重儿；出生体重不足 1000g 者称超低出生体重儿。低出生体重儿以早产儿多见。

3. **巨大儿**　指出生体重超过 4000g 的新生儿。

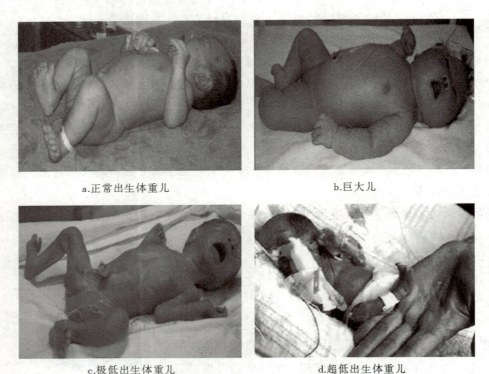

a.正常出生体重儿　　　　　　　　　　b.巨大儿

c.极低出生体重儿　　　　　　　　　　d.超低出生体重儿

图 7-1　不同出生体重儿比较

三、根据出生体重和胎龄关系分类

1. **适于胎龄儿**　指出生体重在同胎龄儿平均体重第 10~90 百分位的新生儿。

2. **小于胎龄儿**　指出生体重在同胎龄儿平均体重第 10 百分位以下的新生儿。体重在 2500g 以下、胎龄已足月的新生儿称足月小样儿，是小于胎龄儿中最常见的一种，多为宫内发育迟缓引起。

3. **大于胎龄儿**　指出生体重在同胎龄儿平均体重第 90 百分位以上的新生儿。

四、高危儿

指已经发生或可能发生危重疾病而需要监护的新生儿。常见于以下几种情况。

1. **异常妊娠史**　包括母亲有糖尿病、阴道出血、妊娠高血压综合征、感染、吸烟、吸毒及母亲为 Rh 阴性血型等；母亲有死胎、死产及胎儿先天畸形史等。

2. **异常分娩史**　包括各种难产与手术产，分娩过程中母亲使用镇静和镇痛药史等。

3. **异常新生儿**　包括出生时 Apgar 评分低于 7 分、脐带绕颈、早产儿、过期产儿、小于或大于胎龄儿、巨大儿及有各种疾病的新生儿等。

PPT

第二节　正常足月儿和早产儿的特点与护理

一、正常足月儿的特点与护理

【正常足月儿的特点】

正常足月儿（normal term infant）是指出生时胎龄满 37 周至未满 42 周、体重在 2500～4000g、无畸形和疾病的活产婴儿。

（一）外观特点

正常足月儿的外观特点见表 7－1 和图 7－2。

表 7－1　足月儿的外观特点

声音及外观	表现
哭声	响亮
四肢肌张力	良好
皮肤	毳毛少、胎脂多、皮下脂肪丰满
毛发	头发分条清楚
耳壳	软骨发育良好，耳舟成形、直挺
指（趾）甲	达到或超过指（趾）端
乳腺	乳晕清楚、结节大于 4mm
足底纹	足纹遍及整个足底
外生殖器	男婴阴囊皱褶多，睾丸已降；女婴大阴唇完全遮盖小阴唇

（二）生理特点

1. 呼吸系统　胎儿肺内含有液体，足月时为 30～35ml/kg，出生时经产道挤压，1/3～1/2 肺液经呼吸道排出，其余由肺间质内毛细血管和淋巴管吸收，若吸收延迟则出现湿肺症状。娩出后新生儿在第一次吸气后啼哭，肺泡张开。由于呼吸中枢发育不成熟，呼吸不规则，频率较快，40～45 次/分。以腹式呼吸为主。

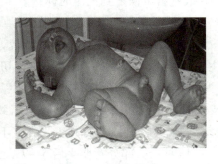

图 7－2　正常足月儿

2. 循环系统　生后血流动力学发生重大改变：胎盘－脐血循环终止；肺循环阻力下降，肺血流增加；左心血流增加，体循环压力上升；卵圆孔、动脉导管功能关闭。新生儿心率波动较大，120～140 次/分，血压平均为 70/50mmHg（9.3/6.7kPa）。

3. 消化系统　消化道面积相对较大，管壁薄、通透性高，有利于营养物质吸收，但肠腔内毒素和消化不全产物易进入血循环，引起中毒症状。除淀粉酶外，消化道已能分泌充足的消化酶，因此不宜过早喂淀粉类食物。新生儿胃呈水平位，贲门括约肌松弛，幽门括约肌较发达，易发生溢乳和呕吐。生后 10～12

小时开始排墨绿色胎粪，2～3 天内排完。若超过 24 小时未见胎粪排出，应检查是否有肛门闭锁及其他消化道畸形。

4. 血液系统　新生儿出生时血液中红细胞数和血红蛋白量较高，血红蛋白中胎儿血红蛋白约占 70%。足月儿刚出生时白细胞数较高，3 天后明显下降，5 天后接近婴儿值。

5. 泌尿系统　足月儿出生时肾结构发育已完成，但肾功能较差，故易发生水、电解质及酸、碱平衡紊乱。新生儿一般生后 24 小时内排尿，1 周内每天排尿可达 20 次。如生后 48 小时无尿，需要查找原因。

6. 神经系统　新生儿脑相对较大，重 300～400g。大脑皮质兴奋性低，睡眠时间长。足月儿出生时已具有原始反射，如觅食反射、吸吮反射、握持反射、拥抱反射和交叉伸腿反射，正常情况下，这些反射生后数月自然消失。新生儿期如这些反射减弱或消失，或数月后仍不消失，常提示有神经系统疾病。新生儿巴氏征、克氏征可呈阳性。

7. 免疫系统　胎儿可通过胎盘从母体获得 IgG，因此新生儿对一些传染性疾病如麻疹有免疫力；而 IgA 和 IgM 则不能通过胎盘传给新生儿，因此新生儿易发生呼吸道、消化道感染。人乳的初乳中含 SIgA 较高，应提倡母乳喂养，提高新生儿抵抗力。

8. 体温调节　新生儿体温调节功能差，皮下脂肪较薄，体表面积相对较大，容易散热；产热主要依靠棕色脂肪的代谢。室温过高时足月儿能通过皮肤蒸发和出汗散热，但如体内水分不足，可致血液浓缩而发热，称"脱水热"；室温过低可引起硬肿症。中性温度（neutral temperature）是指机体维持正常体温所需的最适宜的环境温度，此时，机体耗氧量最少，新陈代谢率最低。中性温度与出生体重和出生日龄有关。

> 💡 **考点提示**
>
> 中性温度的概念。

（三）新生儿几种常见特殊生理状态

1. 生理性体重下降　新生儿生后 3～4 天内，因摄入少、水分丢失较多及胎粪排出，出现体重下降，体重减少 3%～9%，至 7～10 天左右可恢复到出生时体重。

2. 生理性黄疸　见新生儿黄疸。

> 💡 **考点提示**
>
> 新生儿几种特殊生理状态的评估。

3. 乳腺肿大　由于受母体雌激素等的影响，生后第 3～5 天，新生儿可发生乳腺肿大（图 7-3），切勿挤压，以免感染。一般生后 2～3 周内消退。

4. "马牙"和"螳螂嘴"　新生儿上腭中线和齿龈切缘上常有黄白色小斑点，俗称"马牙"，系上皮细胞堆积或黏液腺分泌物积留所致，生后数周至数月自行消失。新生儿面颊部有脂肪垫，俗称"螳螂嘴"（图 7-4），有利于吸乳，不应挑割，以免发生感染。

5. 假月经　部分女婴生后 5～7 天阴道可见少许血性分泌物，可持续 1 周，称假月经。系因母体雌激素的影响，一般不需处理。

6. 粟粒疹　新生儿生后 3 周内，因皮脂腺堆积在鼻尖、鼻翼、面颊部形成小米粒大小的黄白色皮疹，蜕皮后自然消失（图 7-5）。

7. 新生儿红斑　生后 1～2 天，在头部、躯干及四肢常出现大小不等的多形性斑丘疹，称为"新生儿红斑"，1～2 天自然消失。

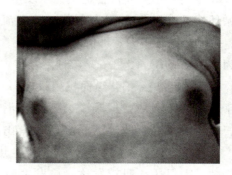

图 7-3　乳腺肿大

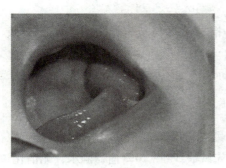

图 7 - 4 "螳螂嘴"

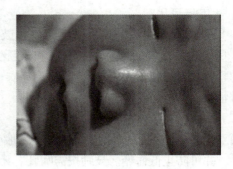

图 7 - 5 粟粒疹

【正常足月儿的护理】

（一）护理评估

询问新生儿父母的健康状况，家族的特殊病史；产妇的既往妊娠史、分娩史；本次妊娠及分娩过程中的母婴情况；了解新生儿出生后的一般状况及饥饿、不适等表现，对各种形式刺激所做出的反应等。

（二）护理问题

1. 有窒息的危险 与呛奶、呕吐有关。

2. 有体温改变的危险 与体温调节中枢发育不完善有关。

3. 有感染的危险 与新生儿皮肤黏膜屏障功能差及免疫功能不足有关。

（三）护理措施

1. 保持呼吸道通畅 新生儿娩出后，应迅速清除口、鼻部的黏液及羊水，保持呼吸道通畅，以免引起吸入性肺炎。保持新生儿舒适体位，如仰卧时避免颈部前屈或过度后仰，俯卧时头偏向一侧，防止溢乳和呕吐引起窒息。专人看护，避免物品阻挡新生儿口、鼻或按压其胸部。

2. 维持体温稳定

（1）保暖 新生儿娩出后，一切操作均应在保暖条件下进行。新生儿出生后应立即擦干身体，用温暖的毛巾包裹，以减少散热，并应因地制宜采取不同的保暖措施，使新生儿处于中性温度。可采用戴帽、母体胸前怀抱、应用热水袋、婴儿暖箱或远红外辐射床等保暖方法。此外，接触新生儿的手、仪器、物品等均应保持温暖。

（2）新生儿室的要求 新生儿室应安排在阳光充足、空气流通处。室内最好备有空调和空气净化设备，保持室温在 22～24℃、相对湿度在 55%～65%。

3. 预防感染

（1）严格执行消毒隔离制度 接触新生儿前后勤洗手，避免交叉感染。每季度对工作人员做 1 次咽拭子培养，对患病或带菌者暂调离新生儿室。

（2）保持脐部清洁干燥 一般在新生儿分娩后立即结扎脐带，消毒处理好残端。脐带脱落前应注意脐部有无渗血，保持脐部清洁干燥，避免污染。脐带脱落后应注意脐窝有无分泌物及肉芽组织。如有分泌物，先用 3% 过氧化氢溶液进行清洗，再涂 0.2%～0.5% 聚维酮碘，并保持干燥；如有肉芽组织，可用硝酸银烧灼局部。

（3）做好皮肤护理 新生儿体温稳定后，每天沐浴 1 次，以保持皮肤清洁、促进血液循环。检查脐部、皮肤完整性等情况，每次大便后用温水清洗会阴及臀部，以防尿布性皮炎。衣服宽大、质软，无钮扣、易穿脱。

（4）预防接种 新生儿出生后 1 天注射乙肝疫苗，2～3 天接种卡介苗。

> ☀ **考点提示**
>
> 新生儿期接种的疫苗种类。

4. 健康指导

（1）宣传育儿知识　提倡母婴同室、鼓励母乳喂养，指导父母与新生儿眼神交流、交谈、皮肤接触，尽早建立良好的情感联结，以利于新生儿身心发育。采用录像和示范等多种方式，教会父母新生儿的日常护理方法，如保暖、沐浴、穿衣、更换尿布、脐部护理、测量体重等，并能及时发现和处理异常情况。

（2）指导喂养与观察

1）喂养　正常足月儿提倡早哺乳，一般生后30分钟内即可让母亲怀抱新生儿让其吸吮，以促进乳汁分泌，并可防止低血糖。鼓励按需哺乳。无法母乳喂养者先试喂 5% ~10% 葡萄糖水，无消化道畸形、吸吮吞咽功能良好者可喂配方乳。人工喂养者，配奶器具须专用并严格消毒。奶汁流速以连续滴出为宜，奶量以奶后安静、不吐、无腹胀和体重增长理想（15 ~30g/d，生理性体重下降期除外）为标准。

2）观察　喂乳时婴儿吸吮有力、安静，无呼吸困难及躁动，喂乳后婴儿有满足感或安然入睡，无呕吐、腹胀及腹泻等，说明供给的营养能满足机体需要。体重是反映小儿营养状况的可靠指标。每天测量 1 次，要确保测量值精确。

（3）新生儿筛查　指导家长了解新生儿需要筛查的疾病，如先天性甲状腺功能减退症、苯丙酮尿症等，向家长解释尽早筛查的重要性。

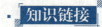

新生儿筛查的意义

　　新生儿筛查是出生后预防和治疗某些遗传性疾病的有效方法。一般在婴儿出生 72 小时后采取足跟血的纸片法。其目的是使患病的新生儿在临床症状尚未表现时或表现轻微时得以早期诊断、早期治疗，防止机体组织器官发生不可逆的损伤，避免患儿发生智力低下、严重疾病或死亡。选择病种时应考虑下列条件：发病率较高，有致死、致残、致愚的严重后果，有较准确而实用的筛查方法，筛出的疾病有办法防治，符合经济效益。

二、早产儿的特点与护理

【早产儿的特点】

（一）外观特点

早产儿的外观特点见表 7 –2 和图 7 –6。

表 7 –2　早产儿的外观特点

声音及外观	表现
哭声	低弱
四肢张力	低下
皮肤	毳毛多、胎脂少、皮下脂肪少
毛发	头发细而卷
耳壳	缺乏软骨、耳舟不清楚
指（趾）甲	未达指（趾）端
乳腺	乳晕不清、无结节或结节小于 4mm
足底纹	足底纹少
外生殖器	男婴阴囊皱褶少，睾丸未降；女婴大阴唇不能遮盖小阴唇

（二）生理特点

1. 呼吸系统 早产儿呼吸中枢发育不成熟，呼吸浅表而且不规则，常出现呼吸暂停（呼吸停止时间达 15～20 秒，或虽不到 15 秒，但伴有心率减慢小于 100 次/分并发绀）。其发生率与胎龄有关，胎龄愈小，发生率愈高，且常于生后第 1 天出现。早产儿的肺发育不成熟，肺泡表面活性物质缺乏，易发生肺透明膜病。

2. 循环系统 早产儿心率快，血压较足月儿低，部分可伴有动脉导管未闭。

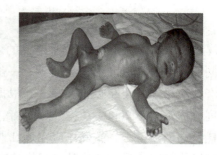

图 7-6 早产儿

考点提示

呼吸暂停的概念。

3. 消化系统 早产儿吸吮能力差，吞咽反射弱，胃容量小，常出现哺乳困难或乳汁吸入引起吸入性肺炎。早产儿各种消化酶不足，消化吸收能力较差。缺氧或喂养不当等不利因素易引起坏死性小肠结肠炎。由于早产儿的胎粪形成较少和肠蠕动乏力，易发生胎粪延迟排出。早产儿肝功能不成熟，葡萄糖醛酸转移酶不足，生理性黄疸较重，持续时间长，易引起胆红素脑病。早产儿肝内储存糖原少，合成蛋白质的功能不足，易致低血糖和低蛋白血症。

4. 血液系统 早产儿红细胞生成素水平低下，先天性铁贮存少，血容量迅速增加，生理性贫血出现早，而且胎龄越小，贫血持续时间越长，程度越严重。维生素 K、维生素 D 贮存较足月儿低，更易发生出血和佝偻病。

5. 泌尿系统 早产儿肾浓缩功能更差，肾小管对醛固酮反应低下，易产生低钠血症。葡萄糖阈值低，易发生糖尿。普通牛乳中蛋白质含量及酪蛋白比例均高，易引起早产儿代谢性酸中毒，因此人工喂养的早产儿应采用早产儿配方奶粉。

6. 神经系统 神经系统的功能和胎龄有密切关系，胎龄越小，反射越差。早产儿尤其极低出生体重儿脑室管膜下存在发达的胚胎生发层组织，易发生颅内出血及脑室周围白质软化。

7. 免疫系统 IgG 和补体水平低，免疫功能较足月儿差，极易发生各种感染。

8. 体温调节 早产儿体温调节功能更差，棕色脂肪少，产热量少，而体表面积相对大，易散热，寒冷时易导致硬肿症的发生。汗腺发育不成熟，环境温度过高或保暖过度，体温易升高。

【早产儿的护理】

（一）护理评估

应注意评估早产儿的胎龄和出生体重、生存环境和护理质量等。因早产儿各系统功能均不完善，易出现体温改变、呼吸暂停、感染或出血等，胎龄越小、体重越低，患病率及死亡率越高。由于早产儿身体各器官尚未发育成熟，需要特殊监护和治疗，父母对孩子的健康状况及能否存活感到担忧，易出现焦虑、自责和沮丧等心理反应。孩子生后十分脆弱，父母缺乏护理早产儿的经验，会影响亲子间的情感联结。

（二）护理问题

1. 体温过低 与体温调节功能差有关。

2. 营养失调：低于机体需要量 与吸吮、吞咽、消化功能差有关。

3. 自主呼吸障碍 与呼吸中枢不成熟、肺发育不良、呼吸肌无力有关。

4. 有感染的危险 与免疫功能不足及皮肤黏膜屏障功能差有关。

（三）护理措施

1. 维持体温稳定　根据早产儿的体重、成熟度及病情，给予不同的保暖措施，加强体温监测。一般体重小于 2000g 者或低体温者，应尽早置婴儿暖箱保暖，并根据体重和日龄选择中性环境温度。体重大于 2000g 在箱外保暖者，应给予戴帽保暖，以降低氧耗量和散热量。暴露操作应在远红外辐射床保暖下进行；没有条件者，因地制宜，加强保暖，尽量缩短操作时间。早产儿所处室温维持在 24 ~ 26℃、相对湿度在 55% ~ 65%。

> **考点提示**
>
> 早产儿环境的温湿度。

2. 合理喂养　尽早开奶，以防止低血糖。提倡母乳喂养，无法母乳喂养者以早产儿配方乳为宜。喂乳量根据早产儿耐受力而定，以不发生胃潴留及呕吐为原则（表 7 - 3）。吸吮能力差和吞咽不协调者可用间歇鼻饲喂养、持续鼻饲喂养，能量不足者以静脉高营养补充，补液与喂养时间交叉，尽可能减少血糖浓度波动。每天详细记录出入量、准确测量体重，以便分析、调整喂养方案，满足能量需求。

表 7 - 3　早产儿喂乳量与间隔时间

出生体重（g）	< 1000	1000 ~ 1499	1500 ~ 1999	2000 ~ 2499
开始量（ml）	1 ~ 2	3 ~ 4	5 ~ 10	10 ~ 15
每天隔次增加量（ml）	1	2	5 ~ 10	10 ~ 15
哺乳间隔时间（小时）	1	2	2 ~ 3	3

早产儿缺乏维生素 K 依赖凝血因子，出生后应肌内注射维生素 K_1 0.5 ~ 1mg，连用 3 天，预防新生儿出血症。除此之外，还应补充维生素 A、维生素 C、维生素 D、维生素 E 和铁剂等。

3. 维持有效呼吸，保持呼吸道通畅　早产儿仰卧时可在肩下放置小的软枕，避免颈部弯曲、呼吸道梗阻。低氧血症时给予吸氧，应以维持动脉血氧分压（PaO_2）6.7 ~ 9.3kPa（50 ~ 70mmHg）或经皮血氧饱和度 90% ~ 95% 为宜。切忌给早产儿常规吸氧或高浓度持续性吸氧，以免发生视网膜病变而引起失明。呼吸暂停者给予拍打足底、托背、刺激皮肤等处理。反复发作者可遵医嘱给予氨茶碱静脉输注。

> **考点提示**
>
> 早产儿给氧的注意事项。

4. 密切观察病情　早产儿病情变化快，应用监护仪监测体温、脉搏、呼吸等生命体征，注意是否出现呼吸暂停，还应注意观察患儿的进食情况、精神反应、哭声、反射、面色、皮肤颜色、肢体末梢的温度等情况。若早产儿需补液时，要加强补液管理。在输液过程中，使用输液泵，严格控制补液速度，定时巡回，防止高血糖、低血糖发生。

5. 预防感染　严格执行消毒隔离制度，病房内物品定期更换消毒，严格控制进入病房人数，防止交叉感染。每次接触早产儿前后要洗手或用快速消毒液擦拭手部，严格控制医源性感染。

6. 健康指导

（1）帮助父母克服自责和沮丧的心理，可在提供消毒隔离的措施下，鼓励父母探视和参与照顾早产儿，如拥抱、喂奶、与早产儿交谈等；示范并教会父母日常护理方法，如保暖、喂养及沐浴等。

（2）对住院期间给予吸氧的早产儿，分别于 3、6、12 个月进行视网膜检查，以防视网膜疾病的发生；按要求进行预防接种；定期进行生长发育监测。

知识链接

袋鼠式护理

袋鼠式护理（kangaroo mother care，KMC）又称皮肤接触护理（skin-to-skin care，SSC），指新生儿母（父）亲采用类似袋鼠等有袋动物照顾婴幼儿的方式，即采用皮肤接触的方式，将新生儿直立式地贴在母（父）亲的胸口，提供他（她）所需的温度及安全感。袋鼠式护理实施的理念是提供类似子宫内环境的刺激，进而减少新生儿的压力及促进子宫外适应。

袋鼠式护理是 20 世纪 80 年代初由哥伦比亚儿科医生 Edgar Rey 首次提出并逐渐发展起来的针对早期新生儿的一种护理方式。世界卫生组织提出 KMC 包括以下关键点：母婴之间早期、持续性的皮肤接触；纯母乳喂养（理想情况）；从医院至家庭为产妇提供足够的支持和随访；新生儿可以提前出院；作为一种温柔、有效的方法，可以避免早产儿受到病房内各种不良刺激的影响。目前 KMC 作为一种人性化的新生儿护理模式在全球逐步得到推广应用。

袋鼠式护理可以使婴儿感觉像在母亲子宫内一样，感受到母体的温暖，通过皮肤接触刺激皮肤感受器，再通过传入神经传入大脑皮质，使神经紧张性降低，促进胃肠蠕动与神经递质的分泌，可促进婴儿垂体激素分泌，进而改变胰岛素、甲状腺素或生长激素水平，特别是生长激素的分泌达到最高峰，从而增进早产儿的体格发育。KMC 对早产儿的呼吸、循环、体温、能量代谢、睡眠等生理状况均有益处，也增进亲子感情，有利于产妇的产后恢复等。

袋鼠式护理的操作方法：婴儿赤裸全身或只穿纸尿裤，脸偏向一侧以俯卧位趴在母（父）亲裸露的乳房之间呈平行或半斜卧位，母（父）亲处于半卧位，二者肌肤以最大面积直接接触。母（父）亲可一手托住婴儿的臀部辅以稳定性支持，一手放在婴儿背部给以安全性保护，鼓励抚摸及亲吻婴儿皮肤，可用围巾或披肩将婴儿和成人裸露的躯体包裹起来，为保持婴儿屈曲体位提供适当的支持，预防着凉。持续时间 1 小时，每天 1 次，抚触后进行。操作的注意事项如下。①关闭门窗，避免对流风。②避免在护理进行时因其他事而中断护理。③患儿母（父）亲皮肤保持干燥、清洁，不能擦拭香水。

第三节　新生儿缺氧缺血性脑病

PPT

案例

新生儿，足月剖宫产，生后 2 天，吃奶差，嗜睡，反应迟钝，肢体自发动作减少，肌张力降低，吸吮反射减弱。生后 1 分钟 Apgar 评分为 2 分，5 分钟 Apgar 评分为 7 分。

　思考：1. 该患儿最可能的临床诊断是什么？

　　　　2. 为明确诊断可行哪些检查？

　　　　3. 护理过程中应采取哪些措施？

新生儿缺氧缺血性脑病（hypoxic-ischemic encephalopathy，HIE）是各种围生期因素引起的缺氧和脑血流减少或暂停而导致胎儿和新生儿的脑损伤。其发病机制与缺氧缺血引起的脑血流改变、脑组织生化代谢改变及神经病理学改变有关，是新生儿窒息后的严重并发症，病情重、病死率高，少数幸存者可产生永久性神经功能损害如智力障碍、癫痫、脑性瘫痪等。

【病因】

1. 缺氧 是发病的核心，常见病因有围生期窒息、反复呼吸暂停、严重的呼吸系统疾病、右向左分流型先天性心脏病等，其中围生期窒息是引起新生儿缺氧缺血性脑病的主要原因。

2. 缺血 常见原因有心搏停止或严重的心动过缓、重度心力衰竭或周围循环衰竭。

【发病机制】

1. 脑血流改变 当窒息缺氧为不完全性时，体内血液出现重新分配，以保证心和脑组织血流量。随着缺氧继续存在，这种代偿机制丧失，脑血流灌注下降，遂出现第 2 次血流重新分布，以保证基底神经节、脑干、丘脑和小脑的血灌注量（脑内血液分流），而大脑皮质矢状旁区和其下面的白质（大脑前、中、后动脉灌注的边缘带）最易受损。如窒息缺氧为急性完全性，上述代偿机制均无效，脑损伤可发生在基底神经节等代谢最旺盛部位，而大脑皮质不受影响，这种由于脑组织内在特性的不同而对损害具有特异的高危性，称选择易损区。足月儿的易损区为大脑矢状旁区的脑组织；早产儿的易损区则位于脑室周围的白质区。

2. 脑组织代谢改变 脑所需的能量来源于葡萄糖的氧化过程，缺氧时无氧酵解使糖耗量增加、乳酸堆积，能量产生急剧减少，最终因能量衰竭，出现钙泵功能不足、钙通道开启异常等，导致脑细胞水肿、凋亡和坏死。

【护理评估】

（一）健康史

了解患儿有无围生期窒息、反复呼吸暂停、严重的呼吸和循环系统疾病等。

（二）身体状况

主要表现为意识改变及肌张力变化。根据病情不同可分为轻、中、重三度。

1. 轻度 主要表现为兴奋、易激惹，肢体及下颌可出现颤动，吸吮反射正常，拥抱反射活跃，肌张力正常，呼吸平稳，前囟平，一般不出现惊厥。症状于生后 24 小时内明显，3 天内逐渐消失。预后良好。

> ☀ 考点提示
>
> 新生儿缺氧缺血性脑病的主要表现。

2. 中度 表现为嗜睡、反应迟钝，肌张力减低，肢体自发动作减少，可出现惊厥。前囟张力正常或稍高，拥抱反射和吸吮反射减弱，瞳孔常缩小，对光反应迟钝。症状在生后 72 小时内明显，病情恶化者，意识障碍加重，反复抽搐，可留有后遗症。

3. 重度 意识不清，常处于昏迷状态，肌张力低下，肢体自发动作消失，惊厥频繁，反复呼吸暂停，前囟张力高，拥抱反射、吸吮反射消失，瞳孔不等大或瞳孔扩大，对光反应迟钝，心率减慢。重度患儿死亡率高，存活者多数留有后遗症。

（三）心理社会状况

患儿家长因缺乏新生儿缺氧缺血性脑病的有关知识及预后的不确定性，会产生焦虑、恐惧等心理反应。

（四）辅助检查

1. 血清肌酸磷酸激酶同工酶 正常值小于 10U/L，脑组织受损时升高。

2. 脑电图 轻度脑电图正常；中重度可见癫痫样波或电压改变，脑干诱发电位异常。

> **知识链接**
>
> ### 脑电图
>
> 　　脑电图是通过精密的电子仪器，从头皮上将脑部的自发性生物电位加以放大记录而获得的图形。脑电图所描记的脑部活动图形，不仅能表明脑部本身疾病（如癫痫、肿瘤、炎症、血管性疾病及外伤等）所造成的局限或弥散的病理表现，而且对脑外疾病所引起的中枢神经系统变化也有诊断价值。

　　3. 头颅 CT 扫描　生后 2~5 天内检查，有助于了解脑水肿范围、颅内出血的部位，对预后判断有一定的参考价值。

　　4. 磁共振成像（MRI）　无放射线损伤，对脑灰质、白质的分辨率异常清晰，能清晰显示 B 超或 CT 不易探及的部位。应用指针为中、重度足月 HIE。

【治疗要点】

　　1. 支持疗法　①供氧：选择适当的给氧方法，保持 PaO_2 大于 80mmHg（10.65kPa）、二氧化碳分压（$PaCO_2$）小于 40mmHg（5.32kPa）。②纠正酸中毒：应改善通气以纠正呼吸性酸中毒，在此基础上使用碳酸氢钠纠正代谢性酸中毒。③维持血压：保证各脏器的血流灌注，可用多巴胺和多巴酚丁胺。④维持血糖在正常高值：但应注意防止高血糖。⑤补液：每日补液量控制在 60~80ml/kg。

　　2. 控制惊厥　首选苯巴比妥钠，负荷量为 20mg/kg，于 15~30 分钟静脉滴注，若不能控制惊厥，1 小时后可加用 10mg/kg，每日维持量为 3~5mg/kg。在上述药物疗效不明显时可加用地西泮，剂量为 0.1~0.3mg/kg，静脉注射；或加用水合氯醛50mg/kg灌肠。

> 🔅 **考点提示**
>
> 　　控制惊厥和脑水肿的治疗要点。

　　3. 治疗脑水肿　颅内压增高时，首选利尿剂呋塞米，每次 0.5~1mg/kg，静脉推注；严重者可用 20% 甘露醇。

　　4. 亚低温治疗　是指用人工诱导方法将体温下降 2~5℃，以降低能量消耗、减少细胞外谷氨酸、氧化反应而达到保护脑细胞作用，是目前国内外唯一证实其安全性、有效性的治疗 HIE 措施，可降低严重 HIE 的伤残率和死亡率。应用指针为中、重度足月 HIE。

【护理问题】

　　1. 低效性呼吸型态　与缺氧缺血致呼吸中枢损害有关。

　　2. 潜在并发症　包括颅内压升高、呼吸衰竭等。

　　3. 营养失调：低于机体需要量　与吸吮力下降有关。

【护理措施】

　　1. 保持呼吸道通畅

　　（1）改善通气　及时清除呼吸道分泌物，保持呼吸道通畅。

　　（2）给氧　选择合适的给氧方式，根据患儿缺氧情况，可给予鼻导管吸氧或头罩吸氧，如缺氧严重，可考虑气管插管及机械辅助通气。

　　2. 防治并发症

　　（1）密切观察病情　严密监护患儿的呼吸、血压、心率、血氧饱和度等，注意观察患儿的神志、瞳孔、前囟张力及抽搐等症状，观察药物反应。

　　（2）亚低温治疗的护理　①降温：采用循环水冷却法进行选择性头部降温，使脑室温度下降至 34~35℃时保持 30~90 分钟。②维持：在头部温度维持在 34~35℃的同时，注意保暖，维持体温在

35.5℃左右。③复温：治疗结束后给予复温，复温宜缓慢，时间＞5 小时。④监测：患儿持续动态心电血氧监护，肛温、血压等监测，观察面色、反应、末梢循环等情况，记录24 小时出入液量。

3. 合理喂养　保证足够的热量供给，不能经口喂养者，可鼻饲喂养。液体供给要保证患儿的生理需要量。

4. 心理护理　倾听家长对患儿病情担忧的表述，安慰家长，耐心细致地解答病情，介绍本病相关的护理知识、治疗康复的相关进展，减轻家长的恐惧心理，得到家长配合，提高战胜疾病的信心。

5. 健康指导　对疑有功能障碍者宜早期康复干预，将其肢体固定于功能位。早期给予患儿感知刺激和动作训练的干预措施，促进脑功能的恢复。指导家长掌握康复干预的措施，以得到家长的配合，定期随访。

PPT

第四节　新生儿颅内出血

新生儿颅内出血（intracranial hemorrhage of the newborn）是主要因缺氧或产伤引起的严重脑损伤性疾病，主要临床表现为神经系统兴奋或抑制。早产儿多见，病死率高，存活者常留有神经系统后遗症。

【病因】

1. 产伤因素　多见于足月儿及异常分娩儿（臀位产），吸引产、急产、难产、胎头过大，引起血管损伤破裂出血。

2. 缺氧因素　多见于胎龄 32 周以下的早产儿。母亲发生妊娠高血压综合征、重度贫血、心脏病、异常妊娠，脐带绕颈，胎儿宫内窘迫，生后窒息等因素，可造成胎儿及新生儿缺氧、酸中毒，致颅内毛细血管损伤出血。

3. 医源性因素　不适当地输注高渗液体、频繁吸引和气胸等均可使血压急剧上升引起脑血流变化而造成颅内出血。

【发病机制】

缺氧性颅内出血以早产儿多见。缺氧和酸中毒可直接损伤毛细血管内皮细胞，使其通透性增加或破裂出血；亦可损伤脑血管自主调节功能，当体循环压力升高时，脑血流量增加而致毛细血管破裂；在血压下降时，脑血流量减少而致缺血性改变，缺血坏死区内可有出血灶。产伤性颅内出血以足月儿及异常分娩多见，分娩过程中胎头所受压力过大或在短时间内头颅变形过速均可导致大脑镰、小脑幕撕裂而致硬脑膜下出血；脑表面静脉撕裂常伴蛛网膜下隙出血。本病预后较差，幸存者常留有脑性瘫痪、运动和智力障碍、癫痫等。

【护理评估】

（一）健康史

了解患儿的胎龄、是否有窒息和产伤史，询问有无给患儿快速输注高渗液体或机械通气不当等病史。

（二）身体状况

颅内出血的症状和体征与出血部位及出血量有关。轻者可无症状，大量出血者可在短时间内死亡。一般于生后 1~2 天内出现。常见症状如下。

1. 意识改变　可见易激惹、过度兴奋或表情淡漠、嗜睡、昏迷等。

2. 眼症状　可见凝视、斜视、眼球上转困难、眼震颤等，瞳孔不对称，对光反应差。

3. 颅内压增高　可见前囟隆起、惊厥、脑性尖叫、血压增高等。

4. 呼吸改变　可见呼吸增快、减慢、不规则或暂停等。

5. 肌张力改变　早期肌张力增高，以后减低或消失。

6. 原始反射　减弱或消失。

7. 其他　可发生黄疸和贫血。

（三）心理社会状况

患儿家长因缺乏新生儿颅内出血的有关知识，会产生焦虑、恐惧心理。

（四）辅助检查

头颅 B 超、CT 等检查有助于确诊和判断预后。头颅 B 超对脑中心部位病变分辨率高，因此成为脑室周围 - 脑室内出血的特异性诊断手段，应为首选，可在生后 3 ~ 7 天进行检查，1 周后动态监测。脑脊液检查可帮助与其他引起神经系统症状的疾病鉴别。

【治疗要点】

1. 止血　可选择使用维生素 K、酚磺乙胺（止血敏）、注射用血凝酶等。

2. 镇静、止痉　选用地西泮、苯巴比妥等。

3. 降低颅内压　颅内高压者可选用呋塞米，中枢性呼吸衰竭者可用小剂量甘露醇。

4. 应用脑代谢激活剂　出血停止后，可给予胞磷胆碱、脑活素静脉滴注。

【护理问题】

1. 调节颅内压能力下降　与颅内出血有关。

2. 低效性呼吸型态　与呼吸中枢受损有关。

3. 有窒息的危险　与惊厥、昏迷有关。

4. 体温调节无效　与体温调节中枢受损有关。

【护理目标】

1. 患儿住院期间不发生并发症，若发生能及时发现并有效处理。

2. 患儿呼吸恢复正常。

3. 患儿不发生窒息。

4. 患儿体温维持正常。

【护理措施】

1. 密切观察病情，降低颅内压

（1）严密观察病情　注意生命体征、神志、瞳孔变化。仔细观察惊厥发生的时间、性质。及时清除呼吸道分泌物，保持气道的通畅。及时记录阳性体征，并与医生取得联系。

（2）减少刺激　室内保持安静，减少噪声。尽量减少对患儿移动和刺激。一切必要的护理操作尽量集中进行，做到轻、稳、准。静脉穿刺最好选用留置针，减少反复穿刺。

（3）缓解颅内高压　保持头高位，头肩部应抬高 15° ~ 30°，以减轻脑水肿。凡需头偏向一侧时，整个躯体也需取同向侧位，使头部始终处于正中位。按医嘱使用降颅内压药物，观察药物疗效。

> **考点提示**
>
> 降低颅压的注意事项。

2. 纠正缺氧　及时清除呼吸道分泌物，保持呼吸道通畅。根据缺氧程度选择不同的给氧方式和浓度，防止氧浓度过高或用氧时间过长引起氧中毒。发生呼吸衰竭或严重的呼吸暂停时需行气管插管、机械通气，并做好相应护理。

氧是需氧型生物维持生命不可缺少的物质，但超过一定压力和时间的氧气吸入，会对机体造成损害。氧中毒是指机体吸入高于一定压力的氧，超过一定时间后，某些系统或器官的功能与结构发生病理性变化而引起的病症。不成熟的组织对高分压氧特别敏感，早产婴儿在恒温箱内吸高分压氧时间过长，可出现视网膜广泛性血管阻塞、成纤维组织浸润、晶体后纤维增生，可致盲。

3. 维持体温稳定　体温过高时应予物理降温，体温过低时用远红外床、暖箱或热水袋保暖。

4. 心理护理　向患儿家长耐心细致地解答本病病情、相关的护理知识、治疗康复的相关进展，减轻家长的焦虑、恐惧心理，以取得家长配合，提高战胜疾病的信心。

5. 健康指导

（1）加强孕期保健，避免早产，提高产科技术，减少产伤和窒息。

（2）如有后遗症，鼓励坚持治疗和随访，让家长及时带患儿到有条件的康复医院进行康复治疗。

【护理评价】

1. 患儿是否发生并发症，发生后能否得到及时处理。

2. 患儿呼吸是否恢复正常。

3. 患儿是否发生窒息。

4. 患儿体温是否恢复正常。

第五节　新生儿肺透明膜病

PPT

新生儿肺透明膜病（hyaline membrane disease of newborn，HMD）又称新生儿呼吸窘迫综合征（neonatal respiratory distress syndrome，NRDS），系指出生后不久即出现进行性呼吸困难、呼气性呻吟、吸气性三凹征和呼吸衰竭。主要见于早产儿，为肺表面活性物质（pulmonary surfactant，PS）不足导致的进行性肺不张所致。其病理特征为肺泡壁至终末细支气管壁上附有嗜伊红透明膜。随着产前糖皮质激素预防、出生后 PS 及 CPAP 早期应用，不仅早产儿 HMD 发病率降低，HMD 的典型表现及严重程度也发生了一定的变化。

PS 是由 Ⅱ 型肺泡上皮细胞合成并分泌的一种磷脂蛋白复合物，孕 18～20 周开始产生，继之缓慢上升，35～36 周迅速增加达肺成熟水平。PS 具有降低肺表面张力、保持呼气时肺泡张开的作用。PS 缺乏时，肺泡表面张力增加，肺泡半径缩小，使肺泡逐渐萎陷、通气降低、通气与灌注血流比失调，造成低氧血症和二氧化碳潴留。肺泡萎陷和肺血管收缩所致的肺动脉高压又导致动脉导管和卵圆孔的右向左分流，加重了肺组织缺氧、毛细血管通透性增高、细胞外液漏出，纤维蛋白沉着于肺泡表面形成透明膜。

本病多见于早产儿，胎龄愈小，发病率愈高。糖尿病母亲所娩的婴儿由于血中高浓度胰岛素拮抗肾上腺皮质激素对 PS 合成的促进作用，肺成熟延迟，其 HMD 的发生率可增加 5～6 倍。围生期窒息、低体温、前置胎盘、胎盘早剥和母亲低血压等致胎儿血容量减少，也可诱发 HMD。

【护理评估】

（一）健康史

评估患儿的出生史，询问是否为早产儿、剖宫产儿、有无窒息史等；评估母亲情况，询问母亲孕期是否患有糖尿病、低血压、胎盘早剥等。

（二）身体状况

患儿生后 6 小时内出现呼吸窘迫，主要表现为呼吸急促（呼吸频率大于 >60 次/分）、鼻扇、呼气呻吟、吸气性三凹征及发绀。呼吸窘迫呈进行性加重是本病特点。严重时表现为呼吸浅表、呼吸节律不齐、呼吸暂停及四肢松弛。由于呼气时肺泡萎陷，体格检查可见胸廓扁平；因潮气量小而听诊呼吸音减低，肺泡有渗出时可闻及细湿啰音。HMD 通常于生后第 2、3 天病情严重，72 小时后明显好转。若出生 12 小时后出现呼吸窘迫，一般不考虑本病。

> **考点提示**
>
> HMD 典型的临床表现。

（三）心理社会状况

患儿家长因缺乏 HMD 的有关知识及预后的不确定性，会产生焦虑、恐惧等心理反应。

（四）辅助检查

1. 泡沫试验　取患儿胃液 1ml 加入 95% 乙醇 1ml，振荡 15 秒，静置 15 分钟后观察泡沫的形成。如果沿管壁有多层泡沫为阳性，阳性者可排除本病。

2. 肺成熟度判断　测定羊水或患儿气管吸引物中卵磷脂和鞘磷脂比值（L/S），大于 2 提示肺成熟，1.5～2 为可疑，小于 1.5 提示肺未成熟。

3. 血气分析　pH 和动脉血氧分压降低，二氧化碳分压增高，碳酸氢根（HCO_3^-）减少。

4. 肺部 X 线检查　是目前确诊 HMD 的最佳手段，可见两肺野透明度明显降低，以均匀细小颗粒的斑点状阴影（肺泡萎陷与不张）和网状阴影（过度充气的细支气管和肺泡管）为特征。重者可见整个肺野不充气，呈"白肺"。

> **考点提示**
>
> 肺部 X 线的表现。

【治疗要点】

氧疗和辅助通气、PS 替代疗法、维持酸碱平衡和支持疗法。

【护理问题】

1. 自主呼吸障碍　与 PS 缺乏导致的肺不张、呼吸困难有关。

2. 气体交换受损　与肺泡缺乏 PS、肺泡萎陷及肺透明膜形成有关。

3. 营养失调：低于机体需要量　与摄入量不足有关。

4. 有感染的危险　与抵抗力降低有关。

5. 家长焦虑、恐惧　与患儿病情危重及预后差有关。

【护理措施】

1. 改善呼吸功能

（1）保持呼吸道通畅　及时清除口、鼻、咽部分泌物，分泌物黏稠时给予雾化吸入后吸痰。

（2）氧疗及辅助通气

1）吸氧　轻症可选用鼻导管、面罩或鼻塞吸氧，以维持动脉血氧分压 6.7～9.3kPa（50～70mmHg）和经皮血氧饱和度 85%～93% 为宜。

2）持续气道正压（continuous positive airway pressure，CPAP）　患儿在整个呼吸周期内都接受一定程度的气道内正压，防止呼气时肺泡萎陷，以增加功能残气量，改善肺氧合及减少肺内分流。

3）气管插管给氧　CPAP 治疗无效时，进行气管插管并采用间歇正压通气（IPPV）加呼气末正压呼吸（PEEP）。

（3）PS 替代疗法　将 PS 制剂溶解于生理盐水中，力争在生后 24 小时内经气管插管滴入肺内。

1）体位正确，即患儿头稍后仰，使气道伸直。

2）彻底吸净患儿气道内分泌物。

3）分别在患儿仰卧位、左侧卧位、右侧卧位、再仰卧位取 1/4 量缓慢注入，然后复苏气囊加压给氧，有利药物均匀扩散。用药后 4~6 小时内禁止气道内吸引。

（4）保暖　将患儿放置在自控式暖箱内或辐射式抢救台上，保持体温在 36~37℃。

（5）密切观察病情　严密监测患儿体温、呼吸、心率、血压和血气，及时评估病情，做好各项护理记录，若有变化及时通知医生。

2. 保证营养供给　注意合理喂养，不能吸乳、吞咽者可用鼻饲法或静脉补充营养。

3. 预防感染　HMD 多为早产儿，抵抗力较差，且住院时间较长，易发生院内感染，应做好各项消毒隔离工作。

4. 心理护理　及时与病情较重患儿的家长沟通，解释患儿病情发生、发展和预后，耐心解答家长的问题，强调前 3 天配合治疗的重要性，增强家长的治疗信心。

5. 健康教育　加强高危妊娠的监护，预防早产；教会家长日常护理方法，如保暖、喂养及沐浴等，为患儿出院后得到良好的照顾打下基础。

PPT

第六节　新生儿黄疸

案例 --

患儿，女，生后 24 小时内出现黄疸，拒哺。体格检查：体温 36.8℃，脉搏 155 次/分，呼吸 60 次/分，嗜睡，面色苍白。辅助检查：血红蛋白 90g/L，血清间接胆红素 342μmol/L。

思考：1. 该患儿最可能的临床诊断是什么？

2. 为明确诊断须进行哪些检查？

3. 护理过程中应重点观察哪些内容？

4. 如何对家长进行健康指导？

新生儿黄疸（neonatal jaundice）是血液中胆红素过多而引起皮肤、黏膜、巩膜等部位黄染。若新生儿血中胆红素超过 5mg/dl（成人超过 2mg/dl），可出现肉眼可见的黄疸。黄疸分为生理性和病理性。重者可致中枢神经系统损伤，产生胆红素脑病，可引起死亡或严重后遗症。

【新生儿胆红素代谢的特点】

1. 胆红素生成过多　胆红素是血红素的分解产物，约 80% 来源于血红蛋白，约 20% 来源于肝脏和其他组织中的血红素及骨髓中红细胞前体。新生儿每日生成胆红素约 8.8mg/kg，而成人仅为 3.8mg/kg，其原因如下。①胎儿血氧分压低，其红细胞数量代偿性增加，出生后血氧分压升高，大量红细胞破坏。②新生儿红细胞寿命短（早产儿低于 70 天，足月儿约 80 天，成人为 120 天），且血红蛋白的分解速度是成人 2 倍。③新生儿肝脏和其他组织中的血红素及骨髓中红细胞前体较多。

2. 血浆白蛋白联结胆红素的能力差　胆红素进入血循环，与血浆中白蛋白联结后，运送到肝脏进行代谢。刚娩出的新生儿常有不同程度的酸中毒，可减少胆红素与白蛋白联结；早产儿胎龄越小，白蛋白含量越低，其联结胆红素的量越少。

3. 肝细胞处理胆红素能力差　新生儿肝脏内 Y、Z 蛋白含量不足（生后 5~10 天达正常），肝细胞摄取未结合胆红素能力差；新生儿肝细胞内二磷酸尿核苷葡萄糖醛氨酰基转移酶（UDPGT）含量少，且活性低，催化形成结合胆红素的功能差；出生时肝细胞将结合胆红素排泄到肠道的能力暂时低下，可出现暂时性肝内胆汁淤积。

4. 肠肝循环增加　新生儿肠道内具有 β - 葡萄糖醛酸苷酶，可将结合胆红素转化成未结合胆红素，加其肠道内缺乏细菌，导致未结合胆红素的产生和重吸收增加。此外，胎粪含胆红素 80 ~ 180mg，若胎粪排泄延迟，可使胆红素重吸收增加。

【分类】

1. 生理性黄疸　由于新生儿胆红素的代谢特点，50%~60% 的足月儿和 80% 的早产儿出现生理性黄疸，其特点如下。①新生儿生后 2~3 天出现黄疸，4~5 天达高峰。② 7~14 天自然消退（早产儿可延迟至 3~4 周）。③每日血清胆红素升高小于 85μmol/L（5mg/dl）。④一般情况良好。

2. 病理性黄疸　具备以下任何一项者可诊断为病理性黄疸。①黄疸出现早：生后 24 小时内出现黄疸。②黄疸程度重。血清胆红素足月儿大于 221μmol/L（12.9mg/dl），早产儿大于 257μmol/L（15mg/dl）。③黄疸进展快：血清胆红素每日上升超过 85μmol/L（5mg/dl）。④黄疸持久不退或退而复现：足月儿超过 2 周，早产儿超过 4 周。⑤血清结合胆红素大于 34μmol/L（2mg/dl）。

> 考点提示
> 生理性黄疸和病理性黄疸的特点。

【病因】

1. 感染

（1）新生儿肝炎　大多为胎儿在宫内由病毒感染所致，以巨细胞病毒最常见，其他为乙型肝炎、风疹、单纯疱疹、梅毒螺旋体、弓形体等。

（2）新生儿败血症及其他感染　为细菌毒素的侵入加快红细胞破坏所致。

2. 非感染

（1）新生儿溶血病　ABO 血型不合（母亲 O 型，婴儿 A 或 B 型）和 Rh 血型不合（母亲 Rh 阴性，婴儿 Rh 阳性）。

（2）胆道闭锁　如先天性胆道闭锁和胆总管囊肿，使胆管阻塞，胆红素排泄障碍。

（3）母乳性黄疸　病因不清，可能与母乳内 β - 葡萄糖醛酸苷酶活性高，引起胆红素的肠肝循环增加有关。

（4）遗传性疾病　如红细胞 6 - 磷酸葡萄糖脱氢酶（G - 6 - PD）缺陷。

（5）药物性黄疸　如由维生素 K_3、维生素 K_4、新生霉素等药物引起者。

（6）其他　如缺氧、低体温、低血糖、酸中毒等均可引起病理性黄疸。

【护理评估】

（一）健康史

评估患儿母亲的健康情况，是否有肝炎病史。询问患儿健康史，是否有新生儿溶血病、新生儿败血症、先天性胆管阻塞、缺氧、酸中毒及低血糖等情况。了解黄疸出现时间、大便颜色、病情进展情况等。

（二）身体状况

1. 黄疸表现特点　见病理性黄疸。

2. 胆红素脑病的表现　当患儿血清胆红素超过 342μmol/L 时，游离的间接胆红素可透过血 - 脑屏障，造成基底核等处

> 考点提示
> 胆红素脑病的早期表现。

的神经细胞损害，出现中枢神经系统症状，发生胆红素脑病，病死率高，存活者多留有神经系统后遗症。早期表现为嗜睡、拒奶、肌张力降低。严重时可出现肌张力过低或过高、强直、角弓反张、惊厥、昏迷等。如已出现胆红素脑病，则治疗效果欠佳，容易遗留智力低下、手足徐动、听觉障碍、抽搐等后遗症。因此本病预防是关键。发现新生儿黄疸，应及早到医院诊治可预防本病发生。

3. 不同原因所致黄疸的特点　①新生儿肝炎：生后 2～3 周出现黄疸，并且逐渐加重，伴有厌食、体重不增、大便色淡及肝脾肿大。②新生儿败血症：表现为黄疸迅速加重或退而复现，伴全身中毒症状及感染病灶。③新生儿溶血病：生后 24 小时内出现黄疸，并进行性加重，伴不同程度的贫血及肝脾肿大。④胆道闭锁：生后 1～3 周出现黄疸，进行性加重，皮肤呈黄绿色，大便呈灰白色，肝脏进行性增大、边缘光滑、质硬。

（三）心理社会状况

患儿家长因缺乏新生儿黄疸的有关知识，会产生恐惧，或在早期忽视病情。

（四）实验室及辅助检查

1. 血清胆红素浓度测定　总胆红素足月儿大于 $221\mu mol/L$，早产儿大于 $257\mu mol/L$。

2. 根据病因选择相关检查

（1）新生儿溶血症　①血常规：红细胞及血红蛋白降低、网织红细胞增加。②血型测定：新生儿溶血病时可见母婴 ABO 或 Rh 血型不合。③溶血三项：改良直接抗人球蛋白试验、抗体释放试验和游离抗体试验阳性。

（2）其他　如新生儿肝炎查肝功能等。

【治疗要点】

找出引起病理性黄疸的原因，治疗基础疾病；适当选用光照疗法；肝酶诱导剂、白蛋白和免疫球蛋白等药物降低血清胆红素；换血疗法；控制感染、注意保暖、供给营养、及时纠正酸中毒和缺氧；避免使用对肝脏有损害及可能引起溶血、黄疸的药物。

【护理问题】

1. 潜在并发症　胆红素脑病。

2. 知识缺乏　与家长缺乏对黄疸的护理知识有关。

【护理目标】

1. 患儿胆红素脑病的早期征象得到及时发现和处理。

2. 患儿家长能了解黄疸的原因，出院后给予正确护理。

【护理措施】

1. 观察病情，做好相关护理

（1）密切观察病情　注意皮肤黏膜、巩膜的颜色，评价黄疸消退情况。注意患儿有无拒食、嗜睡、肌张力减退等胆红素脑病的早期表现。观察大小便次数、量及颜色。

（2）喂养　黄疸期间常表现为吸吮无力、纳差，应耐心喂养，保证奶量摄入。

2. 针对病因的护理，预防胆红素脑病的发生

（1）实施光照疗法和换血疗法，并做好相应护理。

（2）遵医嘱给予白蛋白和肝酶诱导剂。纠正酸中毒，以利于胆红素和白蛋白的结合，减少胆红素脑病的发生。

3. 心理护理　对家长提出的问题能及时作答，让家长感到医护人员对患儿特别的关心和爱护，减轻家长的顾虑，取而代之的便是信任、放心让患儿接受治疗，从而促进患儿的康复。

4. 健康指导　向家长解释病情，取得家长的配合；若为母乳性黄疸，患儿一般情况差，黄疸严重，可考虑暂停母乳喂养，黄疸消退后再恢复母乳喂养；若为红细胞 G－6－PD 缺陷者，需忌食蚕豆及其制品，患儿衣物保管时勿放樟脑丸，以免诱发溶血。发生胆红素脑病者，注意后遗症的出现，及时给予康复治疗和护理。

【护理评价】

1. 患儿是否出现胆红素脑病的早期征象，出现后是否得到及时发现和处理。
2. 患儿家长是否能叙述护理要点、相关疾病知识。

PPT

第七节　新生儿感染性疾病

一、新生儿脐炎

脐炎（omphalitis）是指细菌侵入脐带残端并繁殖所引起的急性炎症。多为断脐时或生后处理不当引起的感染，病原菌以金黄色葡萄球菌最常见，其次为大肠埃希菌、铜绿假单胞菌、溶血性链球菌等。

> **考点提示**
>
> 新生儿脐炎最常见的病原体。

【护理评估】

（一）健康史

评估患儿是否院外分娩，有无断脐处理不当，有无洗湿脐部等情况。

（二）身体状况

轻者脐轮与脐部周围皮肤轻度发红，可有少量浆液，体温、食欲多正常。重者脐部及脐周皮肤红肿，有脓性分泌物，可向周围皮肤或组织扩散引起腹壁蜂窝织炎、腹膜炎、败血症等疾病，有发热、吃奶少等非特异性表现。

（三）心理社会状况

家长因对本病护理、预后等知识的缺乏，常出现内疚、焦虑和恐惧等心理反应。

（四）辅助检查

血常规、C 反应蛋白（C－reactive protein，CRP）、血培养等检查有助于明确诊断。

【治疗要点】

1. 清除局部感染灶

2. 抗感染治疗　合理应用抗生素，一般首选青霉素和第一、第二代头孢菌素。注意药物不良反应。

3. 对症支持治疗　维持体温稳定，保证营养供给。

【护理问题】

1. 皮肤完整性受损　与脐炎感染性病灶有关。

2. 潜在并发症　有并发败血症、腹膜炎的可能。

【护理措施】

1. 彻底清除脐部感染灶 从脐的根部由内向外环形彻底清洗消毒，轻者可用安尔碘、0.2%～0.5%聚维酮碘或75%乙醇，每日2～3次；重度感染者，遵医嘱应用抗生素。

考点提示

脐部的消毒方法。

2. 保持脐部干燥 沐浴时注意不要清洗脐部；沐浴完毕，用消毒干棉签吸干脐窝内的水分，并用75%乙醇消毒，保持局部干燥。

3. 注意观察病情 观察脐部有无渗液及分泌物，炎症明显者可外敷抗生素软膏。注意患儿体温及吃奶情况，预防并发症发生。

4. 心理护理 与家长进行有效沟通，评估家长育儿知识，向家长讲解本病的知识，解释护理脐部的重要性，缓解家长恐惧、焦虑心理。

5. 健康指导 向家长介绍预防新生儿脐部感染的方法，保持脐部的清洁，告知家长当发现新生儿发生脐部感染时，应及时彻底进行治疗，以防感染扩散引起败血症。

二、新生儿败血症

案例

患儿，男，15天，以发热、食欲差2天为主诉入院。体温39℃，反应低下，精神萎靡，体重不增，吃奶量少，全身皮肤黏膜黄染，散在片状红斑。临床诊断：新生儿败血症。

思考：1. 该患儿存在哪些护理问题？

2. 应采取哪些护理措施？

新生儿败血症（neonatal septicemia）是病原体侵入新生儿的血液循环并生长、繁殖、产生毒素，引起的全身炎症反应综合征。早产儿多见，其发病率及病死率较高。常见的病原体为细菌，也可为真菌、病毒或原虫等。本节主要阐述细菌性败血症。

新生儿期由于免疫系统功能尚不完善，细菌一旦侵入易致全身感染。我国多年来一直以葡萄球菌最常见，其次为大肠埃希菌等革兰阴性杆菌。近年来由于新生儿重症监护室的发展和血管导管、气管插管技术的广泛使用，表皮葡萄球菌、克雷伯杆菌、铜绿假单胞菌等致病菌引起的败血症增多。新生儿败血症感染分为产前、产时和产后感染，尤以产后感染最多见。近年来医源性感染有增多趋势。

考点提示

新生儿败血症常见的病原菌及感染途径。

【护理评估】

（一）健康史

评估母亲孕期是否发生感染性疾病、羊膜早破或进行羊膜囊穿刺等创伤性操作。患儿出生时有无胎膜早破、产程延长及消毒不严等情况，出生后有无细菌感染史。

（二）身体状况

1. 发病时间

（1）早发型 生后7天内起病，感染发生在出生前或出生后，与围生期因素有关，病原菌以大肠埃希菌等革兰阴性杆菌为主，常见暴发性多器官受累，尤其以呼吸系统的症状最明显，病死率高。

（2）晚发型 出生7天后起病，感染发生在出生时或出生后，为水平传播引起，病原菌以葡萄球菌、机会致病菌为主，常有脐炎、肺炎或脑膜炎等局灶性感染，病死率较早发型低。

2. 早期症状和体征　常不典型，一般表现为反应差、食欲缺乏、体重不增、哭声低弱、发热或体温不升等，而后发展为嗜睡、不吃、不哭、不动、体重明显下降等症状。出现黄疸、出血倾向、休克、胃肠道功能紊乱等表现常提示有败血症的可能。

（三）心理社会状况

由于患儿病情较重、疾病的发展和预后不确定、抗生素治疗过程长等因素，家长常产生自责、焦虑等情绪。若为产时感染引起，还会抱怨医护人员，产生不信任及不愿合作等情绪。

（四）辅助检查

1. 血常规　白细胞总数小于 5×10^9/L 或者大于 20×10^9/L，中性粒细胞杆状核细胞所占比例 $\geqslant 0.20$，出现中毒颗粒或空泡。血小板计数小于 100×10^9/L 有诊断价值。

2. 细菌培养　①血培养：应在使用抗生素之前做此检查，抽血时必须严格消毒，血培养阳性可确诊，但阴性不能除外。②其他：脑脊液、尿、外耳道分泌物、咽拭子等培养。

3. 免疫蛋白　C 反应蛋白反应灵敏，在感染 6~8 小时内即上升，8~10 小时达高峰，感染控制后可迅速下降。

4. 血清降钙素原（PCT）　细菌感染后 PCT 出现较 CRP 早，有效抗生素治疗后 PCT 水平迅速降低，因此具有更高的特异性和敏感性。一般 2.0μg/L 为 PCT 临界值。

5. 其他　病原菌抗原检测、红细胞沉降率等。

【治疗要点】

1. 合理选用抗菌药物　早期、联合、足量、静脉应用抗生素，疗程要足。血培养阴性，经过抗生素治疗后病情好转时应继续治疗 5~7 天；血培养阳性，疗程至少需 10~14 天；有并发症者应治疗 3 周以上。病原菌已明确者可按药敏试验用药；病原菌尚未明确时，结合当地菌种流行病学特点和耐药菌株情况选择两种抗生素联合使用。

> **考点提示**
>
> 抗生素应用的原则。

知识链接

药敏试验

体外抗菌药物敏感性试验简称药敏试验，是指在体外测定药物抑菌或杀菌能力的试验。目前，临床微生物实验室进行药敏试验的方法主要有纸片扩散法、稀释法、抗生素浓度梯度法和自动化仪器等。长期以来，各种致病菌耐药性的产生使多种常用抗菌药物失去药效，临床医生不能很好地掌握药物对细菌的敏感度，所以一个正确的药敏试验结果，可供临床医生选用抗菌药物时参考，并提高疗效。

2. 对症、支持治疗　保暖、供氧、纠正酸中毒及电解质紊乱；及时处理脐炎、脓疱疮等局部病灶；保证能量及水的供给；必要时输注新鲜血、粒细胞、血小板，早产儿可静脉注射免疫球蛋白。

【护理问题】

1. 体温调节无效　与感染有关。

2. 皮肤完整性受损　与脐炎、脓疱疮等感染性病灶有关。

3. 营养失调：低于机体需要量　与吸吮无力、纳差及摄入不足有关。

4. 潜在并发症　有并发化脓性脑膜炎、感染性休克等的可能。

【护理措施】

1. 维持体温稳定　患儿体温易波动，除感染因素外，还易受环境因素影响。当体温低或体温不升时，及时采取保暖措施；当体温过高时，给予物理降温，如调节环境温度、多喂水、打开包被、温水擦浴等。一般不用药物降温，也不能用酒精擦浴。

2. 及时处理局部病灶　处理脐炎、脓疱疮、皮肤破损等，促进皮肤早日愈合，防止感染继续蔓延扩散。

3. 用药护理　合理应用抗生素，注意药物的不良反应。

4. 保证营养供给　除经口喂养外，结合病情考虑静脉营养。

5. 观察病情，加强巡视　如患儿出现面色青灰、呕吐、尖叫、前囟饱满、两眼凝视，提示有脑膜炎的可能；如患儿面色青灰、皮肤花纹、四肢厥冷、脉搏细弱、皮肤有出血点等，应考虑感染性休克或 DIC，应立即联系医生，积极处理。必要时专人监护。

> 🔆 **考点提示**
>
> 新生儿败血症常见的并发症。

6. 心理护理　讲解有关败血症知识，说明使用抗生素治疗时间长，树立家长对患儿康复的信心。

7. 健康指导　向家长介绍预防新生儿感染的方法，指导家长正确喂养和护理，保持皮肤的清洁，让家长了解当新生儿发生局部感染时，应及时彻底进行治疗，以防感染扩散引起败血症。

第八节　新生儿寒冷损伤综合征 Ⓔ微课

PPT

患儿，女，2 天。孕 33 周早产，自然分娩，有宫内窘迫史。体温 34℃，脉搏 110 次/分，呼吸 40 次/分，体重 1800g。哭声低弱，反应差，拒奶，四肢动作少，全身皮肤冰凉，双小腿外侧硬肿。

思考：1. 该患儿最可能的临床诊断是什么？

　　　2. 该患儿目前存在哪些护理问题？

　　　3. 如何对该患儿家庭进行健康指导？

新生儿寒冷损伤综合征（neonatal cold injury syndrome）简称新生儿冷伤，因多有皮肤硬肿，又称为新生儿硬肿症，主要为寒冷、早产、感染或窒息引起，主要临床表现为低体温和皮肤硬肿，严重时伴有多器官功能损伤。本病多发生在寒冷季节，以出生 1 周内的早产儿多见。其发病机制与下列因素有关。

1. 新生儿体温调节与皮下脂肪组成特点　新生儿体温调节功能不完善。体温调节中枢发育不成熟；皮肤体表面积相对较大，血流丰富，易于散热；能量贮备少，产热不足，以早产儿、低出生体重儿和小于胎龄儿更为明显；以棕色脂肪组织的化学产热方式为主，缺乏寒战等物理产热方式，因此，新生儿期易发生低体温。新生儿皮下脂肪组织以饱和脂肪酸为主，熔点高，当受寒或其他原因引起体温降低时，皮下脂肪容易发生硬化，出现硬肿症。

2. 寒冷损伤　寒冷环境或保温不当可使新生儿散热增加，当产热不抵散热时，体温随即下降，继而引起外周小血管收缩，皮肤血流量减少，出现肢端发冷和微循环障碍，进一步引起心功能低下表现。低体温和低环境温度导致缺氧、能量代谢紊乱和代谢性酸中毒，严重时发生多器官功能损害。

3. 其他因素　新生儿发生严重感染（肺炎、败血症、化脓性脑膜炎等）、早产、窒息等时，也易发生体温调节和能量代谢紊乱，出现低体温和硬肿。

【护理评估】

（一）健康史

评估患儿居室温度、保暖措施及喂养。评估胎龄及出生情况，是否有早产、窒息、受寒、感染等因素存在。评估患儿体温、食欲、反应、皮肤及尿量等情况。

（二）身体状况

1. 低体温　体核温度（肛门内5cm处温度）常降至35℃以下，重症小于30℃。新生儿由于腋窝下有较多棕色脂肪，寒冷时氧化产热，使局部温度升高，此时腋温高于或等于肛温（核心温度）。因此，腋温 - 肛温差值可作为判断棕色脂肪产热状态的指标。正常状态下，棕色脂肪不产热，腋温 - 肛温差值小于0℃；重症硬肿症因棕色脂肪耗尽，腋温 - 肛温差值也小于0℃；新生儿硬肿症初期，棕色脂肪代偿产热增加，则腋温 - 肛温≥0℃。

2. 硬肿　由皮脂硬化和水肿形成，其特点为皮肤硬肿，紧贴皮下组织，不能移动，有水肿者压之有轻度凹陷。硬肿发生顺序是：小腿→大腿外侧→整个下肢→臀部→面颊→上肢→全身。

> 考点提示
>
> 新生儿硬肿发生的顺序。

3. 多器官功能损害　早期常有心音低钝、心率缓慢、微循环障碍表现；严重时可呈现休克、DIC、急性肾衰竭和肺出血等多器官衰竭表现。

4. 病情分度　根据临床表现，病情可分为轻、中和重三度（表7-4）。

表7-4　新生儿寒冷损伤综合征的分度

分度	肛温	腋 - 肛温差	硬肿范围	全身情况及器官功能改变
轻度	≥35℃	>0℃	<20%	无明显改变
中度	30~34℃	≤0℃	20%~50%	反应差、功能明显低下
重度	<30℃	<0℃	>50%	休克、DIC、肺出血、急性肾衰竭

（三）心理社会状况

家长因对本病病因、护理、预后等知识的缺乏，常出现内疚、焦虑和恐惧等心理反应。

（四）辅助检查

根据病情需要，可进行血常规、动脉血气、血电解质、血糖、尿素氮、肌酐、DIC筛查试验等检查。

【治疗要点】

1. 复温　是低体温患儿治疗的关键。复温原则是逐步复温，循序渐进。

2. 支持疗法　足够的热量有利于体温恢复，根据患儿情况选择经口喂养或静脉营养，但应注意严格控制输液量及速度。

3. 合理用药　有感染者选用抗生素，纠正代谢紊乱，有出血倾向者用止血药，高凝状态时考虑用肝素，但DIC已发生出血时不宜用肝素，休克时扩容纠酸及升压治疗。

【护理问题】

1. 体温过低　与新生儿体温调节功能低下、寒冷、早产、感染、窒息等有关。

2. 营养失调：低于机体需要量　与吸吮无力、热量摄入不足有关。

3. 有感染的危险　与免疫、皮肤黏膜屏障功能低下有关。

4. 皮肤完整性受损　与皮肤硬肿、水肿有关。

5. 潜在并发症 有并发肺出血、DIC 的可能。

【护理目标】

1. 患儿体温在 12~24 小时内恢复正常。

2. 患儿能维持良好的营养状态。

3. 患儿住院期间不发生感染。

4. 患儿皮肤硬肿消失，皮肤保持完整。

5. 患儿住院期间不发生并发症，或发生时能及时发现并得到解决。

【护理措施】

1. 复温 在体内产热不足的情况下，通过减少散热或外加热方式，恢复和保持正常体温。

（1）肛温大于 30℃、腋温 - 肛温≥0℃，提示体温虽低，但棕色脂肪产热较好，此时可通过减少散热使体温回升。将患儿置于已预热至中性温度的暖箱中，一般在 6~12 小时恢复正常体温。

（2）当肛温小于 30℃时，无论腋温 - 肛温差如何，均应将患儿置于箱温比肛温高 1~2℃的暖箱中进行外加热。每小时提高箱温 0.5~1℃，箱温不超过 34℃，在 12~24 小时内恢复正常体温。然后根据患儿体温调整暖箱温度。

> **考点提示**
>
> 新生儿硬肿症的复温方法。

（3）如无上述条件，可采用温水浴、母亲怀抱、热水袋、电热毯等方式复温，但要防止烫伤。

2. 合理喂养 能吸吮者可经口喂养；吸吮无力者用滴管、鼻饲或静脉营养保证能量供给。

3. 保证液体供给，严格控制补液速度 应用输液泵控制，根据病情调节每小时输入量及速度，防止输液速度过快引起心力衰竭和肺出血。

4. 预防感染 做好消毒隔离，加强皮肤护理，经常更换体位，防止体位性水肿和坠积性肺炎，尽量避免肌内注射，防止皮肤破损引起感染。

5. 观察病情 注意观察体温、脉搏、呼吸、硬肿范围及程度、尿量、有无出血症状等，详细记录护理单，备好抢救药物和设备。

6. 心理护理 与家长进行有效沟通，评估家长育儿知识、家庭保暖措施、家庭居住环境及经济状况等，向家长讲解本病的知识，解释保暖的重要性，缓解家长恐惧、焦虑心理。

7. 健康指导 介绍有关硬肿症的疾病知识，指导患儿家长加强护理，注意保暖，保持适宜的环境温度和湿度，鼓励母乳喂养，保证足够的热量。

【护理评价】

1. 患儿体温是否在 12~24 小时内恢复正常。

2. 患儿是否维持良好的营养状态。

3. 患儿住院期间是否发生感染。

4. 患儿皮肤硬肿是否消失，皮肤是否保持完整。

5. 患儿住院期间是否发生并发症，若出现并发症能否及时发现并得到解决。

第九节　新生儿低血糖

PPT

新生儿低血糖（neonatal hypoglycemia）指新生儿全血血糖小于 2.2mmol/L（40mg/dl）。其发病与下列因素有关。

1. 葡萄糖产生过少和需要量增加

（1）早产儿发生低血糖主要与肝糖原贮存不足和糖异生功能低下有关。

（2）发生败血症、寒冷损伤、先天性心脏病时，能量摄入不足而代谢率高，糖的需要量增加，糖异生作用低下可引起本病。

（3）先天性内分泌和代谢缺陷病常引起持续顽固的低血糖。

2. 葡萄糖消耗增加　多为母亲患糖尿病、Rh溶血病、窒息缺氧及婴儿胰岛细胞增生症等，引起高胰岛素血症所致。

【护理评估】

（一）健康史

评估患儿是否为早产儿、低出生体重儿，生后保暖及喂养情况，有无感染，有无先天内分泌及免疫缺陷病。

（二）身体状况

多数患儿无症状或无特异性症状，表现为反应差或烦躁、喂养困难、哭声异常、肌张力低、易激惹、惊厥、呼吸暂停等。补充葡萄糖后症状消失、血糖恢复正常。

（三）心理社会状况

家长因对本病知识缺乏，常出现内疚、焦虑和恐惧等心理反应。

（四）辅助检查

1. 血糖测定　采静脉血测定血糖以明确诊断，对可能发生低血糖者可在生后进行持续血糖检测。

2. 其他　持续顽固性低血糖者进一步做血胰岛素、胰高糖素、生长激素等检查。

【治疗要点】

无症状低血糖可进食葡萄糖水，如无效改为静脉输注葡萄糖；有症状患儿均须静脉输注葡萄糖；持续或反复低血糖者除静脉输注葡萄糖外，结合病情给氢化可的松静脉滴注、胰高血糖素肌内注射或泼尼松口服。

【护理问题】

1. 营养失调：低于机体需要量　与摄入不足、消耗增加有关。

2. 潜在并发症　有并发呼吸暂停的可能。

【护理措施】

1. 尽早喂养　生后能进食者根据病情给予10%葡萄糖或吸吮母乳；早产儿或窒息儿尽快建立静脉通路，保证葡萄糖输入。

2. 定期监测血糖　在静脉输注葡萄糖时，须注意及时调整输注量以及输注速度［给予10%葡萄糖，足月适于胎龄儿按$3 \sim 5mg/(kg \cdot min)$，早产适于胎龄儿以$4 \sim 6mg/(kg \cdot min)$，小于胎龄儿以$6 \sim 8mg/(kg \cdot min)$速率输注］，用输液泵控制，每小时观察记录1次。

> **考点提示**
>
> 静脉输注葡萄糖时应及时调整输注量及速度、定期检测血糖变化。

3. 密切观察病情变化　注意有无震颤、多汗、呼吸暂停等，有呼吸暂停者及时处理。

4. 心理护理　与家长进行有效沟通，评估家长育儿知识，向家长讲解本病的知识，解释合理喂养的重要性，缓解家长恐惧、焦虑心理。

5. 健康指导　向家长解释新生儿生后早期喂养的重要性，让家长了解低血糖发生时的表现，定期门诊复诊。

PPT

第十节　新生儿低钙血症

新生儿低钙血症（neonatal hypo – calcemia）是引起新生儿惊厥的常见原因之一，指新生儿血清总钙低于 1.75mmol/L（7.0mg/dl）或游离钙低于 1.0mmol/L（4.0mg/dl），主要与暂时性的生理性甲状旁腺功能低下有关。

【分类】

1. 早期低血钙　指出生 72 小时内发生的低血钙，常见于低出生体重儿以及颅内出血、窒息、败血症、低血糖症等患儿。

2. 晚期低血钙　指出生 72 小时后发生的低血钙，多见于足月儿，主要发生于人工牛乳喂养儿。

3. 其他　使用碳酸氢钠等碱性药物，可使血中游离钙变为结合钙；长期使用髓袢利尿剂，如呋塞米，导致高血钙症，使血钙降低。

【护理评估】

（一）健康史

评估患儿母亲孕期情况，是否早产、难产，有无窒息、感染、低血糖症等，生后是否牛奶喂养等。

（二）身体状况

症状轻重不一。主要是神经、肌肉兴奋性增高，呈现惊跳、手足搐搦、震颤、惊厥等，常伴有不同程度的呼吸改变、心率增快和发绀，严重时表现喉痉挛和呼吸暂停。

（三）心理社会状况

家长因对本病知识缺乏，常出现焦虑和恐惧等心理反应。

（四）辅助检查

血清总钙低于 1.75mmol/L（7.0mg/dl）；血清游离钙低于 1.0mmol/L（4.0mg/dl）。

> 💡 **考点提示**
> 低钙惊厥时血清钙的浓度。

【治疗要点】

1. 补充钙剂　出现惊厥或其他明显神经肌肉兴奋症状时，应静脉补充钙剂；惊厥停止后改为口服钙维持。若症状在短期内不能缓解，应同时给予镇静剂。甲状旁腺功能不全患儿需长期口服钙剂治疗，同时用维生素 D_2（每天 10000～25000IU）。治疗过程中应定期监测血钙水平，调整维生素 D 的剂量。

2. 调节饮食　强调母乳喂养，人工喂养者应选用钙磷比例适当的配方奶。

【护理问题】

1. 有窒息的危险　与血清钙降低、喉痉挛有关。

2. 家长知识缺乏　与家长缺乏本病的相关知识有关。

【护理措施】

1. 提高血清总钙水平，降低神经肌肉兴奋性　发生惊厥时，遵医嘱静脉用钙剂（10% 葡萄糖酸钙 2ml/kg，以 5% 葡萄糖液稀释 1 倍缓慢静脉注射，速度 1ml/min）。如心率低于 80 次/分，应暂停注射。一旦发生药液外渗，应立即停止注射，给予 25%～50% 硫酸镁纱布湿敷。

> 💡 **考点提示**
> 钙剂应用的方法及注意事项。

2. 提倡母乳喂养　保持适宜的钙磷比例，防止低钙血症的发生。

3. 严密观察病情变化　备好抢救物品及器械，减少对患儿的刺激，防止惊厥和喉痉挛的发生。

4. 心理护理　与家长进行有效沟通，评估家长育儿知识，向家长讲授本病的知识，解释母乳喂养的重要性，缓解家长恐惧、焦虑心理。

5. 健康指导　向家长解释病因与预后，让家长了解低血钙发生时的表现，强调母乳喂养的重要性，按医嘱服用钙剂，定期复诊。

PPT

第十一节　新生儿重症监护

新生儿重症监护室（neonatal intensive care unit，NICU）是对危重新生儿进行集中监护、治疗和护理的病室。NICU 的建立和新生儿重症监护技术的发展使许多危重新生儿尤其是极低、超低出生体重儿得到及时、有效的治疗，抢救成功率与存活率明显提高。

一、监护对象

1. 需要进行呼吸管理的新生儿，如应用辅助通气及拔管后 24 小时内的新生儿。

2. 病情不稳定、需要急救的新生儿，如休克、顽固性惊厥、重度窒息者。

3. 极低出生体重儿和超低出生体重儿。

4. 大手术后，尤其是术后 24 小时内的患儿，如先天性心脏病、食管气管瘘、膈疝等疾病手术后。

5. 严重器官功能衰竭、全胃肠外营养及换血者。

二、监护内容

危重新生儿随时都有生命危险，护士除须认真细致观察病情外，还应利用各种监护仪器、微量快速的检测手段，进行连续不断的监护，以便及早发现病情变化，立即通知医生，给予及时处理。

1. 心脏监护　持续监测危重患儿的心电活动，以便及时发现心率、心律及波形改变，如心率急剧增快或减慢、各种心律失常等。心电监护仪的传感器是由三根皮肤生物电极组成，多数采用双极胸前导联，正极、负极和地极一般以不同颜色来区分，正极（黄色）粘贴于左胸大肌下，负极（红色）粘贴于右锁骨下，地极（黑色）粘贴于大腿或腋中线下胸部。

2. 呼吸监护

（1）呼吸运动监护　常用阻抗法监测呼吸频率和呼吸波形，可发出呼吸暂停报警等。某些呼吸暂停监护仪带有唤醒装置，在发出呼吸暂停警报的同时冲击婴儿足底，刺激呼吸。

（2）通气量和呼吸力量监护　将双向流速和压力传感器连接于呼吸机管道，持续监测机械通气患儿的气体流速、气道压力，以便指导通气参数的调节，减少并发症的发生。

（3）经皮氧饱和度、心率及呼吸监护　经皮氧饱和度、心率、呼吸描记仪可同步描记瞬时心率、呼吸及经皮氧分压曲线，并以数字显示心率和呼吸频率，有报警系统。

3. 血压监护

（1）直接测压法（创伤性测压法）　是经动脉（脐动脉）插入导管，并接通传感器，由传感器将压力转换为电信号，经处理在显示屏上连续显示血压波形及血压平均值。此法较为准确，但操作复杂，并发症多，须密切观察和监测。

（2）间接测压法（无创伤性测压法） 用传统的气囊袖带束缚上臂，接传感器，经处理显示收缩压；或使用 Dinamap 血压测定仪，以特制袖带束缚上臂，测出收缩压、舒张压、平均压和心率，能根据需要定时测量，方法简便。

4. 体温监护 将患儿置于已预热的远红外辐射台上或温箱内，以体温监测仪监测患儿体温。体温监测仪通过预设定理想的皮肤温度反馈式地调节抢救台或暖箱的输出功率，以维持患儿的皮肤温度在设定范围之内。体温监测探头务必妥善固定，以防发生烫伤。

5. 经皮血气监护 将氧电极紧贴皮肤上加温，使局部微循环血管扩张，用微型电极直接测出通过半透膜进入电极内的 PO_2 和 PCO_2，当周围循环灌注正常时，经皮氧分压（$TcPO_2$）基本能反映血中的 PaO_2 水平。注意局部皮肤护理，防止压疮和烫伤。

6. 经皮血氧饱和度（$TcSO_2$）监测 用脉搏血氧饱和度监护仪连续监测患儿脉搏血氧饱和度（SaO_2），具有无创、准确、简便及报警可调等优点，已成为 NICU 中血氧动态监护的主要方法之一。

7. 微量血液生化检查 包括电解质、胆红素、血糖、尿素氮、肌酐等检查。

8. 影像学检查 可采用移动式 X 线机、超声诊断仪等随时监测患儿的心、胸、腹、脑部情况，为治疗方案的制订提供信息。

···· 目标检测

答案解析

一、选择题

A1/A2 型题

1. 新生儿上腭中线和齿龈切缘上有黄白色小斑点，俗称"板牙"或"马牙"，应进行的处理方法是（　　）

    A. 挑破 　　　　　　　　　B. 刮擦 　　　　　　　　　C. 抗炎治疗

    D. 涂制霉菌素 　　　　　　E. 无需特殊处理

2. 新生儿缺氧缺血性脑病时发生惊厥，首选的药物是（　　）

    A. 甘露醇 　　　　　　　　B. 地塞米松 　　　　　　　C. 苯巴比妥钠

    D. 苯妥英钠 　　　　　　　E. 呋塞米

3. 新生儿硬肿症最先发生硬肿的部位是（　　）

    A. 上肢 　　　　　　　　　B. 面颊部 　　　　　　　　C. 臀部

    D. 躯干部 　　　　　　　　E. 小腿或大腿外侧

A3/A4 型题

（4~5 题共用题干）

患儿，男，胎龄 32 周。于生后 12 小时出现黄疸，精神反应差，伴贫血、水肿、肝脏增大。

4. 下述母子血型关系中，最可能发生新生儿"ABO"血型不合溶血病的是（　　）

    A. 母 A 子 O 　　　　　　　B. 母 B 子 O 　　　　　　　C. 母 O 子 A

    D. 母 O 子 AB 　　　　　　E. 母 AB 子 A

5. 应立即采取的处理措施是（　　）

    A. 输入清蛋白 　　　　　　B. 输入血浆 　　　　　　　C. 进行换血疗法

    D. 光照疗法 　　　　　　　E. 应用肝酶诱导剂

（6~7 题共用题干）

患儿，男，胎龄 31 周顺产，生后 5 小时开始青紫，并进行性加重。体格检查：面色青灰，呼吸急促，呻吟，双肺呼吸音低。X 线胸片示两肺透明度减低，有均匀颗粒阴影，伴支气管充气征。

6. 该患儿首先考虑的疾病是（　　）

    A. 新生儿肺炎　　　　　　B. 新生儿肺透明膜病　　　　　　C. 新生儿败血症

    D. 新生儿硬肿症　　　　　　E. 新生儿低血糖

7. 引起该病的主要原因是（　　）

    A. 病毒感染　　　　　　B. 羊水吸入　　　　　　C. 宫内缺氧

    D. 细菌感染　　　　　　E. 缺乏肺表面活性物质

二、案例分析题

新生儿，女，胎龄30周。生后20小时，出现全身皮肤黄染，且进行性加重。生后34小时胆红素310μmol/L。血型测定：母O型血，患儿A型血。

请思考：

1. 该患儿最可能的临床诊断是什么？

2. 根据患儿目前的状况，其主要的护理问题有哪些？

3. 对患儿实施的主要护理措施有哪些？

（黄小凤）

书网融合……

重点小结　　　　　　　　微课　　　　　　　　习题

第八章 消化系统疾病患儿的护理

第一节 小儿消化系统解剖、生理特点

PPT

一、口腔

口腔是消化道的起始端，具有吸吮、吞咽、咀嚼、消化、味觉、感觉和语言的功能。正常新生儿出生时具有较好的吸吮、吞咽功能；婴幼儿口腔黏膜薄嫩，血管丰富，易受损伤和感染；新生儿时期唾液腺发育不成熟，唾液量分泌少，故口腔黏膜较干燥；3~4个月时唾液分泌开始增多；5~6个月后唾液腺发育完善，唾液量明显增加，而婴儿口底浅，不能及时吞咽所分泌的全部唾液，常发生生理性流涎。此外，3个月以下婴儿因唾液中淀粉酶含量不足，故不宜过早喂淀粉类食物。

> **考点提示**
>
> 生理性流涎时间。

二、食管

新生儿食管长8~10cm，1岁时长约12cm，5岁时长约16cm，学龄儿童长20~25cm，成人长25~30cm。婴幼儿的食管呈漏斗状，黏膜薄嫩，腺体缺乏，肌肉组织和弹力组织发育尚不完善，食管下段括约肌发育不成熟，控制能力差，故常发生胃食管反流，一般在儿童8~10个月时症状消失。同时，婴儿吸奶时常吞咽过多空气，易发生溢奶。

三、胃

婴儿胃呈水平位，当开始行走后渐变为垂直位。胃分泌的盐酸和各种酶均较成人少，且酶活性低，故消化功能差。贲门和胃底部肌张力低，幽门括约肌发育较好，常发生胃肠逆向蠕动，故易发生幽门痉挛而出现呕吐。胃容量新生儿为30~60ml，1~3个月为90~150ml，1岁为250~300ml，5岁时为700~850ml，成人约为2000ml。但哺乳后不久幽门即开放，胃内容物逐渐流入十二指肠，故实际哺乳量超过上述胃容量。胃排空时间与食物种类有关，水排空时间1.5~2小时，母乳2~3小时，牛乳3~4小时。早产儿胃排空慢，易发生胃潴留。

四、肠

儿童肠管相对比成人长，一般为身长的 5~7 倍（成人为 4 倍）。小肠的主要功能为消化、吸收和免疫。大肠的主要功能为储存食物的残渣、进一步吸收水以及形成粪便。婴幼儿肠黏膜肌层发育差，肠壁薄，黏膜含有丰富的血管，通透性高，屏障功能差，有利于营养物质的吸收，但当消化道感染时，肠道内细菌、病毒或毒素也容易吸收入血引起全身感染。小儿肠系膜长而柔软，活动度大，易患肠套叠和肠扭转。小儿直肠相对较长，黏膜和黏膜下层固定差，肌层发育不完善，易发生脱肛。婴儿由于大脑皮质功能发育不完善，进食时常引起胃－结肠反射，产生便意，因此大便次数多于年长儿。

考点提示

小儿易发生肠套叠和肠扭转的原因。

五、肝

儿童年龄越小肝相对越大，出生时肝脏重 120~130g，新生儿约为体重的 4%（成人约为 2%）。婴幼儿时期肝下缘在右锁骨中线肋缘下 1~2cm。小儿肝血管丰富，肝细胞和肝小叶发育不完善，解毒功能差，对外来毒素反应较强。感染、药物、缺氧等因素易致肝大。婴儿肝结缔组织发育较差，肝细胞再生能力强，故小儿不易发生肝硬化。婴儿期胆汁分泌较少，故对脂肪的消化吸收差。小儿期肝糖原贮存相对较少，易因饥饿而发生低血糖反应。

六、胰腺

胰腺分为内分泌部及外分泌部，前者分泌胰岛素，后者分泌胰腺液，内含各种消化酶。出生后 3~4 个月时胰腺发育较快，胰液分泌量也随之增多。出生后 1 年，胰腺外分泌部生长迅速，为出生时的 3 倍。胰液分泌量随年龄生长而增加，至成人每天可分泌 1~2L。酶类出现的顺序为：胰蛋白酶最先出现，之后是糜蛋白酶、羧基肽酶、脂肪酶，最后是淀粉酶。6 个月以内胰淀粉酶活性较低，1 岁后才接近成人。新生儿胰液所含的脂肪酶活性不高，2~3 岁时才接近成人水平。婴幼儿时期胰液及其消化酶的分泌易受炎热天气和各种疾病的影响而被抑制，容易发生消化不良。

七、肠道细菌

在母体内，胎儿肠道是无菌的，生后数小时细菌即侵入肠道，主要分布在结肠和直肠。肠道菌群受分娩方式、添加辅食时间以及食物成分影响，单纯母乳喂养儿以双歧杆菌占绝对优势，人工喂养和混合喂养儿肠内的大肠埃希菌、嗜酸杆菌、双歧杆菌及肠球菌所占比例几乎相等。正常肠道常驻菌群对侵入肠道的致病菌有一定的拮抗作用，但婴幼儿肠道正常菌群脆弱，易受许多因素影响而发生菌群失调，导致消化功能紊乱。

八、婴幼儿粪便特点

食物进入消化道至粪便排出时间因年龄而异；母乳喂养婴儿粪便排出时间平均为 13 小时，人工喂养婴儿平均为 15 小时，成人平均为 18~24 小时。

1. 胎便　主要由胎儿肠道脱落的上皮细胞、浓缩的消化液及吞下的羊水组成。新生儿最初 3 日内排出的粪便，形状黏稠，呈墨绿或深绿色，无臭味，2~3 天后过渡为黄色糊状粪便。如生后 24 小时内无胎粪排出，应注意检查是否有肛门闭锁或其他消化道畸形。

2. 母乳喂养儿粪便 为黄色或金黄色，膏状，不臭，呈酸性反应（pH 4.7 ~ 5.1），平均每日排便 2 ~ 4 次，一般在添加换乳期食物后次数即减少。

3. 人工喂养儿粪便 为淡黄色或灰黄色，较干稠，有臭味，呈中性或碱性反应（pH 6 ~ 8）。平均每日 1 ~ 2 次，易发生便秘，添加淀粉或糖类食物可使粪便变软。

4. 混合喂养儿粪便 与人工喂养儿相似，但较软、黄。添加谷类、蛋、肉、蔬菜等换乳期食物后，粪便性状逐渐接近成人，每日 1 ~ 3 次不等。

第二节 口 炎

PPT

情境导入

情境：患儿，男，12 个月，因流涎、拒食、哭闹 2 天就诊。体格检查：体温 33℃，口腔唇内、颊黏膜上可见成簇水疱破裂后形成的小溃疡，表面覆盖黄白色纤维素样渗出物，颌下淋巴结肿大。临床诊断：疱疹性口炎。

思考：1. 该患儿有哪些护理问题？

2. 应当给该患儿制订哪些护理措施？

口炎是指口腔黏膜感染引起的炎症。若病变局限于舌、牙龈、口角，亦称舌炎、牙龈炎或口角炎，多为病毒、细菌、真菌感染引起。本病多见于婴幼儿。可单独发生，亦可继发于全身疾病，如急性感染、腹泻、营养不良、久病体弱和维生素缺乏等。

鹅口疮为白念珠菌感染引起；疱疹性口炎为单纯疱疹病毒感染所致；溃疡性口炎为链球菌、金黄色葡萄球菌、肺炎链球菌等革兰阳性菌感染引起。

【护理评估】

（一）健康史

应询问患儿健康状况及用药史，尤其是有无长期应用广谱抗生素或糖皮质激素的病史；有无食具消毒不严、口腔不洁的情况；有无急性感染、腹泻、营养不良、久病体弱或维生素 B、维生素 C 缺乏等导致机体抵抗力下降的病史。

（二）身体状况

三类口炎引发的身体状况见表 8 - 1。

（三）心理社会状况

口炎多为抵抗力低下、口腔不洁所致，应评估家庭生活环境、经济状况、家长的文化程度；家长对疾病的病因、预防、护理知识的了解程度；患儿对治疗、住院有无恐惧心理等。疱疹性口炎传染性强，应评估托幼机构有无采取预防措施。

（四）辅助检查

1. 血常规检查 细菌感染表现为白细胞总数增高、中性粒细胞显著增多。

2. 渗出物涂片检查 可区分细菌感染和念珠菌感染。在显微镜下如见真菌的菌丝和孢子可诊断为鹅口疮。

【治疗要点】

主要采用局部处理和对症支持疗法。三类口炎的治疗见表 8 - 1。

1. 鹅口疮　可用2%碳酸氢钠溶液清洁口腔后局部涂抹10～20万U/ml制霉菌素鱼肝油混悬溶液，每日2～3次。

2. 疱疹性口炎　保持口腔清洁，多饮水，避免刺激性食物；局部可喷西瓜霜、锡类散、冰硼散等，为预防继发感染可涂2.5%～5%金霉素鱼肝油；有继发感染时遵医嘱用药。疼痛严重者遵医嘱用2%利多卡因涂抹局部。

3. 溃疡性口炎　用0.1%依沙吖啶溶液漱口，每日1～2次；1%～3%过氧化氢溶液清洗溃疡面，涂锡类散、抗生素软膏等。疼痛严重者可遵医嘱在进食前用2%利多卡因涂抹局部。发热者遵医嘱给予物理降温或使用退热剂，有继发感染时使用抗生素，并注意补充足够的营养和水分。

表8-1　三类口炎的鉴别与治疗

	鹅口疮	疱疹性口炎	溃疡性口炎
病原体	白念珠菌	单纯疱疹病毒	链球菌、金黄色葡萄球菌、铜绿假单胞菌、大肠埃希菌等
病因	菌群紊乱、产道感染或乳头不洁、乳具污染	感染单纯疱疹病毒，传染性强	急性感染、长期腹泻等致抵抗力低下，口腔不洁
局部特征	口腔黏膜有点、片状白色乳凝块样附着物，强行拭去，可见局部黏膜潮红有渗血	齿龈、舌、颊黏膜处有散在或成簇的黄白色小疱疹，周围有红晕，迅速破溃后形成浅溃疡，表面有黄白色纤维素性分泌物覆盖	口腔黏膜充血、水肿，可见大小不等的糜烂或溃疡，表面有较厚纤维素性渗出物，渗出物形成灰白或黄色假膜，擦后可见溢血的糜烂面
全身表现	一般无全身症状，患处不痛、不流涎、不影响吃奶	常有发热，局部疼痛明显，患儿拒食、流涎、烦躁，颌下淋巴结肿大	局部疼痛明显，患儿拒食、烦躁，常有明显发热，局部淋巴结肿大
治疗要点	2%碳酸氢钠溶液清洁口腔，患处涂制霉菌素鱼肝油混悬溶液	保持口腔清洁，患处涂碘苷（疱疹净）、锡类散、西瓜霜等	0.1%～0.3%依沙吖啶（利凡诺）溶液清洁口腔，并涂以5%金霉素鱼肝油、锡类散等

【护理问题】

1. 口腔黏膜受损　与口腔感染有关。

2. 疼痛　与口腔黏膜炎症和破损有关。

3. 体温过高　与感染有关。

4. 营养失调：低于机体需要量　与疼痛引起拒食有关。

5. 知识缺乏　与家长缺乏本病预防及护理知识有关。

【护理措施】

1. 口腔护理　口腔护理前后注意洗手，以防交叉感染。用3%过氧化氢溶液或0.1%利凡诺溶液清洗溃疡面，然后涂药，较大儿童可用含漱剂。鼓励患儿多饮水，可少量多次，进食后漱口，保持口腔黏膜湿润和清洁，减少细菌在口腔内繁殖。对流涎者，及时清除分泌物，保持皮肤干燥、清洁，避免引起皮肤湿疹及糜烂。

2. 正确涂药　为了确保局部用药起效，涂药前应先将纱布或干棉球放在颊黏膜腮腺管口处或舌系带两侧，以隔断唾液；再用干棉球将病变部黏膜表面吸干净后方能涂药。涂药后嘱患儿闭口10分钟，然后取出隔离唾液的纱布或棉球并叮嘱患儿不可马上漱口、饮水或进食。

3. 饮食护理　以高热量、高蛋白、含丰富维生素的温凉流质或半流质为宜，对由于口腔黏膜糜烂、溃疡出现疼痛影响进食者，在进食前用2%利多卡因涂局部，同时避免摄入刺激性食物。对不能进食者，应予肠外营养，以确保能量与水分供给。

4. 发热护理　密切观察体温变化，体温超过38.5℃时，给予松解衣服、置冷水袋、冰袋等物理降温，必要时给予药物降温，观察并记录退热效果。

5. 健康教育

（1）向家长介绍口炎发生的原因、影响因素及护理，指导家长饮水、饮食、局部涂药护理方法，作好口腔卫生保健。

（2）指导家长食具专用，注意隔离，做好清洁消毒工作。

（3）教育患儿养成良好的卫生习惯，纠正吮指、不刷牙等不良习惯；年长儿应教导其进食后漱口，避免用力或粗暴擦伤口腔黏膜。

（4）宣传均衡营养对提高机体抵抗力的重要性，避免偏食、挑食，培养良好的饮食习惯。

> **知识链接**
>
> ### 流涎症
>
> 儿童患口咽黏膜炎症、面神经麻痹、延髓麻痹、脑炎后遗症及呆小病等疾病时，因唾液过多或不能及时咽下而引起口涎外流，为流涎症。

第三节　小儿腹泻

PPT

> **情境导入**
>
> **情境：** 患儿，男，9个月，因腹泻发热3天入院，3天前无明显诱因出现腹泻，呈蛋花汤样便，每天10余次，伴有发热、呕吐、咳嗽、流涕。入院前5小时排尿1次，量少。体格检查：体温39℃，精神萎靡，皮肤干、弹性差，前囟和眼窝明显凹陷，口腔黏膜干燥，口唇呈樱桃红色，咽红，双肺无异常，心音低钝，腹稍胀，肠鸣音2次，四肢稍凉，膝腱反射减弱。实验室检查：血钠120mmol/L、血钾3.0mmol/L。
>
> **思考：** 1. 该患儿的主要护理问题有哪些？
>
> 　　　2. 该患儿出现哪些水、电解质紊乱？

小儿腹泻是多种因素引起的、以小儿大便次数增多和性状改变为特点的一组消化道综合征，严重者可出现水、电解质和酸碱平衡紊乱。是小儿时期重点防治的"四病"之一。发病年龄多在6个月至2岁，一年四季均可发病，以夏秋季发病率最高。

小儿腹泻按病因分为感染性腹泻和非感染性腹泻两大类，以感染性腹泻多见；按病程分为急性腹泻（小于2周）、迁延性腹泻（2周至2个月）和慢性腹泻（大于2个月）；按病情轻重分为轻型腹泻和重型腹泻。

【病因】

1. 易感因素

（1）消化道特点　婴幼儿消化系统发育不够成熟，胃酸分泌低、消化酶量分泌少，酶活性低，不能适应食物质和量较大的变化。

（2）机体防御能力较差　血清中免疫球蛋白和胃肠道SIgA较低、胃酸偏低、新生儿出生后未建立正常菌群，或长期使用抗生素引起肠道菌群失调，使正常菌群对入侵致病菌的拮抗作用减弱或丧失，而发生肠道感染。

（3）生长发育快　婴幼儿生长发育快，对营养物质的需求相对较多，胃肠道负担重。因此，在受到不良因素影响时，易发生消化道功能紊乱。

（4）人工喂养　母乳中含有大量体液因子（SIgA、乳铁蛋白）、巨噬细胞和粒细胞、溶菌酶、溶酶体等，有很强的抗肠道感染作用，动物乳虽有上述成分，但在加热过程中被破坏，而且人工喂养的食物和食具易受污染，故人工喂养儿肠道感染发生率明显高于母乳喂养儿。

2. 感染因素

（1）肠道内感染　80%婴幼儿腹泻为病毒感染所致，以轮状病毒引起的秋冬季腹泻最为常见。大肠埃希菌是引起夏季腹泻的主要病原体，真菌和寄生虫也可引起急慢性肠炎。

（2）肠道外感染　发热及病原体毒素作用可使消化功能紊乱，故患中耳炎、上呼吸道感染、肺炎、肾盂肾炎、皮肤感染及急性传染性疾病时也可发生腹泻。

3. 非感染因素

（1）饮食因素　喂养不当如不定时、食量过多或过少；食物成分不适宜，如过早进食大量淀粉、脂肪类食物；进食果汁过多（可引起高渗性腹泻）；对牛奶、豆浆或某些食物成分过敏或不耐受等均可出现腹泻；原发性或继发性双糖酶（主要为乳糖酶）缺乏或活性降低，肠道对糖的消化吸收不良也可引起腹泻。

（2）气候因素　天气突然变冷，腹部受凉使肠蠕动亢进；天气过热使消化液分泌减少，口渴饮奶过多可能诱发消化功能紊乱等因素均可导致腹泻。

【发病机制】

导致腹泻发生的机制包括：肠腔内存在大量不能吸收的具有渗透活性的物质；肠腔内电解质分泌过多；炎症所致的液体大量渗出以及肠道运动功能异常。腹泻的发生是多种机制共同作用的结果。

1. 感染性腹泻　病原微生物随污染的水、食物进入消化道，或通过污染的日用品、手、玩具或由带菌者传播。当病原微生物的侵入数量、毒力超过机体的防御能力时，即可引起腹泻。

（1）病毒性肠炎　病毒侵入肠道后，在小肠绒毛顶端遗留不规则的裸露病变，导致小肠黏膜回收水、电解质能力下降，肠液在肠腔内大量积聚而导致腹泻；同时，继发双糖酶活性降低，使食物中糖类消化不完全而积滞在肠腔内，被肠道内细菌分解成小分子短链有机酸，使肠液的渗透压增高；微绒毛破坏亦造成载体减少，上皮细胞钠转运功能障碍，水和电解质进一步丧失，出现水样腹泻。

（2）细菌性肠炎　包括以下两种类型。

1）肠毒素性肠炎　产生肠毒素的细菌侵入肠道后，释放肠毒素，抑制肠上皮细胞对 Na^+ 和水的吸收，并促进肠道的分泌，使小肠液总量增多，超过结肠吸收的限度，发生分泌性腹泻。

2）侵袭性肠炎　各种侵袭性细菌感染导致渗出性腹泻，如志贺菌属、沙门菌属、侵袭性大肠埃希菌、空肠弯曲菌、耶尔森菌和金黄色葡萄球菌等，均可直接侵入小肠或结肠肠壁，引起肠黏膜充血水肿、炎症细胞浸润、溃疡和渗出等病变，排出脓血便。

2. 非感染性腹泻　主要为饮食不当引起，当进食过量或食物所含成分不当，超过消化道的承受能力时，消化过程发生障碍，食物不能被充分消化吸收而积滞于小肠上部，使肠腔内局部 pH 减低，肠道下部的细菌上移和繁殖，造成消化功能紊乱，肠蠕动增加，引起腹泻、脱水和电解质紊乱。毒性产物被吸收后，可出现不同程度的中毒症状。

【护理评估】

（一）健康史

评估喂养史，包括喂养方式、哺喂何种乳品、哺喂次数及量、添加辅食时间、断乳时间；有无不洁饮食史，是否长期应用抗生素；以往是否有药物或牛奶过敏史。评估患儿腹泻开始时间，大便次数、颜色、性状、气味及量，有无发热、呕吐、腹痛、腹胀、里急后重等。

（二）身体状况

1. 急性腹泻

（1）轻型腹泻　多为饮食因素或肠道外感染引起，也可为肠道内病毒或非侵袭性细菌感染引起。起病可急可缓，以胃肠道症状为主。主要表现为食欲缺乏，偶有恶心、呕吐或溢乳，大便次数增多，每天10次左右，每次量少，大便呈黄色或黄绿色，稀薄或带水，常见白色或黄白色奶瓣（皂块）和泡沫，可混有少量黏液，有酸味。一般无脱水及全身中毒症状。

（2）重型腹泻　多为肠道内感染所致或由轻型腹泻发展而来，主要表现如下。①胃肠道症状：大便每日十余次至数十次，多呈黄绿色水样便或蛋花汤样便，量多，可有少量黏液，肛周皮肤可发红或糜烂；少数患儿也可有少量血便；食欲缺乏并伴有呕吐，重者可吐咖啡样液体。②全身中毒症状：可见发热、烦躁、精神萎靡、嗜睡甚至昏迷、休克。③明显的脱水及电解质和酸碱平衡紊乱：可见脱水、代谢性酸中毒、低钾血症、低钙血症、低镁血症。

2. 肠炎

（1）轮状病毒肠炎　又称秋季腹泻。在婴儿腹泻中最常见。呈散在或小范围流行，主要经粪便－口传播，也可通过气溶胶形式经呼吸道感染而致病。潜伏期1~3天，多发生于6~24个月的婴幼儿。起病急，常伴有发热和上呼吸道感染症状，病初1~2天常发生呕吐，随后出现腹泻。表现为大便次数多，量多，水样便，无腥臭味。

（2）产毒性细菌引起的肠炎　多发生在5~8月气温较高季节，潜伏期1~2天，起病急。轻症大便次数稍增加，性状稍改变；重症腹泻频繁、量多，大便呈蛋花汤样或水样，腥臭，有较多黏液，伴有呕吐，常发生脱水、电解质及酸碱平衡紊乱。本病为自限性疾病，自然病程一般3~7天。

（3）侵袭性细菌引起的肠炎　全年均可发病，多见于夏季，通常急性起病，伴有高热。潜伏期长短不一，根据病原菌侵袭的肠段部位不同，临床特点各异。一般表现起病急，高热，甚至发生惊厥，腹泻频繁，大便呈黏液状，带脓血，有腥臭味。镜检有数量不等的白细胞和红细胞。常伴恶心、呕吐、腹痛和里急后重。可出现严重的中毒症状如高热、意识改变，甚至感染性休克。粪便培养可以找到相应的致病菌。

1）空肠弯曲菌　常侵犯空肠和回肠，腹痛甚剧烈，易误诊为阑尾炎，可并发严重的全身感染，可能与格林－巴利综合征有关。

2）小肠结肠炎耶尔森菌　多发生在冬季和早春，可引起淋巴结肿大，故可导致肠系膜淋巴结炎，症状可与阑尾炎相似；也可引起咽痛和颈淋巴结炎。

（4）抗生素诱发性肠炎　由于使用大量抗生素，致肠道菌群失调，使继发肠道内耐药的金黄色葡萄球菌、某些梭状芽孢杆菌和白色念珠菌等大量繁殖而引起肠炎，体弱儿、长期应用糖皮质激素和免疫功能低下者多见。金黄色葡萄球菌肠炎中毒症状重，表现为发热、休克、电解质紊乱。大便呈暗绿色，量多，有黏液，少数为血便。镜检可见大量脓细胞。伪膜性小肠结肠炎：由难辨梭状芽孢杆菌引起，主要症状为腹泻，轻者每日数次，停用抗生素后很快痊愈；重者腹泻频繁，呈黄绿色水样便，可有毒素致肠黏膜坏死所形成的伪膜排出，大便厌氧菌培养、组织培养法检测细胞毒素可协助诊断。真菌性肠炎多为白色念珠菌感染所致，2岁以下婴儿多见，常并发于其他感染，病程迁延，常伴有鹅口疮，大便次数增多，黄色稀便，泡沫较多带黏液，有时可见豆腐渣样细块（菌落）。

3. 生理性腹泻 多见于6个月以内婴儿，外观虚胖，常有湿疹；生后不久即出现腹泻，但除大便次数增多外，无其他症状，食欲好，不影响生长发育。添加换乳期食物后，大便即逐渐转为正常。

4. 迁延性腹泻和慢性腹泻 多与营养不良和急性期未彻底治疗有关，以人工喂养儿多见，表现为腹泻迁延不愈，病情反复，大便次数和性质极不稳定，严重时可出现水、电解质紊乱。营养不良儿患腹泻时易迁延不愈，持续腹泻又加重了营养不良，最终引起免疫功能低下，继发感染，形成恶性循环，导致多脏器功能异常。

> **知识链接**
>
> **乳糖不耐受症**
>
> 乳糖不耐受症又称乳糖消化不良或乳糖吸收不良。由于乳糖酶分泌少，不能完全消化分解母乳或牛乳中的乳糖而引起的非感染性腹泻，又称乳糖酶缺乏症。婴幼儿腹泻后因肠道黏膜受损，会使小肠黏膜上的乳糖酶遭到破坏，导致奶中乳糖消化不良，引起乳糖不耐受性腹泻。特别是轮状病毒性肠炎后，容易继发乳糖不耐受。
>
> 母乳和牛乳中的糖类主要是乳糖，小肠尤其是空肠黏膜表面绒毛的顶端乳糖酶的分泌量减少或活性不高就不能完全消化和分解乳汁中乳糖，部分乳糖被结肠菌群酵解成乳酸、氢气、甲烷和二氧化碳。乳酸刺激肠壁，增加肠蠕动而出现腹泻。二氧化碳在肠道内产生胀气和增加肠蠕动，使儿童表现不安，偶尔还可能诱发肠痉挛出现肠绞痛。
>
> 乳糖不耐受患儿食用含双糖（包括乳糖、蔗糖、麦芽糖）的饮食可使腹泻加重，所以应采用无乳糖配方奶粉。

（三）心理社会状况

腹泻是小儿常见病，贫困和卫生条件差的地区发病率更高。应注意评估患儿家庭卫生条件、卫生习惯，以及家庭生活环境、经济状况、家长的文化程度，评估家庭对小儿喂养和卫生保健知识掌握的程度。

（四）辅助检查

1. 便常规检查 可见大量脂肪球、白细胞及不同数量的红细胞。有条件应做大便细菌培养。

2. 血常规检查 细菌感染时白细胞总数增高、中性粒细胞增多，寄生虫感染和过敏性腹泻时嗜酸性粒细胞增多。

3. 血电解质检查 血清钾及血清钙下降，二氧化碳结合力降低，血钠浓度随脱水性质不同而异。

【治疗要点】

腹泻的治疗原则是调整饮食，合理用药、控制感染，纠正水、电解质及酸碱平衡紊乱，预防并发症。

1. 调整饮食 供给足够、适宜的营养对预防营养不良、促进恢复和缩短腹泻病程非常重要，故腹泻脱水患儿除严重呕吐者暂禁食（不禁水）4~6小时外，强调继续进食，但需根据病情和平时的饮食习惯进行适当的调整。

2. 控制感染 约70%的患儿表现为病毒及非侵袭性细菌所致的水样腹泻，以饮食疗法和液体疗法为主，一般不需应用抗生素，可选用微生态制剂（双歧杆菌、嗜酸乳杆菌等）和黏膜保护剂（如蒙脱石粉）；另外约30%的患儿为侵袭性细菌感染所致，应结合大便细菌培养和药敏结果选用抗生素（抗革兰阴性杆菌抗生素），避免使用止泻剂。长期应用抗生素诱发肠炎时应首先停用原抗生素，改用万古霉素等。

【护理问题】

1. 腹泻　与感染、喂养不当所致的消化道功能紊乱有关。

2. 营养失调：低于机体需要量　与腹泻、呕吐丢失体液，摄入不足有关。

3. 体液不足　与呕吐、腹泻所致的体液丢失及摄入不足有关。

4. 体温过高　与肠道感染有关。

5. 皮肤完整性受损　与腹泻次数增多及大便刺激臀部皮肤有关。

6. 知识缺乏　与家长及患儿缺乏营养知识和本病的防护知识有关。

7. 潜在并发症　酸中毒、低血钾、低血钙等。

【护理目标】

1. 患儿腹泻、呕吐次数逐渐减少至停止。

2. 患儿脱水和电解质紊乱得以纠正，体重恢复正常。

3. 患儿体温逐渐恢复正常。

4. 患儿臀部皮肤保持完整、无破损。

5. 家长能掌握儿童喂养知识及腹泻的预防护理知识。

【护理措施】　ⓔ微课

1. 调整饮食　呕吐严重者可暂时禁食（不禁水）4~6 小时，待好转后继续喂食；母乳喂养儿继续哺乳、暂停辅食，人工喂养儿可喂米汤、酸奶、脱脂奶等，由少到多，由稀到稠。病毒性肠炎多有双糖酶缺乏，不宜用蔗糖，暂停乳类喂养，改用酸奶、豆浆等。

2. 维持水、电解质酸碱平衡　参见本章第四节。

3. 预防感染　选用针对病原菌的抗生素以控制感染，严格执行消毒隔离，感染性腹泻与非感染性腹泻患儿分室居住，护理患儿前后认真洗手，腹泻患儿用过的尿布、便盆分类消毒，以防交叉感染。

4. 维持皮肤完整性

（1）婴幼儿选用吸水性强、柔软布质或纸质尿布，避免使用不透气塑料布或橡皮布，尿布污湿及时更换。

（2）每次便后用温水清洗臀部并擦干，以保持皮肤清洁、干燥。

（3）局部皮肤发红处涂 5% 鞣酸软膏或 40% 氧化锌油并按摩片刻，促进局部血液循环；也可采用暴露法，臀下仅垫尿布，不加包扎，使臀部皮肤暴露于空气中或阳光下。

（4）局部皮肤溃疡可用灯光照射，每次照射 20~30 分钟，每天 1~2 次，使局部皮肤干燥。

5. 严密观察病情

（1）监测生命体征　包括神志、体温、脉搏、呼吸、血压等。

（2）观察大便情况　观察并记录大便次数、颜色、性状、量，做好动态比较，为输液方案和治疗提供可靠依据。

（3）观察全身中毒症状　是否出现发热、烦躁、嗜睡、倦怠等。

（4）观察水、电解质和酸碱平衡紊乱症状　是否出现代谢性酸中毒表现、低血钾表现、脱水情况及其程度。

6. 健康教育

（1）宣传母乳喂养的优点，指导合理喂养，避免在夏季断奶。按时逐步添加换乳期食物。

（2）根据家长的文化程度及理解能力介绍儿童腹泻的病因、治疗和护理要点。在饮食、补液、用药、臀红护理等方面给予指导。避免长期滥用广谱抗生素。

（3）对于感染性腹泻患儿（尤其是传染性强的腹泻），做好消毒隔离工作，防止交叉感染。

（4）注意饮食卫生，食物要新鲜，食具要定时消毒。指导儿童饭前便后洗手，勤剪指甲，培养良好的卫生习惯。

（5）加强体格锻炼，适当户外活动。注意气候变化，防止受凉或过热。

【护理评价】

1. 患儿大便次数是否减少。

2. 患儿水和电解质及酸碱平衡紊乱是否纠正，尿量是否增加。

3. 患儿体温是否恢复正常。

4. 患儿臀部皮肤是否完整无破损。

5. 家长是否掌握儿童喂养知识及腹泻的预防护理知识。

PPT

第四节　小儿液体疗法

一、小儿体液平衡的特点

体液是人体的重要组成部分，保持其生理平衡是维持生命的重要条件。体液中水、电解质、酸碱度、渗透压等的动态平衡，依赖于神经、内分泌、呼吸、肾脏等系统的正常调节功能。儿童由于这些器官系统发育不成熟，体液平衡调节功能差，易受疾病和外界环境的影响而致体液平衡紊乱。

（一）体液总量及分布特点

体液分布在血浆、间质和细胞内，分布在血浆、间质内的体液称为细胞外液，分布在细胞内的称为细胞内液。小儿血浆液和细胞内液占体液总量的比例是比较固定的，与成人相近。年龄越小，体液总量占体重的比例相对越高，间质液占的比例相对越大（表8-2）。

表8-2　不同年龄儿童体液分布（占体重的百分比）

（%）

年龄	细胞内液	细胞外液		体液总量
		血浆液	间质液	
足月新生儿	35	6	37	78
1岁	40	5	25	70
2~14岁	40	5	20	65
成人	40~45	5	10~15	55~60

（二）体液的电解质组成

细胞内液和细胞外液的电解质组成有很大的差异。细胞内以 K^+、Mg^{2+} 及蛋白为主，K^+ 起维持细胞内液渗透压的作用；细胞外以 Na^+、Cl^- 及 HCO_3^- 为主，其中 Na^+ 含量占阳离子总量的90%以上，是维持血浆渗透压的主要离子。临床上常测定血钠的浓度来反映体液的渗透压。

（三）水代谢特点

1. 水的需要量较多　小儿时期，由于生长发育迅速、新陈代谢旺盛及体表面积相对较大等，每天需水量相对较多。按体重计算，年龄越小，每日需水量相对越多。

2. 水的交换率高　年龄愈小，水的进出量愈多，交换量愈

> ☀ **考点提示**
>
> 小儿体液平衡的特点。

大。婴儿每天水的交换量是细胞外液量的1/2，而成人仅为1/7，婴儿水的交换率比成人快3~4倍。因此，小儿对缺水的耐受力比成人差，当水摄入不足或丢失过多时，比成人更容易脱水。

（四）小儿体液调节的特点

体液主要受肾、肺、血浆中的缓冲系统及神经内分泌调节。由于小儿体液的调节功能不成熟、每日水的摄入量相对较多、交换率高及不显性失水较多，易发生脱水和电解质紊乱。

二、水、电解质及酸碱平衡紊乱症状

（一）脱水

是指水分摄入不足或丢失过多引起的体液总量尤其是细胞外液量的减少，除失水外，尚有钠、钾等电解质的丢失。由于脱水时水与电解质丧失的比例不同，引起体液渗透压的变化而造成不同性质的脱水。

1. 脱水程度　指患病后的累积体液损失量，常以丢失液体量占体重的百分比来表示，一般根据临床表现综合分析判断，将脱水分为轻、中和重度（表8-3）。营养不良患儿皮下脂肪少，皮肤弹性较差，脱水程度易被过高估计；相反，肥胖小儿皮下脂肪过多，脱水程度易被过低估计。因此不能只以皮肤弹性作为判断标准，应综合考虑。

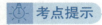

考点提示

脱水程度、脱水性质的判断。

表8-3　不同程度脱水的临床表现

临床表现	轻度	中度	重度
失水占体重的百分比（%）	<5	5~10	>10
精神状态	稍差	烦躁或萎靡	嗜睡或昏迷
皮肤及黏膜	皮肤弹性正常或稍差，唇稍干燥	皮肤弹性明显差，唇明显干燥	皮肤弹性极差，唇极干燥
前囟及眼窝	稍凹陷	明显凹陷	极度凹陷
泪液	有	少	无
尿量	略少	明显减少	少尿或无尿
四肢	温	稍凉	厥冷
周围循环衰竭	无	不明显	明显

2. 脱水的性质　脱水的性质常常反映了水和电解质的相对丢失量，临床上常根据血清钠及血浆渗透压水平对其进行评估。①低渗性脱水时血清钠低于130mmol/L；②等渗性脱水时血清钠在130~150mmol/L；③高渗性脱水时血清钠大于150mmol/L。临床上以等渗性脱水最常见，其次是低渗性脱水，高渗性脱水较少见（表8-4）。

表8-4　不同类型脱水的比较

诱因及临床表现	低渗性	等渗性	高渗性
诱因	电解质丢失多于水	水与电解质成比例丢失	水丢失多于电解质
血钠浓度	<130mmol/L	130~150mmol/L	>150mmol/L
口渴程度	不明显	明显	极明显
皮肤弹性	极差	稍差	尚可
血压	很低	低	正常或稍低
神志	嗜睡或昏迷	精神萎靡	烦躁或惊厥

（二）酸碱失衡

酸碱平衡是指正常体液保持一定的 H^+ 浓度。儿童血 pH 和成人一样，即为 7.35～7.45。主要通过体液的缓冲系统及肺、肾的调节作用，维持酸碱平衡，保证机体的生理功能。体液常见的酸碱失衡为单纯型（呼吸性酸中毒、呼吸性碱中毒、代谢性酸中毒、代谢性碱中毒），有时亦出现混合型。

1. 代谢性酸中毒　是小儿最常见的酸碱平衡紊乱，主要是细胞外液中 H^+ 增加或 HCO_3^- 丢失所致。

（1）发生原因　①小儿腹泻、小肠和胆管引流或瘘管等造成体内碱性物质大量丢失。②氯化钙、氯化镁等酸性物质摄入过多。③静脉摄入过多的不含 HCO_3^- 的含钠液。④摄入热量不足、组织缺氧致酸性代谢产物堆积。

（2）临床特点　根据 HCO_3^- 测定结果不同，将酸中毒分为轻度、中度及重度。①轻度酸中毒：症状不明显，仅有呼吸稍快，多通过血气分析发现并作出诊断，血浆二氧化碳结合力为 13～18mmol/L（30～40vol%）。②中度酸中毒：表现为呼吸深快，心率加快，口唇樱红，恶心、呕吐，精神萎靡，疲乏无力，血浆二氧化碳结合力为 9～13mmol/L（20～30vol%）。③重度酸中毒：表现为心率减慢、呼吸深快、节律不齐，呼吸有丙酮味，昏睡或昏迷，血浆二氧化碳结合力小于 9mmol/L（小于 20vol%）。若血 pH 在 7.20 以下时，可出现血压偏低、心力衰竭，甚至出现室颤。新生儿及小婴儿因呼吸代偿功能较差，常可仅出现精神萎靡、拒奶、面色苍白等，呼吸改变并不明显。

（3）治疗要点　积极治疗原发病，采用碳酸氢钠和乳酸钠等碱性药物增加碱储备，中和 H^+。pH 小于 7.3 时可使用碱性液，首选碳酸氢钠（5% $NaHCO_3$），计算公式如下。

所需碱性溶液（ml）＝剩余碱（-BE）×0.5×体重（kg）

一般稀释成 1.4% 碳酸氢钠或 1.87% 乳酸钠。在纠正酸中毒的同时注意补钾、补钙。出现通气功能障碍时，不宜使用碳酸氢钠；新生儿及缺氧、休克和肝功能不全患儿不宜使用乳酸钠。

2. 代谢性碱中毒　为体内 H^+ 减少或 HCO_3^- 增高所致。

（1）发生原因　①消化道损失过多的酸性物质，如长期呕吐、胃管吸引。②低血钾，肾碳酸氢盐重吸收增加。③应用碱性药物过多，使体内 HCO_3^- 增多。④呼吸性酸中毒时代偿性分泌氢，增加 HCO_3^- 的重吸收，使酸中毒得到代偿，机械通气后，血 $PaCO_2$ 恢复正常，而血浆 HCO_3^- 仍很高，导致代谢性碱中毒。

（2）临床特点　轻症表现不明显，严重时呼吸慢而浅，头晕、躁动，继发血中游离钙减少时，神经肌肉兴奋性增加，出现手足搐搦，甚至喉痉挛，血 pH 及 CO_2CP 值均升高。低血钾是碱中毒常伴有的症状。

（3）治疗要点　①治疗原发病和纠正脱水。②停用碱性药物。③轻症患儿只需静脉滴注生理盐水。④重症患儿可给予氯化铵纠正。⑤注意补钾、补钙。

3. 呼吸性酸中毒　通气障碍导致 CO_2 排出障碍，使体内 CO_2 潴留及 H_2CO_3 增高所致。

（1）发生原因　呼吸道阻塞、肺部和胸腔疾患、呼吸肌麻痹或痉挛及呼吸中枢受抑制、呼吸机使用不当等。

（2）临床特点　因原发病而异，缺氧为主要症状。

（3）治疗要点　积极治疗原发病，改善通气和换气功能，解除呼吸道阻塞。重症患儿可行气管插管或气管切开人工辅助呼吸，低流量氧气吸入。镇静剂可抑制呼吸，一般禁用。

4. 呼吸性碱中毒　通气过度使体内 CO_2 大量排出，H_2CO_3 下降所致。

（1）发生原因　剧烈哭闹、高热、中枢神经系统疾病、水杨酸制剂中毒、CO 中毒等。

（2）临床特点　突出表现为呼吸深快，其他症状与代谢性碱中毒相似。

（3）治疗要点　针对原发病改善呼吸功能，碱中毒可随呼吸改善而逐渐恢复。纠正电解质紊乱，有手足搐搦症者补充钙剂。

（三）低钾血症

正常血清钾浓度维持在 3.5～5.5mmol/L。血清钾浓度低于 3.5mmol/L，称为低钾血症。

1. 发生原因　胃肠液中含钾较多，吐泻丢失大量钾；进食少，钾的摄入不足；肾保钾的能力不如保钠的能力，缺钾时仍有一定量钾继续排出，所以腹泻患儿都有不同程度的缺钾。

2. 临床表现　血清钾低于 3.5mmol/L；精神萎靡，反应低下，躯干和四肢肌肉无力；腱反射减弱；腹胀、便秘、肠鸣音减弱；心率增快，心音低钝，心脏扩大，心律不齐，甚至血压下降；心电图改变：T 波增宽、低平或倒置，Q-T 间期延长，ST 段下降，甚至出现病理性 U 波。严重者出现肠、膀胱麻痹及呼吸肌麻痹。

3. 治疗要点　纠正低血钾常用两种方法：静脉补钾与口服补钾。

（1）静脉补钾　较常用，但有一定的危险性。注意事项如下。①见尿补钾。一般腹泻的小儿，由于呕吐和腹泻，在丢失体液的同时也丢失钾，加上肾保钾的能力不如保钠的能力，应予补充。但是，在脱水严重、无尿的情况下，常伴有代谢性酸中毒。发生酸中毒时，由于 H^+-K^+ 交换，细胞内的 K^+ 转移到细胞外，所以血 K^+ 并不低，此时补钾可导致高钾血症。输液过程中，输入的液体对血钾起到稀释的作用；脱水好转后，尿量增加，钾排出增加；酸中毒纠正，K^+ 内流回到细胞内；输入的葡萄糖合成糖原要消耗 K^+。因此，有尿时血钾降低，所以应该见尿补钾。②补钾的量不宜过多，一般每天可补钾 3～4mmol/kg，严重低钾者可补 4～6mmol/kg。③浓度不宜过高，必须低于 0.3%。④补钾速度不宜过快，应小于每小时 0.3mmol/kg，一天中静脉补钾的时间一般不少于 6～8 小时。⑤一般补钾需 4～6 天。

（2）口服补钾　较为缓慢，但安全性更高。

（四）低钙和低镁血症

当血清钙浓度低于 2.1mmol/L（8.5mg/dl）称为低钙血症。当血镁低于 0.74mmol/L 时称为低镁血症。低钙血症表现为抽搐或惊厥，多发生在脱水和酸中毒纠正后，为离子钙减少所致。极少数患儿经补钙后症状仍不见好转，应考虑低镁血症，表现为手足震颤或惊厥。

低血钙时可用 10% 葡萄糖酸钙 5～10ml 加 5% 或 10% 葡萄糖 20～30ml 稀释后，缓慢静脉推注或静脉滴注，避免药液外渗。低镁血症时用 25% 硫酸镁，每次 0.1mg/kg，深部肌内注射。

三、液体疗法常用溶液

（一）非电解质溶液

常用 5% 和 10% 葡萄糖溶液。5% 葡萄糖溶液为等渗液，10% 葡萄糖溶液为高渗液。但葡萄糖输入体内后，很快分解代谢，在产生能量的同时分解成二氧化碳和水，或转变成糖原储存在体内，不能维持血浆渗透压，所以，在临床使用时将其视为无张力的溶液。葡萄糖溶液的作用是供给水分和热量，或纠正体液的高渗状态。

（二）电解质溶液

主要用于补充体液，纠正体液的离子浓度、酸碱平衡紊乱及补充所需要的电解质。常用的电解质溶液如下。

1. 0.9% 氯化钠溶液（生理盐水）　每升含 Na^+ 和 Cl^- 各 154mmol，与血浆晶体渗透压相近似，故为等张液。但因其 Na^+、

考点提示

常见液体张力、优缺点及作用。

Cl^-的比例为1：1，与血浆钠和氯的比例不同，即氯的含量比血浆高，若长期或大量补给，可致血氯增高，导致高氯性酸中毒。因此临床常用2份生理盐水和1份1.4%碳酸氢钠混合，使其钠与氯之比为3：2，与血浆中钠氯之比相近。

2. 碱性溶液　常用于纠正代谢性酸中毒。可将其加入其他溶液中输入。必要时，亦可单独输入。常用的碱性溶液如下。

（1）1.4%碳酸氢钠溶液　为等张含钠碱性溶液。市售成品浓度为5%，加入5%或10%葡萄糖溶液稀释3.5倍后，即为1.4%碳酸氢钠溶液。在紧急抢救严重酸中毒时，可用5%的碳酸氢钠溶液直接静脉注入，但量不宜过大，避免导致体液的高渗状态。因作用原理是与血浆中的H^+结合，产生二氧化碳和水，从而改变体液的pH，故有呼吸衰竭和二氧化碳潴留者慎用。

（2）1.87%乳酸钠溶液　为等张含钠碱性溶液。市售成品浓度为11.2%，加入5%或10%葡萄糖溶液稀释6倍后，即为1.87%乳酸钠溶液。乳酸钠需要在有氧环境中，经肝代谢分解产生HCO_3^-而发挥作用，显效较缓慢。因此，肝功能不足、新生儿期、缺氧、休克及乳酸性酸中毒时，不宜选用。

3. 10%或15%氯化钾溶液　用于纠正低钾血症，静脉输入时，应配制成0.2%～0.3%浓度，即100ml溶液中最多可加10%氯化钾2～3ml。切勿直接推注，否则有引起心肌抑制、心搏骤停的危险。还应注意肾功能和排尿情况。

（三）混合溶液

一般将溶液中电解质所具有的渗透压看作溶液的张力。混合溶液的张力可根据下列公式进行计算。

$$混合溶液的张力 = （等渗盐 + 等渗碱）÷ 液体的总量$$

即混合溶液的张力等于等张的盐与等张的碱占液体总量的比例。几种常用混合溶液的简便配制方法可见表8-5。

表8-5　液体疗法常用的混合溶液

混合溶液	组成成分			张力	用途
	0.9%氯化钠	5%或10%葡萄糖	1.4%碳酸氢钠或1.87%乳酸钠		
1：1	1	1	—	1/2	轻中度等渗性脱水
2：1	2	—	1	等渗	低渗性或重度脱水
2：3：1	2	3	1	1/2	轻中度等渗性脱水
4：3：2	4	3	2	2/3	低渗性脱水
1：4	1	4	—	1/5	高渗性脱水或生理需要量

（四）口服补液盐

口服补液盐（ORS）是世界卫生组织推荐使用的一种口服溶液，临床用于治疗急性腹泻伴轻、中度脱水。2006年世界卫生组织推荐使用的新配方为：氯化钠2.6g、枸橼酸钠2.9g、氯化钾1.5g、葡萄糖13.5g，加温开水1000ml溶化而成总渗透压245mOsm/L。传统配制方法：氯化钠3.5g、碳酸氢钠2.5g、氯化钾1.5g、葡萄糖20.0g，加温开水至1000ml制成为2/3张液。

考点提示

ORS的组成及临床应用。

四、补液原则

液体疗法的目的是纠正水、电解质和酸碱平衡紊乱，以恢复机体的生理功能。要求补其所失，供其所需，纠其所偏。小儿补液的基本原则为：做好"三定（定量、定性、定速）""三见"（见尿补钾、见惊补钙或镁、见酸补碱）及"三先（先快后慢、先盐后糖、先浓后淡）"。

1. 累积损失量 自发病以来累计丢失的水、电解质的量。

（1）定量 根据脱水程度而定，轻度脱水补充量为 30 ~ 50ml/kg，中度脱水 50 ~ 100ml/kg，重度脱水 100 ~ 120ml/kg。

（2）定性 根据脱水性质而定，通常低渗性脱水补 2/3 张含钠液，等渗性脱水补 1/2 张含钠液，高渗性脱水补 1/3 ~ 1/5 张含钠液。如临床判断脱水性质有困难，可先按等渗性脱水处理。

（3）定速 补液速度取决于脱水程度，原则上先快后慢。对伴有循环不良和休克的重度脱水患儿，应迅速输入 2∶1 等张液或 1.4% 碳酸氢钠溶液 20ml/kg（总量不能超过 300ml），于 30 ~ 60 分钟快速静脉输入，余量按常规速度滴注，常在 8 ~ 12 小时内完成，每小时 8 ~ 10ml/kg。

2. 继续损失量 指进行液体治疗过程中，因呕吐、腹泻等继续丢失的液体量。补液量及种类应按"丢多少补多少""随时丢随时补"的原则补充。

（1）定量 一般按每日 10 ~ 40ml/kg 计算。

（2）定性 常用 1/2 ~ 1/3 张含钠液。

（3）定速 一般约 5ml/（kg·h）。

3. 生理需要量 指满足基础代谢需求的液体量，涉及热量、水和电解质。

（1）定量 可按照体重估计的 100/50/20 法，即体重为 0 ~ 10kg 以内，生理需要量为 100ml/（kg·d）；体重为 11 ~ 20kg，生理需要量为 1000ml + 超过 10kg 体重数 ×50ml/（kg·d）；体重 >20kg，生理需要量为 1500ml + 超过 20kg 体重数 ×20ml/（kg·d）。

（2）定性 生理需要量应该尽量口服，若口服有困难者，补充 1/4 ~ 1/5 张含钠液。

（3）定速 补液速度同继续损失量，一般约 5ml/（kg·h）。

其他处理：排尿后及时补钾，根据病情补充钙、镁等离子。脱水纠正后，组织灌注改善，堆积的乳酸进入血液中，易引起酸中毒，因此应注意纠正酸中毒。低渗性脱水输液速度可稍快，高渗性脱水为防止发生脑细胞水肿，输液速度应适当减慢，严重酸中毒需补给碱性溶液。

以上三项合计，在 24 小时内，不进食、不进水的条件下，补液总量为：轻度脱水 90 ~ 120ml/（kg·d），中度脱水 120 ~ 150ml/（kg·d），重度脱水 150 ~ 180ml/（kg·d），计算时以低限计算，液体量不足可追加。

五、几种特殊情况的静脉液体疗法

1. 婴幼儿肺炎伴腹泻的液体疗法 婴幼儿肺炎一般无明显脱水及电解质紊乱，但重型肺炎（如病毒性肺炎）病程长、体温高、呼吸快、进食少，若同时伴有腹泻、呕吐，则会出现脱水、电解质紊乱的表现。采用液体疗法时总量与钠盐要减少约 1/3，输液速度要慢。输液过程中注意病情变化，烦躁不安患儿输液前根据医嘱给予镇静剂，以减轻心脏负担和氧的消耗。

2. 营养不良伴腹泻患儿的液体疗法 营养不良患儿因长期摄入不足或摄入食物不能充分吸收利用，或因慢性感染、寄生虫感染等长期消耗过多，常发生营养不良性贫血或低蛋白水肿。当其伴有腹泻时多为低渗性脱水。补液总量应比一般腹泻减少 1/3，含钠量应高些，以 2/3 张溶液为宜。输液速度应慢，一般每小时为 3 ~ 5ml/kg，总量在 24 小时内均匀滴入。若有重度脱水、休克需要快速扩容时，一般按实际体重 20ml/kg 补给。营养不良患儿大多伴有低钾、低钙，腹泻后症状更明显，应尽早补充，同时注意补充热量和蛋白质。

3. 新生儿疾病的液体疗法　新生儿心、肺、肾功能不成熟，对水、电解质和酸碱平衡调节能力差，因此补液量、性质及速度均应控制。如无明显缺钾，一般不需补钾。补液种类以 1/5 张含钠液为宜，除急需扩充血容量外，全日总量应在 24 小时内均匀滴入。由于生理性溶血新生儿血钾偏高，如无明显缺钾，通常不必补钾。

六、患儿护理

（一）口服补液的护理

口服补液适用于腹泻脱水的预防和轻、中度脱水的纠正。无脱水的患儿可将口服液加等量水稀释，每天 50 ~ 100ml/kg，少量频服预防脱水发生。轻、中度脱水患儿口服液量：轻度脱水 50 ~ 80ml/kg；中度脱水 80 ~ 100ml/kg，少量频饮，于 8 ~ 12 小时内将累积损失补足，之后将余量加等量水稀释按病情需要服用。呕吐频繁或腹泻脱水加重者及时改为静脉补液。有明显腹胀、休克、心功能不全或其他严重并发症者及新生儿不宜口服补液。2 岁以下的患儿每 1 ~ 2 分钟喝 5ml，年长儿用杯子少量多次直接饮用，若患儿呕吐可暂停 10 分钟后再缓慢喂服，每 2 ~ 3 分钟喝 5ml。服用 ORS 液期间应让患儿多饮水，防止高钠血症的发生，如患儿出现眼睑水肿，应停止服用 ORS 液，改服白开水。

（二）静脉补液的护理

适用于中度以上脱水以及呕吐、腹泻严重或腹胀的患儿。

1. 严格掌握输液量和速度　遵医嘱安排 24 小时液体量，遵循"急需先补、先快后慢、见尿补钾"的原则分期分批输入，有条件最好使用输液泵控制入量。对不合作的患儿可以给予适当约束或镇静剂。

2. 密切观察病情，做好输液护理

（1）监测生命体征　监测体温、脉搏、呼吸、血压及精神状态，若出现烦躁不安、脉率增快、呼吸加速等，应考虑是否有输液量过多或者输液速度太快、发生心力衰竭和肺水肿等情况，并及时通知医生做相应处理。

（2）观察脱水情况　观察患儿的精神状态、口渴程度、皮肤黏膜、眼窝、前囟、尿量、呕吐及大便次数和量等，作为补液方案调整的依据。如补液合理，补液后 3 ~ 4 小时排尿，说明血容量恢复，所以应记录补液后首次排尿时间和量；补液 24 小时皮肤弹性恢复、眼窝凹陷消失，说明脱水已被纠正；补液后眼睑浮肿，可能是钠盐过多；补液后尿多而脱水未纠正，则可能是葡萄糖液过多。

（3）观察酸中毒表现　观察患儿面色、呼吸改变，小婴儿有无精神萎靡、抽搐。酸中毒纠正后，如出现抽搐，应考虑低钙血症。

（4）观察低血钾表现　注意观察患儿面色及肌张力，有无心音低钝、腹胀、肠鸣音减弱等。严格遵循"见尿补钾"的原则，并注意补钾的浓度和速度，绝对不可静脉推注。

（5）观察输液情况　注意输液是否通畅，针头有无滑脱，局部有无红肿，有无输液反应。

3. 准确记录液体出入量　24 小时液体入量包括口服液体量、静脉输液量及食物中含水量；液体出量包括尿量、呕吐量、大便丢失的水分和不显性失水，不显性失水与呼吸、体温、环境温度、体力活动均有关系，应考虑在内。婴幼儿因大小便不易收集，可用称尿布法计算液体排出量。记录 24 小时出入量是液体疗法时护理的重要工作内容，应认真准确记录。明确每小时输入量，每分钟输液滴数，定时巡视病房，以保证液体在规定的时间内输入，防止输液过速或过缓，保证静脉输液通畅，防止液体外渗。

答案解析

····· 目标检测

一、选择题

A1/A2 型题

1. 急性腹泻是指病程短于（　　）

    A. 1 周   B. 2 周   C. 2 个月

    D. 1 个月   E. 3 个月

2. 引起秋冬季儿童腹泻的病原体主要是（　　）

    A. 柯萨奇病毒   B. 腺病毒   C. 大肠埃希菌

    D. 埃可病毒   E. 轮状病毒

3. 患儿，男，1 岁，因拒食、啼哭就诊，体格检查：颊黏膜、齿龈、舌面处出现成簇小水疱，部分破溃成溃疡，颌下淋巴结肿大，咽充血，诊断为疱疹性口炎，以下护士健康指导不正确的是（　　）

    A. 勤喂水

    B. 其病原体为白色念珠菌

    C. 饮食以微凉流质或半流质为宜

    D. 养成良好的卫生习惯

    E. 注意隔离

4. 患儿，女，1 岁 5 个月，因腹泻 4 天、无尿 4 小时入院，目前经补液治疗后已排尿，护士遵医嘱给予继续补液 400ml，该份液体中最多可加入 10% 氯化钾（　　）

    A. 8ml   B. 10ml   C. 12ml

    D. 14ml   E. 16ml

A3/A4 型题

（5～6 题共用题干）

患儿，女，9 个月，腹泻、呕吐 4 天，大便为蛋花样 2 天，尿少、精神不振。体格检查：皮肤弹性差，眼窝及前囟明显凹陷，血钠 140mmol/L。

5. 请判断该患儿的脱水程度及性质，应为（　　）

    A. 轻度等渗性脱水   B. 重度等渗性脱水   C. 中度高渗性脱水

    D. 中度低渗性脱水   E. 中度等渗性脱水

6. 对该患儿的补液应首选的液体是（　　）

    A. 2：1 等张含钠液   B. 1/3 张含钠液   C. 1/4 张含钠液

    D. 1/2 张含钠液   E. 1/5 张含钠液

（7～8 题共用题干）

患儿，女，7 个月，人工喂养。因腹泻、呕吐 2 天，伴尿少半天，急诊以婴儿腹泻伴脱水收入院。体检：有枕秃，脱水征明显，精神萎靡，呼吸深快，口唇樱红。

7. 该患儿呼吸深快最可能是由以下原因中的（　）引起

　　A. 休克　　　　　　　　B. 代谢性酸中毒　　　　　　C. 中毒性脑病

　　D. 低钾血症　　　　　　E. 败血症

8. 若需要给患儿补钾，以下各项中不正确的是（　）

　　A. 有尿后补钾

　　B. 静脉补钾的浓度不宜超过 0.3%

　　C. 补钾一般要持续 4～6 天

　　D. 尽量口服

　　E. 必要时可静脉缓慢推注 0.3% 氯化钾

二、案例分析题

患儿，男，7 个月，因腹泻伴发热 2 天入院，2 天前无明显诱因出现腹泻，呈蛋花水样便，每日 10 余次。入院前 4 小时排尿 1 次，量少。查体：体温 39.3℃，心率 136 次/分，呼吸 42 次/分；精神萎靡，哭声弱，泪少，皮肤弹性差，前囟和眼窝明显凹陷，口腔黏膜干燥，唇色樱桃红，咽充血，双肺（－），心音低钝，腹稍胀，肠鸣音 2 次/分，四肢稍凉，膝腱反射减弱。实验室检查：大便常规，大量白细胞，红细胞 3～6 个/HP；血常规无明显异常；血生化，血钠 136mmol/L，血钾 3.0mmol/L，血 HCO_3^- 12mmol/L。临床诊断为感染性腹泻。

请思考：

1. 根据患儿目前身心状况，列出其主要护理诊断。

2. 根据所学知识，计算患儿第一天的补液量。

（王敏敏）

书网融合……

重点小结　　　　　　　微课　　　　　　　习题

第九章 呼吸系统疾病患儿的护理

学习目标

知识目标：通过本章学习，掌握不同年龄小儿呼吸频率的正常值，急性感染性喉炎、急性支气管炎、肺炎护理要点；熟悉急性上呼吸道感染、急性感染性喉炎、急性支气管炎、肺炎的病因及治疗原则；了解小儿呼吸系统解剖特点、生理特点和免疫特点。

能力目标：能对急性上呼吸道感染、急性感染性喉炎、急性支气管炎、肺炎患儿进行护理评估，制订护理计划，并对小儿及家庭进行健康教育。

素质目标：通过本章的学习，帮助学生树立对患儿及家长同情与关爱的职业素养，具备对呼吸系统疾病患儿的整体评估和初步的评判性思维能力。

第一节　小儿呼吸系统解剖、生理特点 📱微课

PPT

　　小儿呼吸道疾病包括上和（或）下呼吸道急慢性炎症、呼吸道异物、呼吸道变态反应性疾病、胸膜疾病、先天性畸形、肺部肿瘤等，是儿科最常见的疾病，据统计，占住院患者的 1/4，占门诊患者的 60%～70%。北方地区发病率更高。其中，以急性上呼吸道感染、支气管炎、支气管肺炎发病率较高，以肺炎最为多见，因此被列为小儿四病之一。小儿各年龄时期呼吸系统的解剖生理特点不同，因此在各年龄期疾病的发生、发展、预后及护理方面具有不同特点。

　　呼吸系统以环状软骨为界划分为上、下呼吸道。上呼吸道包括鼻、鼻窦、咽、咽鼓管、会厌及喉；下呼吸道包括气管、支气管、毛细支气管、呼吸性毛细支气管、肺泡管及肺泡。

一、解剖特点

（一）上呼吸道

　　婴幼儿鼻腔相对狭窄，无鼻毛，位置较低，黏膜柔嫩，血管丰富，感染时黏膜易充血肿胀出现鼻道堵塞，导致呼吸困难或张口呼吸，影响吮乳。出生 6 个月后可患鼻窦炎，以上颌窦与筛窦最易感，由于鼻窦黏膜与鼻腔黏膜相连续，鼻窦口相对较大，急性鼻炎常并发鼻窦炎。小儿鼻泪管短，且瓣膜发育不完全，故鼻腔感染时易出现结膜炎症。咽鼓管较宽且直而短，呈水平位，发生鼻咽炎时易侵及中耳，发生中耳炎。扁桃体包括咽及腭扁桃体，腭扁桃体在 4～10 岁时发育达高峰，14～15 岁逐渐退化，故扁桃体炎常见于年长儿，1 岁以内婴儿较少见。咽部狭窄且垂直，呈漏斗形，喉腔较窄，声门狭小，软骨柔软，黏膜血管丰富，轻微炎症即可引起呼吸困难和声音嘶哑。

（二）下呼吸道

　　婴幼儿气管、支气管相对短且较狭小，软骨柔软，缺乏弹力组织导致支撑作用弱；黏膜血管丰富，纤毛运动差故清除能力弱，易因感染发生呼吸道阻塞。右侧支气管粗短为气管的直接延伸，所以气管异物多见于右侧支气管。

💡 考点提示

咽鼓管的特点。

婴幼儿肺的弹力纤维发育差，血管丰富，间质发育旺盛，肺泡数量较少，因此，肺含血量多而含气量少，易于感染，并易发生间质性炎症、肺不张或肺气肿等。

（三）胸部与纵隔

婴幼儿胸廓呈桶状，肋骨呈水平位，膈肌位置较高；胸腔较小而肺相对较大，呼吸肌发育差。呼吸时胸廓运动幅度小，肺不能充分扩张、通气及换气，易因缺氧和二氧化碳潴留而出现发绀。小儿纵隔相对较大，纵隔周围组织松软、富有弹性，胸腔积液或积气时易导致纵隔移位。

小儿呼吸系统解剖特点及临床意义见表9-1。

表9-1　小儿呼吸系统解剖特点及临床意义

部位	特点	临床意义
鼻	鼻腔短小、无鼻毛，后鼻道狭窄，黏膜嫩，血管丰富	易感染，并易引起鼻塞而致呼吸困难，影响吸吮
鼻窦	鼻窦口相对较大，鼻窦黏膜与鼻腔黏膜直接相连	鼻腔炎症易致鼻窦炎，上颌窦和筛窦最易感染
鼻泪管	较短，开口处瓣膜发育不全	鼻腔炎症易引起结膜炎
咽	狭窄、垂直，腭扁桃体在1岁内发育差，4~10岁时发育达高峰，14~15岁后逐渐退化	扁桃体炎多见于年长儿，1岁内少见
咽鼓管	宽、短、直，呈水平位	咽炎易致中耳炎
喉	呈漏斗状，相对狭窄，黏膜嫩且富有血管和淋巴组织	发生炎症时局部充血、水肿，易致呼吸困难和声音嘶哑
气管、支气管	管腔相对狭窄，黏膜嫩且血管丰富，软骨柔软，缺乏弹力组织；黏液腺分泌不足；纤毛运动差	易感染，并易引起气道阻塞，且感染后痰液黏稠不易咳出；气管异物易进入右侧支气管，引起肺不张和肺炎
肺	右支气管粗短，为气管的直接延伸，弹力纤维发育差，血管丰富，淋巴间隙较成人宽，间质发育旺盛；肺泡小、数量少，使其含血量多	易感染，并易引起间质性肺炎、坠积性肺炎、肺不张或肺气肿
胸廓、纵隔	呈桶状，肋骨呈水平位，膈肌位置高；胸腔容积小，呼吸肌发育差；纵隔相对大，周围组织软	肺的扩张受到限制，不能充分通气、换气，患病时易发生缺氧发绀；胸腔积液或积气易致纵隔移位

二、生理特点

（一）呼吸节律与频率

小儿新陈代谢旺盛，需氧量高，但其解剖特点使肺扩张受一定限制，肺活量小，只能通过加快呼吸频率来满足生理需要，故年龄越小呼吸频率越快（表9-2）。小儿呼吸中枢发育不完善，易出现呼吸节律不齐。

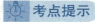

考点提示

不同年龄小儿的呼吸频率。

表9-2　各年龄小儿呼吸和脉搏频率比较

年龄	呼吸（次/分）	脉搏（次/分）	呼吸：脉搏
新生儿	40~44	120~140	1:3
1岁以下	30~40	110~130	1:(3~4)
2~3岁	25~30	100~120	1:(3~4)
4~7岁	20~25	80~100	1:4
8~14岁	18~20	70~90	1:4

（二）呼吸类型

婴幼儿呼吸肌发育不全，呼吸时胸活动范围较小而膈肌活动明显，呈腹式呼吸。随着年龄增长，呼吸肌逐渐发育完善，膈肌和腹腔脏器下降，肋骨由水平位逐渐变为斜位，开始出现胸式呼吸，7岁以后以混合式呼吸为主。

（三）呼吸功能

小儿肺活量、潮气量、气体弥散量较成人小，呼吸潜力差，而且气道阻力比成人大，所以小儿各项呼吸功能的储备能力较低。患呼吸道疾病时，发生呼吸功能不全的概率较高。

（四）血气分析

新生儿和婴儿的肺功能不易检查，但可进行血气分析，帮助了解氧饱和度水平和血液酸碱平衡状态。小儿动脉血气分析正常值见表9-3。

表9-3 小儿动脉血气分析正常值

项目	新生儿	＜2岁	＞2岁
pH	7.35~7.45	7.35~7.45	7.35~7.45
PaO$_2$（kPa）	8~12	10.6~13.3	10.6~13.3
PaCO$_2$（kPa）	4.00~4.67	4.00~4.67	4.67~6.00
HCO$_3^-$（mmol/L）	20~22	20~22	22~24
BE（mmol/L）	-6~+2	-6~+2	-4~+2
SaO$_2$（%）	90.0~96.5	95~97	95.5~97.7

三、免疫特点

小儿呼吸道的非特异性及特异性免疫功能均较差，如咳嗽反射及纤毛运动功能差，难以有效清除吸入的尘埃和异物颗粒。婴幼儿体内的免疫球蛋白含量低，尤以分泌型 IgA 为甚。此外，乳铁蛋白、溶菌酶、干扰素、补体等数量及活性不足，故易发生呼吸道感染。

PPT

第二节　急性上呼吸道感染

急性上呼吸道感染（acute upper respiratory infection，AURI）是各种病原体引起的上呼吸道急性感染，简称上感，俗称感冒，是小儿最常见的疾病。一年四季均可发生，以冬春季和气候骤变时居多，多为散发，偶见流行，主要通过空气飞沫传播。

【病因】

多种病毒和细菌可引起本病，但90%以上为病毒，主要有鼻病毒、呼吸道合胞病毒、流感病毒、副流感病毒、腺病毒等。病毒感染后可继发细菌感染，常见A组溶血性链球菌，其次为肺炎链球菌和流感嗜血杆菌等。肺炎衣原体也可引起上呼吸道感染。婴幼儿由于上呼吸道的解剖和免疫特点而易患本病，患有维生素D缺乏性佝偻病、营养不良、先天性心脏病、贫血或气候骤变、环境不良、护理不当等会导致本病反复发生。

> 💡 **考点提示**
>
> 　急性上呼吸道感染的常见病原体。

【病理及发病机制】

病理表现为鼻腔及喉黏膜充血、水肿、上皮细胞破坏，少量单核细胞浸润，有浆液性及黏液炎性渗出。继发细菌感染后，有中性粒细胞浸润，大量脓性分泌物。

小儿由于防御功能不完善，易发生呼吸道感染。呼吸道黏液腺分泌不足，纤毛运动差，分泌型IgA生成不足使气道易受病原体侵袭。传播途径为通过含有病毒的飞沫、雾滴，或经污染的用具进行传播。常于机体抵抗力降低时，如受寒、劳累、淋雨等，原已存在或由外界侵入的病毒和（或）细菌，迅速生长繁殖，导致感染。此外，支气管高反应性的存在，致使部分婴幼儿因呼吸道感染等因素而诱发呼吸道变态反应性疾病。

【护理评估】

（一）健康史

询问患儿有无因护理不当而受凉的病史；有无居住拥挤、通风不良、空气污浊的情况；是否患过营养缺乏性疾病、先天性心脏病、贫血等；有无发热、喷嚏、流涕、咽痛、咳嗽等。

（二）身体状况

1. 一般上感

（1）症状　包括局部症状和全身症状。

1）局部症状　主要为鼻咽部的症状，如喷嚏、鼻塞、流涕、干咳、咽部不适和咽痛等。新生儿和小婴儿常可因鼻塞而出现张口呼吸或拒乳。

2）全身症状　发热、烦躁不安或精神萎靡、头痛、全身不适、乏力等。部分患儿可出现食欲缺乏、恶心、呕吐、腹痛、腹泻等消化道症状。腹痛多为脐周阵发性疼痛，可能系肠痉挛所致，如腹痛持续存在，多为并发急性肠系膜淋巴结炎。

婴幼儿起病较急，以全身症状为主，多有发热，体温可高达 $39 \sim 40^\circ C$，甚至可因高热引起惊厥。年长儿则以局部症状为主，全身症状较轻。

（2）体征　体检可见咽部充血、扁桃体肿大，有时可见下颌和颈部淋巴结肿大、触痛。肺部听诊正常。肠道病毒感染时可出现不同形态的皮疹。

2. 特殊类型上感

（1）疱疹性咽峡炎（herpangina）　病原体为柯萨奇A组病毒，好发于夏、秋季。起病急，以高热、咽痛、流涎、食欲缺乏为主要表现。体格检查可见咽部充血，咽腭弓、软腭、悬雍垂上有 $2 \sim 4mm$ 大小灰白色的疱疹，周围有红晕，疱疹破溃后形成小溃疡，疼痛明显。病程1周左右。

（2）咽结膜热（pharyngo conjunctival fever）　病原体为腺病毒3型和腺病毒7型。好发于春、夏季，可散发或小范围流行。临床以发热、咽炎、结膜炎为特征。体检可见咽充血，有白色点块样分泌物，可剥离一侧或双侧滤泡性结膜炎，可伴球结膜充血；颈及耳后淋巴结肿大，可伴有胃肠道症状。病程 $1 \sim 2$ 周。

（三）心理社会状况

本病起病急，年龄越小全身症状越重，少数患儿并发高热惊厥。应注意评估家长对该病的了解程度，是否有焦虑；特殊类型的上感常呈流行性，因此还应评估流行病学情况。

> 💡 **考点提示**
>
> 两种特殊类型上呼吸道感染的病原体。

（四）辅助检查

病毒感染患儿白细胞总数正常或偏低，中性粒细胞减少，淋巴细胞计数相对增高。细菌感染患儿白细胞总数增高，中性粒细胞增多。

【治疗要点】

以支持疗法及对症治疗为主，注意防治并发症。

1. 支持疗法 保持良好的环境，注意休息，多饮水，补充维生素 C。

2. 抗感染治疗 抗病毒药物常选用利巴韦林，继发细菌感染或发生并发症者可选用抗生素，常用青霉素类、头孢菌素类及大环内酯类。确定为链球菌感染或既往有风湿热、肾炎病史者，用青霉素 10 ~ 14 天。

【护理问题】

1. 体温过高 与感染有关。

2. 舒适度降低 与鼻塞、咽痛、发热等有关。

3. 潜在并发症 可能并发高热惊厥、中耳炎、肺炎等。

【护理目标】

1. 患儿鼻塞、咽痛有所减轻，舒适度提高。

2. 患儿体温恢复并保持正常。

3. 无并发症发生。

4. 家长和患儿以积极的心态配合治疗。

【护理措施】

1. 维持正常体温

（1）环境要求 保持室内温度 18 ~ 22℃，相对湿度 50% ~ 60%，空气新鲜，每天至少通风 2 次。衣被厚薄适度，以利于散热。出汗后及时更换衣服，避免受凉。

（2）体温观察 每 4 小时测量体温 1 次，并准确记录，如体温过高或有高热惊厥史者须 1 ~ 2 小时测体温 1 次。当体温超过 38.5℃时给予物理降温，如温水擦浴或头部、腋下置冰袋冷敷等。

（3）饮食要求 给予易消化、富含维生素的清淡饮食，保证营养和水分的摄入，特别是大量出汗后应及时补足水分。

（4）按医嘱用药 按医嘱给予退热药，如口服对乙酰氨基酚。按医嘱使用抗病毒药物，如有细菌感染，则选用抗生素。

2. 密切观察病情，预防高热惊厥 密切监测体温，超过 38.5℃要及时给予降温处理，尤其是既往有高热惊厥史的患儿，更要注意及时降温，必要时可按医嘱预防性应用镇静剂。当高热患儿出现惊跳等惊厥先兆时，立即通知医生。发生惊厥时就地抢救，保持安静，按惊厥护理。

3. 心理护理 向家长介绍疾病相关知识，结合儿童的免疫力低等特点，解释反复发热的原因，告诉家长和患儿配合治疗的重要性。

4. 健康教育

（1）指导家庭护理 因上感患儿多不住院，应根据患儿及家长的理解力介绍上感的家庭护理。①让患儿多饮水，饮食要清淡，少食多餐，给予高蛋白质、高热量、高维生素的易消化饮食。②注意休息，减少氧和能量消耗，小于 1 岁小儿发生鼻塞时可在喂乳或睡前 10 ~ 15 分钟适当用 0.5% 麻黄碱液滴鼻，每次 1 ~ 2 滴，不可用药过频，以免引起心悸等。③指导预防并发症的方法，如切记勿捏住患儿鼻孔用力擤鼻涕，以免引起中耳炎或鼻窦炎；介绍观察并发症早期表现的方法，如发现异常及时通知医护人员。

（2）讲解预防常识 让家长了解增加抵抗力是预防上感的关键。小儿穿衣需适应气温的变化，

> 🔅 **考点提示**
>
> 婴儿鼻塞时滴麻黄碱的方法。

居室空气应保持新鲜，增加营养、加强体格锻炼。集体儿童机构中如有上感流行趋势，注意室内定时通风。鼓励小儿多进行户外活动，但在呼吸道感染高发季节避免到人多拥挤的公共场所。婴儿期提倡母乳喂养，积极防治佝偻病及营养不良。丙种球蛋白不能有效地预防上感发生，更不能滥用激素降温。

【护理评价】

1. 患儿鼻塞、咽痛有所减轻，舒适度提高。
2. 患儿体温恢复并保持正常。
3. 无并发症发生。
4. 家长和患儿以积极的心态配合治疗。

第三节　急性感染性喉炎

PPT

急性感染性喉炎（acute infectious laryngitis）是喉部黏膜急性弥漫性炎症，以声音嘶哑、犬吠样咳嗽、喉鸣和吸气性呼吸困难为特征。一年四季均可发生，冬春季多见，常见于婴幼儿。如处理不当，可造成死亡。

【病因】

本病为病毒或细菌感染引起，亦可并发于麻疹、百日咳和流感等急性传染性疾病。常见的病毒为副流感病毒、流感病毒和腺病毒，常见的细菌为金黄色葡萄球菌、链球菌和肺炎链球菌。由于小儿喉部解剖特点，炎症时易充血、水肿而出现喉梗阻。

【病理及发病机制】

婴儿喉在颈部位置相对较高，且舌的基底部距喉很近。小儿喉腔狭窄，新生儿气道最狭窄部位的直径仅为 5～6mm；软骨柔软，对气道的支撑能力差，气道易在吸气时塌陷。通过上气道的气流呈涡流状，可在通过声带结构时发生颤动引起喉鸣，起初喉鸣为低调、粗糙、吸气性，随梗阻加重变为柔和、高调并扩展至呼气相。严重梗阻时可闻呼气喘鸣，最终可发生气流突然中止。

【护理评估】

（一）健康史

询问患儿有无因护理不当而受凉的病史；有无居住拥挤、通风不良、空气污浊的情况；是否患过营养缺乏性疾病、先天性心脏病、贫血等；是否患过麻疹、百日咳等传染性疾病；有无发热、喷嚏、声音嘶哑、犬吠样咳嗽等。

（二）身体状况

1. 症状　起病急、症状重。可有发热、犬吠样咳嗽、声嘶、吸气性喉鸣和三凹征，严重时可出现发绀、烦躁不安、面色苍白、心率加快。咽部充血，间接喉镜检查可见喉部、声带有不同程度的充血、水肿。一般白天症状轻，夜间入睡后加重，喉梗阻者若不及时抢救，可窒息死亡。

2. 体征　间接喉镜检查见黏膜弥漫性充血，尤其是声带充血，声带由白色变为粉红或红色。有时可见声带黏膜下充血，声带因肿胀而增厚，但两侧声带运动正常。

临床上按吸气性呼吸困难的轻重，将喉梗阻分为四度（表9－4）。

考点提示

喉梗阻的分度。

表 9 - 4 急性感染性喉炎喉梗阻分度

分度	临床表现	体征
Ⅰ度	活动后出现吸气性喉鸣和呼吸困难	呼吸音及心率无改变
Ⅱ度	安静时有吸气性喉鸣和呼吸困难	可闻喉传导音或管状呼吸音，心率加快（120～140 次/分）
Ⅲ度	喉鸣和吸气性呼吸困难，烦躁不安，口唇甲床发绀，双目圆睁，呈惊恐状，头面出汗	呼吸音明显减弱，心音低钝，心率快（140～160 次/分）
Ⅳ度	渐显衰竭，呈昏睡状态，呼吸无力，三凹征不明显，面色苍白发灰	呼吸音几乎消失，仅有气管传导音，心音低钝，心律不齐

（三）心理社会状况

本病起病急、症状重，应注意评估家长对该病的了解程度，是否有焦虑情况。

（四）辅助检查

1. 血常规检查　病毒感染者白细胞计数正常或偏低，淋巴细胞计数相对增高。细菌感染者白细胞计数增高，中性粒细胞增多。

2. 血氧饱和度测定　可明确是否缺氧。

3. X 线摄片　颈部后前位及侧位 X 线摄片以排除会厌炎及气管异物。

【治疗要点】

1. 保持呼吸道通畅　用肾上腺皮质激素或 1%～3% 麻黄碱雾化吸入，促进黏膜水肿消退。

2. 控制感染　细菌感染者选择敏感抗生素及时静脉滴注，常用青霉素类、头孢菌素类及大环内酯类。病毒感染者可选用利巴韦林、阿昔洛韦等。

3. 使用糖皮质激素　糖皮质激素有抗炎和抑制变态反应作用，可及时减轻喉头水肿，缓解喉梗阻。病情轻者口服泼尼松，Ⅱ度以上喉梗阻患儿给予地塞米松、氢化可的松或甲泼尼龙静脉滴注。

4. 对症治疗　缺氧者给予吸氧；烦躁不安者给予异丙嗪，异丙嗪除镇静外尚有减轻喉头水肿的作用；痰多者应予祛痰剂，不宜用氯丙嗪和吗啡。

【护理问题】

1. 有窒息的危险　与急性喉炎所致的喉梗阻有关。

2. 体温过高　与喉部感染有关。

3. 恐惧　与呼吸困难有关。

4. 知识缺乏　与患儿及家长缺乏有关急性喉炎的护理和预防知识有关。

【护理目标】

1. 患儿呼吸功能有效改善。

2. 患儿体温恢复正常。

【护理措施】

1. 改善呼吸功能，防止窒息发生

（1）保持室内空气清新，温湿度适宜；血氧饱和度小于 92% 时遵医嘱及时给予吸氧，可采用面罩或氧气帐吸入湿化的氧气；用肾上腺皮质激素或 1%～3% 麻黄碱雾化吸入，以迅速消除喉头水肿，恢复呼吸道通畅。

（2）遵医嘱给予抗生素、肾上腺皮质激素及镇静剂，注意观察药物疗效和不良反应。

（3）密切观察病情变化，根据喉鸣、发绀、烦躁、三凹征等表现，判断缺氧程度，随时做好气管切开的准备，以免因吸气性呼吸困难而窒息致死。

2. 维持体温正常

（1）密切监测体温变化，超过 38.5℃要及时给予物理或药物降温。

（2）供给充足的水分和营养，哺喂时避免呛咳，必要时静脉补液。

3. 健康教育

（1）告知家长要保持房间空气新鲜，温湿度适宜；夜间入睡后病情可突然加重，注意密切观察患儿病情，及时就诊。

（2）向家长介绍预防呼吸道感染的方法。详见本章第二节。

【护理评价】

1. 患儿呼吸通畅。

2. 患儿体温下降。

PPT

第四节　急性支气管炎

急性支气管炎（acute bronchitis）是由于各种病原体感染引起的支气管黏膜急性炎症，气管常同时受累，故又称为急性气管支气管炎。常继发于上呼吸道感染之后，或为某些急性传染性疾病早期的临床表现。凡能引起上呼吸道感染的病原体均可引起支气管炎。免疫功能低下、特异性体质、营养缺乏性疾病、支气管局部结构异常等均为本病的危险因素；气候变化、空气污染、化学因素的刺激为本病的诱发因素。婴幼儿多见。

【病因】

主要为感染，病原体为病毒、肺炎支原体或细菌，或为混合感染。能引起上呼吸道感染的病原体都可引起支气管炎。病毒感染中以流感病毒、副流感病毒、腺病毒以及呼吸道合胞病毒等占多数，肺炎支原体亦不少见，在病毒感染的基础上，致病性细菌可引起继发感染，较常见的细菌有肺炎球菌、A 组乙型溶血性链球菌、葡萄球菌及流感嗜血杆菌，有时为百日咳杆菌、沙门菌属或白喉杆菌。环境污染、空气污浊或经常接触有毒气体亦可刺激支气管黏膜引发炎症。免疫功能低下、特异性体质、营养障碍、佝偻病和支气管局部结构异常等均为本病的危险因素。

【病理及发病机制】

小儿时期鼻、气管及支气管的管腔狭窄，软骨柔软，缺乏弹力组织，黏膜柔弱、纤细且富有血管，黏液腺分泌不足而较干燥等生理解剖特点和免疫功能差等，使小儿时期易发生呼吸道感染。发生气管、支气管炎时，黏膜充血是早期改变，之后出现脱屑、水肿，黏膜下层白细胞浸润，产生黏稠或黏液脓性分泌物，支气管纤毛、巨噬细胞和淋巴管的防御功能障碍，细菌得以侵犯正常时无菌的支气管，继而细胞碎片以及黏液脓性分泌物积聚。咳嗽对于排出支气管分泌物是必需的，支气管壁水肿、分泌物潴留以及可能出现的支气管平滑肌痉挛，可导致气道阻塞。

【护理评估】

（一）健康史

应详细询问既往健康情况，是否有上呼吸道感染史，是否有湿疹和其他过敏史，是否有免疫功能低下、营养不良、佝偻病等。注意询问发病时间及发病后治疗情况。

（二）身体状况

本病多为呼吸道病毒所致，发病可急可缓，早期表现有上呼吸道感染症状，如流涕、干咳。2～3天后咳嗽逐渐加剧，伴分泌物增多，初为白色黏痰，后可为脓性痰。发热可有可无，热度高低不限。儿童可诉有头痛、胸痛、疲乏。食欲不振，睡眠不安。婴幼儿常有呕吐、腹泻。病程5～10天，也有持续3周左右。

1. 一般支气管炎　一般先有上呼吸道感染症状，随后出现刺激性干咳，以后有痰。婴幼儿症状较重，常有发热、食欲缺乏、乏力、呕吐、腹泻等。体检双肺呼吸音粗糙，可闻及不固定的散在的干、湿啰音，啰音常在体位改变或咳嗽后减少甚至消失。一般无气促和发绀。

2. 哮喘性支气管炎　是多发生于婴幼儿一种特殊类型的支气管炎，也称喘息性支气管炎，指婴幼儿时期以喘息为突出表现的支气管炎。除上述表现外，其他特点如下。①多见于3岁以下、有湿疹或其他过敏史的患儿。②有类似哮喘的表现，如呼气性呼吸困难，肺部叩诊呈鼓音，听诊两肺满布哮鸣音及少量粗、中湿啰音。③有反复发作倾向，多与感染有关。④预后大多良好，3～4岁后发作次数减少，大多在6岁前自愈，但少数可发展为支气管哮喘。

（三）心理社会状况

哮喘性支气管炎易反复发作，患儿常因呼吸困难而烦躁不安，住院患儿因环境陌生以及与父母分离而出现焦虑、恐惧。家长因缺乏对发病原因和预防知识的了解，担心患儿会发展成为支气管哮喘而产生恐惧与担忧。

（四）辅助检查

1. 胸部 X 线检查　可无异常改变，或有肺纹理增粗，肺门阴影变浓。

2. 血常规检查　病毒感染者白细胞计数正常或偏低，淋巴细胞计数相对增高。细菌感染者白细胞计数增高，中性粒细胞增多。

【治疗要点】

主要是控制感染和对症治疗，如镇咳、化痰、平喘等。一般不用镇咳药或镇静药，以免抑制咳嗽反射，影响痰液排出。

> 💡 **考点提示**
>
> 　　急性支气管炎不能使用镇咳药或镇静药。

【护理问题】

1. 清理呼吸道无效　与炎症引起的支气管平滑肌痉挛、分泌物增多有关。

2. 体温过高　与感染有关。

3. 知识缺乏　与家长缺乏有关本病的护理及预后知识有关。

【护理目标】

1. 住院期间咳嗽次数减少、胸痛缓解。
2. 住院期间体温恢复正常。
3. 住院期间呼吸通畅、痰液容易咳出。

【护理措施】

1. 保持呼吸道通畅

（1）保持室内空气新鲜，室温18～22℃，室内湿度宜在50%～60%，以利于排痰。

（2）减少活动，保证充足的睡眠和休息，摄入充足的水分和营养，以提高机体抵抗力。

（3）取半卧位或舒适体位，定时为患儿翻身拍背，以利于呼吸通畅和呼吸道分泌物的排出。

（4）可遵照医嘱应用祛痰药，禁用或慎用镇咳药或镇静药，以免抑制咳嗽反射，影响痰液咳出。如痰液黏稠可定时进行雾化吸入。

（5）哮喘性支气管炎的患儿，应注意观察有无缺氧的表现，必要时给予吸氧，喘息严重者可加用泼尼松 3~5 天。过敏因素引起者可用抗过敏药物。在应用茶碱类药物时应注意药物的吸收和排泄有较大的个体差异，应密切观察临床反应，以免过量或不足。

> **💡 考点提示**
>
> 保持呼吸道通畅的护理措施。

（6）遵照医嘱给予抗生素或抗病毒药物，并注意观察用药后反应。

2. 发热护理　监测体温，观察热型，以便采取相应的降温措施，降温方法同本章第二节。

3. 心理护理　向家长介绍本病的病因与治疗过程、临床表现及治疗要点等。该病会反复发作，所以要做好预防，向家长强调预防的重要性，让家长与患儿了解增强身体免疫力的方法，引导患儿进行户外活动，增强体格锻炼，从而增强患儿对温度变化的适应能力。根据温度变化，患儿要合理地增减衣物，避免受凉。呼吸道疾病流行期间，患儿不宜到人多且拥挤的地方，避免交叉感染。

4. 健康教育

（1）介绍急性支气管炎的病因、治疗和护理要点，向家长说明哮喘性支气管炎多数是可以痊愈的，消除家长的恐惧与担忧。

（2）阐明预防本病的关键是预防上呼吸道感染，积极治疗上呼吸道感染，防止炎症蔓延到气管、支气管；积极预防营养缺乏性疾病和传染性疾病，按时进行预防接种；加强营养，增强体质，适当进行户外活动；居室要经常通风，保持空气新鲜，维持适宜的温湿度；避免吸入刺激性气体和有害粉尘等。

【护理评价】

1. 患儿咳嗽次数减少、胸痛缓解。
2. 患儿体温恢复正常。
3. 患儿呼吸通畅、痰液能够咳出。

第五节　肺　炎

PPT

 案例

患儿，女，2 岁，发热、咳嗽、气促 5 天。体格检查：体温 37.8℃，脉搏 140 次/分，呼吸 35 次/分。发育正常，营养中等。神志清，精神萎靡，呼吸稍促。咽充血，双扁桃体Ⅰ度肿大、充血。两肺呼吸音粗糙，可闻及细湿啰音。心脏检查未见明显异常。

思考：1. 初步考虑诊断为何病？找出诊断依据。

2. 该患儿存在哪些护理问题？

3. 入院后 3 小时，突现烦躁不安，口周发绀。体格检查：呼吸 62 次/分，心率 184 次/分，心音低钝，双肺密集细湿啰音，肝肋下 3cm，可能发生了什么？

4. 你能为该患儿制订出护理措施吗？

肺炎（pneumonia）系指不同病原体或其他因素所致的肺部炎症。以发热、咳嗽、气促、呼吸困难和肺部固定中、细湿啰音为临床特征，是婴幼儿时期的常见病，是引起我国 5 岁以下小儿死亡的第一位原因，列为我国儿童保健重点防治的"四病"之一。一年四季均可发生，以冬春季节及气候骤变时多见。

【病因】

常见病原体多为细菌和病毒，也可为病毒、细菌混合感染。发达国家小儿肺炎病原体以病毒为主，呼吸道合胞病毒最常见，其次为腺病毒、流感病毒等。发展中国家以细菌为主，肺炎链球菌最常见。近年来肺炎支原体、衣原体和流感嗜血杆菌感染有增加趋势。营养不良、维生素 D 缺乏症、先天性心脏病、免疫缺陷等小儿易患本病，且病情严重，迁延不愈。

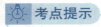

考点提示

小儿肺炎最常见的病原体。

【分类】

目前，肺炎的分类方法尚未统一，常用的有以下几种。

1. 按病理分类 可分为支气管肺炎、大叶性肺炎、间质性肺炎等，以支气管肺炎最为多见。

2. 按病因分类 包括感染性肺炎，如病毒性肺炎、细菌性肺炎、支原体肺炎、衣原体肺炎、真菌性肺炎、原虫性肺炎等；非感染性肺炎，如吸入性肺炎、坠积性肺炎、过敏性肺炎等。

3. 按病程分类 分为急性肺炎（病程在 1 个月以内）、迁延性肺炎（病程 1～3 个月）、慢性肺炎（病程在 3 个月以上）。

4. 按病情分类 分为轻症肺炎（以呼吸系统表现为主，无全身中毒症状）、重症肺炎（除呼吸系统外其他系统亦受累，全身中毒症状明显，可危及生命）。

5. 按临床表现典型与否分类 包括典型性肺炎，如肺炎链球菌肺炎、金黄色葡萄球菌肺炎、肺炎杆菌肺炎等；非典型肺炎，如肺炎支原体肺炎、衣原体肺炎、军团菌肺炎、病毒性肺炎等。

6. 按发生肺炎的地区分类 包括社区获得性肺炎（指无明显免疫抑制的患儿在院外或住院 48 小时内发生的肺炎）、院内获得性肺炎（指住院 48 小时后发生的肺炎）。

【病理及发病机制】

1. 呼吸功能不全 主要表现为低氧血症，严重者可有二氧化碳潴留。肺炎时由于炎症，一方面，使肺泡壁增厚，弥散阻力增加；另一方面，支气管黏膜充血、水肿及分泌物潴留，使小儿原已相对狭窄的管腔变得更窄，导致通气和换气功能严重障碍，机体缺氧与二氧化碳潴留。在疾病早期患儿可通过增加呼吸频率和呼吸深度来增加每分通气量，由于二氧化碳弥散能力比氧强，此时往往仅有轻度缺氧而尚无明显的二氧化碳潴留。

当病变进展，严重妨碍有效的气体交换时，动脉血氧分压（PaO_2）及血氧饱和度（SaO_2）明显下降，发生低氧血症。SaO_2 下降至 0.85 以下、还原血红蛋白在 50g/L 以上时可见发绀。当肺通气严重降低，影响二氧化碳排出时，则在 PaO_2 降低的同时动脉血二氧化碳分压（$PaCO_2$）增高。当 $PaO_2 \leq$ 6.65kPa（50mmHg），$PaCO_2 \geq 6.65kPa$（50mmHg），$SaO_2 \leq 0.85$，即可发生呼吸衰竭。

2. 毒血症 由于病原体作用，重症肺炎常伴有毒血症，引起不同程度的感染中毒症状，如高热、嗜睡、惊厥等。缺氧、二氧化碳潴留及毒血症不仅影响呼吸功能，也使全身代谢与重要器官功能发生障碍。

（1）酸碱平衡失调 缺氧时体内有氧代谢发生障碍，酸性代谢产物堆积，加上高热、饥饿、脱水、吐泻等因素，常出现代谢性酸中毒。此外，二氧化碳潴留、$PaCO_2$ 增高、碳酸及氢离子浓度上升、pH 下降，可导致呼吸性酸中毒。由于缺氧及二氧化碳潴留，肾小动脉痉挛，可引起水钠潴留，缺氧致升压素分泌增加造成稀释性低钠血症。酸中毒时 H^+ 进入细胞内，K^+ 向细胞外转移，血 K^+ 可增高或正常。伴有腹泻或营养不良者由于代偿性呼吸性酸中毒，血 Cl$^-$ 有偏低倾向；少数患儿早期因呼吸增快，通气过度，可能出现呼吸性碱中毒。重症肺炎时，常出现混合性酸中毒。

（2）循环系统功能障碍　缺氧与二氧化碳潴留可引起肺血管反射性痉挛，肺循环压力增高，导致肺动脉高压。肺部病变广泛也使肺循环阻力增加，致右心负荷加重。心肌受病原体毒素损害，易出现中毒性心肌炎。上述因素可导致心功能不全。少数病例因严重毒血症和低氧血症而发生微循环障碍。

（3）中枢神经系统功能障碍　缺氧可影响脑细胞膜上的钠泵功能，使细胞内 Na$^+$ 增多并吸收水分，加之缺氧可使毛细血管扩张，血 - 脑屏障通透性增加而致脑水肿，严重时可致中枢性呼吸衰竭。病原体毒素作用可致中毒性脑病。

（4）消化系统功能障碍　胃肠道在缺氧和毒素的作用下易发生功能紊乱，严重病例可发生中毒性肠麻痹。胃肠道毛细血管通透性增加可致胃肠道出血。

肺炎的发病机制如图 9 - 1 所示。

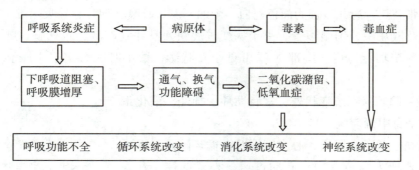

图 9 - 1　肺炎发病机制示意

【护理评估】

（一）健康史

应详细询问生长发育史，既往是否有反复呼吸道感染，家族中是否有哮喘病史。有无发热、咳嗽、气促。应注意评估病因及病前有无呼吸道传染性疾病接触史。是否有营养不良、佝偻病、先天性心脏病、免疫功能低下等疾病。

（二）身体状况

1. 支气管肺炎　2 岁内儿童多发，起病较急，发病前几天多有上呼吸道感染。轻型肺炎以呼吸系统症状为主，主要表现为发热、咳嗽和气促。发热程度不一，热型不定，小婴儿及重度营养不良儿可不发热，甚至体温不升；咳嗽较频，初为刺激性干咳，以后咳嗽有痰；发热、咳嗽后可气促，呼吸加快，频率每分钟可达 40 ~ 80 次，鼻翼扇动，重者呈点头式呼吸，有三凹征，口围发绀。肺部可听到较固定的中、细湿啰音，以背部两肺底和脊柱两旁较多。新生儿或小婴儿症状体征可不明显。

支气管肺炎如早期合理治疗，并发症少见。若延误诊断或病原体致病力强，可引起脓胸、脓气胸、肺大疱，还可发生肺脓肿、化脓性心包炎等并发症。

2. 不同病原体所致的肺炎

（1）呼吸道合胞病毒肺炎　多见于婴幼儿，尤以 1 岁以内多见。临床表现为两种类型。①喘憋性肺炎：起病急骤，可见发热、喘憋、口唇发绀、鼻翼扇动、三凹征。肺部体征以喘鸣为主，可听到细湿啰音。X 线表现为两肺小点片状、斑片状阴影，常伴有肺气肿和支气管周围炎。②毛细支气管炎：表现上述症状，但全身中毒症状不严重。

（2）腺病毒肺炎　以腺病毒3型和腺病毒7型为主要病原体，其次为11型和21型。多见于6个月至2岁小儿，冬春季节多发。起病急骤，全身中毒症状明显，体温常在39℃以上，呈稽留热或弛张热，可持续2~3周。咳嗽频繁，可见阵发性喘憋、呼吸困难、发绀等。肺部体征出现较晚，多在发热3~7天后开始出现肺部湿啰音，后期因肺部病变融合出现肺实变体征。胸部X线改变出现较肺部体征早，表现为大小不等的片状阴影或融合成大病灶，病灶吸收需数周至数月。

（3）肺炎支原体肺炎　起病缓慢，学龄期儿童多见，婴幼儿也可发生。刺激性干咳为本病突出的表现，以后转为顽固性剧咳，有黏痰，偶带血丝。常有发热，在39℃以上，热程1~3周。肺部体征多不明显。中毒症状也不重。部分患儿可出现溶血性贫血、心肌炎、脑膜炎、格林-巴利综合征、肾炎等肺外表现。胸部X线可呈支气管肺炎改变，常为单侧，也可为间质性肺炎改变，或表现为均匀一致的片状影，还可有肺门阴影变浓和胸腔积液。上述X线改变可互相转化。

（4）金黄色葡萄球菌肺炎　新生儿及婴幼儿发病率高。临床起病急、病情重、进展快，中毒症状明显。多呈弛张高热。患儿表现为面色苍白、烦躁不安、咳嗽、呻吟、呼吸困难、发绀。肺部体征出现早，双肺闻及散在中、细湿啰音。由于病变进展快，易并发脓胸、脓气胸、肺大疱。常发生循环、神经及消化系统功能障碍。胸部X线可见小片状影，数小时内可出现小脓肿、肺大疱、胸腔积液。

3. 重症肺炎　除呼吸系统症状外，常有循环、神经、消化系统受累及严重的全身中毒症状。

（1）循环系统　常见心肌炎，心力衰竭及微循环障碍。发生心肌炎时，患儿表现为面色苍白、心动过速、心音低钝、奔马律，心电图显示ST段下移和T波低平、倒置。发生心力衰竭时，表现为突然呼吸加快，大于60次/分；极度烦躁不安，面色苍白发灰；心率增快，婴儿大于180次/分，幼儿大于160次/分，心音低钝、奔马律；肝迅速增大，尿少、下肢水肿等。

（2）神经系统　发生脑水肿时出现烦躁、嗜睡、惊厥、前囟膨隆、球结膜水肿、瞳孔对光反射迟钝或消失、呼吸节律不齐甚至呼吸停止、脑膜刺激征等。

（3）消化系统　主要表现为腹胀、纳差、呕吐、腹泻，发生中毒性肠麻痹时，表现为严重腹胀、肠鸣音消失、吐咖啡色物、便血等。

> **考点提示**
>
> 　　肺炎并发心力衰竭的表现，肺炎并发中毒性脑病和中毒性肠麻痹的表现。

（三）心理社会状况

评估患儿及家长对疾病的病因、预防知识、护理知识的了解程度，是否有焦虑存在。评估患儿有无恐惧，能否配合治疗及护理。评估家庭环境和经济状况。了解患儿既往有无住院经历。

（四）辅助检查

1. 血常规检查　发生细菌性肺炎时白细胞计数升高、中性粒细胞增多，并有核左移，细胞质可见中毒颗粒；发生病毒性肺炎时白细胞计数正常或偏低，有时淋巴细胞增多或出现变异淋巴细胞。

2. 病原学检查　可进行病毒分离、细菌培养等。

3. X线检查　引起支气管肺炎的病因不同，其X线表现也有各自的特点。共性表现为早期肺纹理增强，透光度减低，之后两肺下野中内带出现大小不等的点状或小片絮状影（图9-2）。发生肺气肿、肺不张、脓胸、脓气胸、肺大疱时会有相应的X线表现。

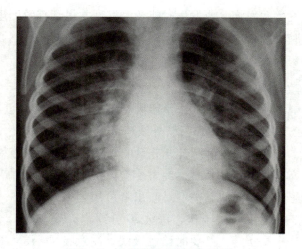

图 9 - 2　支气管肺炎胸部正位片

【治疗要点】

主要为控制感染、改善肺的通气功能、对症治疗、防治并发症。

1. 控制感染

（1）抗生素治疗　根据不同病原体选用敏感抗生素，使用原则为早期、联合、足量、足疗程、静脉给药。一般用至体温正常后 5~7 天、临床症状基本消失后 3 天。肺炎链球菌性肺炎首选青霉素或羟氨苄青霉素，青霉素过敏者选用大环内酯类抗生素；金黄色葡萄球菌肺炎首选苯唑西林或氯唑西林钠，耐药者选用万古霉素或联用利福平，体温正常后 2~3 周可停药，总疗程≥6 周；肺炎支原体肺炎首选大环内酯类抗生素，持续用药 2~3 周。葡萄球菌肺炎于体温正常后继续用药 2~3 周，总疗程 6 周。

> **考点提示**
>
> 　肺炎患儿抗生素的选用和疗程。

（2）抗病毒治疗　可选用利巴韦林、α 干扰素、聚肌胞等药物。

2. 对症治疗　止咳、平喘、降温等，必要时可给予吸氧，及时纠正水、电解质、酸碱平衡失调。

3. 使用肾上腺皮质激素　严重憋喘、呼吸衰竭、全身中毒症状重、脑水肿者，可短期使用肾上腺糖皮质激素，常用地塞米松静脉滴注，疗程 3~5 天。

4. 并发症治疗　中毒性肠麻痹者应禁食、胃肠减压、注射新斯的明等。若出现心力衰竭，应保持安静，给予吸氧、强心、利尿、血管活性药物等。脓胸和脓气胸者及时进行穿刺引流，若脓液黏稠、经反复穿刺抽脓不畅或发生张力性气胸，行胸腔闭式引流。

【护理问题】

1. 清理呼吸道无效　与呼吸道分泌物增多、排痰不利有关。

2. 气体交换受损　与肺部炎症造成通气和换气障碍有关。

3. 体温过高　与肺部感染有关。

4. 潜在并发症　可能并发心力衰竭、中毒性脑病、中毒性肠麻痹、脓胸、脓气胸、肺大疱。

5. 知识缺乏　与患儿家长缺乏有关小儿肺炎的基本知识有关。

【护理目标】

1. 能及时清除患儿呼吸道分泌物，保持呼吸道通畅。

2. 患儿呼吸困难、发绀消失，呼吸平稳。

3. 患儿体温恢复正常。

4. 患儿在住院期间不发生并发症，或发生时能及时发现并得到有效处理。

5. 患儿家长能够说出肺炎的护理和预防要点。

【护理措施】

1. 保持呼吸道通畅及改善呼吸功能

（1）保持室内空气新鲜及适当的温湿度，室温维持在 18～22℃，湿度以 60% 为宜。不同病原体肺炎患儿应分室居住以免交叉感染。病室每天紫外线消毒 1 次。

（2）鼓励患儿多饮水，必要时通过静脉补充充足的水分，以利于痰液稀释及排出。

（3）患儿应采取头抬高 30°～60° 的体位，经常变换体位，定时翻身拍背以利呼吸道分泌物排出。

（4）及时清除口鼻分泌物，对痰液黏稠不易咳出者可用超声雾化器雾化吸入稀释痰液，一般每天 2～4 次，每次 20 分钟。

（5）遵照医嘱给患儿口服祛痰药，必要时给予吸痰，注意吸痰不可过频，动作要轻快，吸痰后宜立即给氧。

> **考点提示**
> 不同给氧方式的氧流量和氧浓度。

（6）凡有呼吸困难、喘憋、口唇发绀等缺氧表现者立即给氧。一般采用鼻导管吸氧，氧流量 0.5～1L/min（即滤过瓶中每分钟出现 100～200 个气泡），氧浓度不超过 40%。新生儿或婴幼儿可用鼻塞、面罩、头罩或氧帐给氧，面罩给氧流量为 2～4L/min，氧浓度为 50%～60%。若出现呼吸衰竭，则使用机械通气正压给氧。

（7）遵照医嘱给予抗生素或抗病毒药物，以消除肺部炎症。

（8）加强营养，给予高蛋白质、高维生素、易消化饮食，以提高机体抵抗力。

2. 维持体温正常

（1）体温过高应给予相应的降温措施，体温过低多见于重症肺炎和新生儿肺炎，应采取相应的保暖措施。

（2）及时控制感染　明确为细菌感染者应按不同病原体选择抗生素，可以在用药前做细菌培养和药敏试验作为指导。

> **考点提示**
> 抗生素的用药时间。

3. 密切观察病情，防治并发症

（1）密切观察有无心力衰竭的表现，如患儿出现烦躁不安、面色苍白、呼吸增快、心率增快、肝在短时间内迅速增大等心力衰竭的表现，立即报告医生，给予氧气吸入，同时减慢输液速度，控制在每小时 5ml/kg，并遵医嘱给予强心、利尿、镇静等药物。

（2）患儿如出现呼吸困难、咳嗽加重、咳粉红色泡沫痰，即为肺水肿的表现。立即嘱患儿取坐位，双腿下垂，给患儿间歇吸入 20%～30% 乙醇湿化的氧气，每次吸入时间不宜超过 20 分钟。可短期应用肾上腺皮质激素。常用地塞米松 0.1～0.3mg/（kg·d）或琥珀酸氢化可的松 5～10mg/（kg·d），加入瓶中静脉滴注。疗程 3～5 天。若出现呼吸衰竭，应用人工呼吸器。

> **考点提示**
> 肺炎合并心力衰竭的护理措施。

（3）若患儿发热持续不退或退而复升，中毒症状加重，呼吸困难、咳嗽加重，咳出大量脓性痰，提示并发肺脓肿。如果患儿突然出现剧烈咳嗽、呼吸困难、胸痛、发绀、烦躁不安、脉率加快、患侧呼吸运动受限，应考虑并发脓胸或脓气胸，应立即准备配合行胸腔穿刺或胸腔闭式引流。

（4）腹胀明显、低钾血症者应补钾。中毒性肠麻痹者应禁食和胃肠减压，并给予腹部热敷、肛管排气等，也可皮下或足三里穴位注射新斯的明，或用酚妥拉明静脉滴注。

（5）如患儿出现烦躁或嗜睡、惊厥、昏迷、呼吸节律不规则等，提示颅内压增高，应及时报告医生进行抢救。

4. 心理护理　护士应主动关心患儿，做到亲切、和蔼、有耐心，以减少分离性焦虑；对年长儿可用通俗的语言说明住院和静脉注射对疾病治疗的重要性；对婴幼儿应经常怀抱，使其得到充分的关爱和心理满足；要主动与家长沟通，及时向家长介绍患儿病情，耐心解答问题，给予家长心理支持。

5. 健康教育

（1）向患儿家长介绍患儿病情及转归，解释所用药物的作用和疗程，指导家长协助观察病情，更好地与医护人员配合。对年长儿解释本病治疗的重要性，鼓励患儿与医护人员合作。

（2）讲解肺炎的护理要点，如保持患儿正确舒适的体位、患儿咳嗽时拍背、采用正确的喂养方法等，并随时注意患儿呼吸，治疗期间注意让患儿保持安静，减少氧的消耗及减轻心脏负担，协助护理人员观察输液速度，防止过快引起心力衰竭。

（3）嘱咐家长出院后指导患儿加强体质锻炼，多进行户外活动，在寒冷季节外出时注意保暖。尽量避免到人多的公共场所，防止上呼吸道感染以预防肺炎发生。指导家长积极治疗引起肺炎的原发病，如佝偻病、先天性心脏病等以减少肺炎的发生，定期进行健康检查及预防接种。

【护理评价】

1. 患儿呼吸道是否保持通畅，能否有效排出痰液。
2. 患儿气促、呼吸困难是否逐渐改善。
3. 患儿体温是否恢复正常。
4. 患儿是否发生并发症，有并发症时是否得到有效干预。
5. 患儿家长能否说出肺炎的护理和预防要点。

第六节　支气管哮喘

PPT

支气管哮喘（bronchial asthma）简称哮喘，是表现为反复发作性咳嗽、喘鸣和呼吸困难，并伴有气道高反应性（BHR）的可逆性、梗阻性呼吸道疾病。一般认为，本病与变态反应有关，但众多的研究证明，不是所有哮喘患者都有明确的免疫学变化，反之，也不是所有变态反应性疾病患者均发生哮喘。哮喘可在任何年龄发病，但多数始发于 4~5 岁以前。积极防治儿童支气管哮喘对防治成人支气管哮喘意义重大。

【病因】

1. 呼吸道感染

（1）病毒感染　在婴幼儿期主要为呼吸道合胞病毒、副流感病毒、流感病毒和腺病毒感染，其他如麻疹病毒、腮腺炎病毒、肠道病毒、脊髓灰质炎病毒偶尔可见。

（2）支原体感染　由于婴幼儿免疫系统不成熟，支原体可以引起婴幼儿呼吸道慢性感染，若处理不恰当，可以导致反复不愈的咳嗽和喘息。

（3）局灶性感染　慢性鼻窦炎、鼻炎、中耳炎、慢性扁桃体炎是常见的儿童上呼吸道慢性局灶性病变，一方面可以引起反复感染，另一方面又可以通过神经反射引起反复咳嗽，需要对这些病灶进行及时处理。

2. 吸入过敏物质　1 岁以上的幼儿可逐渐发生呼吸道过敏，如对室内的尘螨、蟑螂、宠物皮毛和室外的花粉等变应原过敏，长期持续低浓度变应原吸入，可以诱发慢性气道过敏性炎症，引起机体过敏并产生气道慢性特应性炎症，促进 BHR 形成，随着接触变应原时间增加，气道炎症和 BHR 逐渐加重，往往发展成儿童哮喘。短时间吸入高浓度变应原可以诱发急性哮喘，这类哮喘发作较为突然，多数在环境中变应原浓度较高的季节发作。

3. 胃食管反流 由于解剖结构的特点和医源性因素（如使用氨茶碱和 β 受体兴奋剂等），可以发生胃食管反流，在婴幼儿尤为多见，它是导致喘息反复不愈的重要原因之一。临床多表现为入睡中出现剧烈的咳嗽、喘息，平时有回奶或呕吐现象。

4. 遗传因素 许多调查资料表明，哮喘患者亲属患病率高于群体患病率，并且亲缘关系越近，患病率越高；患者病情越严重，其亲属患病率也越高。目前，对哮喘的相关基因尚未完全明确，但有研究表明，有多位点的基因与变态反应性疾病相关。这些基因在哮喘的发病中起重要作用。

5. 其他 刺激性气体或剧烈运动、哭闹、油漆、煤烟、冷空气均可作为非特异性刺激物诱发哮喘，其中油漆散发的气体可引起严重而持续的咳喘发作，应尽量避免。剧烈运动、哭闹使呼吸运动加快、呼吸道温度降低或呼吸道内液体渗透压改变而诱发哮喘。

【病理及发病机制】

目前认为本病发病机制极为复杂，是一种多因素、多细胞相互作用的慢性炎症性疾病。这些细胞释放炎症介质，激活气道靶细胞，引起支气管痉挛、微血管渗漏、黏液分泌亢进、黏膜水肿和神经反射兴奋。患儿的气道反应性增高许多倍，轻微的刺激因素即可引起强烈的、广泛的支气管收缩而引起哮喘。

【护理评估】

（一）健康史

询问患儿本次哮喘发作情况，如可能的诱因、症状、持续时间和药物使用情况等；过去有无类似发作史，如有发作，应询问当时的情形、严重性、有无使用吸入性药物和其他药物（药名、剂量、使用次数等）；最近有无呼吸道感染；居室内有无鲜花、宠物及油漆等刺激原；患儿有无湿疹和药物、食物过敏史及相关家族史。

（二）身体状况

临床上，将儿童支气管哮喘分为急性发作期、慢性持续期和临床缓解期。

1. 急性发作期 哮喘患儿在急性发作前通常会有先兆症状，表现为胸闷、咳嗽，其次为鼻塞、流涕、喷嚏、鼻痒、咽痒、眼痒和流泪等。其中鼻塞、流涕、喷嚏、咳嗽等表现常被家长误以为是感冒而耽误了对哮喘的及时诊治。在某些情况下，如患儿白天过于活泼、气温变化较大、气候阴湿等，应特别注意先兆期的

> **考点提示**
>
> 支气管哮喘的临床分期及表现。

表现，若能在先兆期就及时防治有利于控制哮喘的发作。一部分患儿在哮喘急性发作时不一定有先兆期，而表现为突然发作，这往往和受凉、剧烈运动、吸入某种刺激性气体或变应原有关。

2. 慢性持续期 哮喘本身是一种慢性疾病。慢性持续期是指在相当长的一段时间内，患儿仍有不同程度的喘息、咳嗽、气短、胸闷等症状。虽然应用平喘药物能够暂时加以控制，但缓解期比较短。特别是一些患儿，其家长平时不重视预防，用药不当，又因反复呼吸道感染，治疗不理想，导致气道慢性炎症和气道高反应性持续存在，因此哮喘呈慢性持续状态。

3. 临床缓解期 指哮喘患儿症状体征消失，第一秒用力呼气容积或呼气峰流速≥80% 预计值，并维持 4 周以上。

（三）心理社会评估

应注意评估患儿及家长对小儿哮喘防治知识的掌握程度及对患儿生病住院的反应；评估患儿有无因咳嗽、喘息而出现烦躁、哭闹、睡眠不安；有无因哮喘反复发作、症状重产生焦虑、恐惧甚至不知所措等心理。评估患儿的居住环境、过敏情况及社会支持系统等。

（四）辅助检查

1. 嗜酸性粒细胞计数　大多数过敏性鼻炎及哮喘患儿血中嗜酸性粒细胞计数超过 $0.3 \times 10^9/L$，痰液中也可发现嗜酸性粒细胞增多。

2. 血常规检查　红细胞、血红蛋白、白细胞计数及中性粒细胞一般均正常，但使用 β 受体兴奋剂后白细胞计数可增高。若合并细菌感染，白细胞计数和中性粒细胞均增加。

3. 胸部 X 线检查　缓解期大多正常，在发作期多数患儿可呈单纯过度充气或伴有肺门血管阴影增加；合并感染时，可出现肺部浸润；发生其他并发症时，可有不同表现，胸部 X 线检查有助于排除其他原因引起的哮喘。

4. 皮肤变应原检查　目的是了解哮喘的发病因素，选择特异性脱敏疗法。

5. 肺功能检查　对估计哮喘严重程度及判断疗效有重要意义。一般包括肺容量、肺通气量、弥散功能、流速 – 容量图和呼吸力学测验。

6. 血气分析　是衡量哮喘病情的重要实验室检查方法，特别对合并低氧血症和高碳酸血症的严重病例，可用于指导治疗。

【治疗要点】

哮喘控制治疗应越早越好，要坚持长期、持续、规范、个体化治疗原则。①急性发作期：快速缓解症状，如平喘、抗炎治疗。②慢性持续期和临床缓解期：防止症状加重和预防复发，如避免诱发因素、抗炎、降低气道高反应性、防止气道重塑、做好自我管理。注重药物治疗和非药物治疗相结合，不可忽视非药物治疗如哮喘防治教育、变应原回避、患儿心理问题的处理、生命质量的提高、药物经济学等诸方面在哮喘长期管理中的作用。

1. 急性发作期

（1）β₂ 受体激动剂　是目前临床应用最广的支气管舒张剂。根据起效的快慢分为速效和缓效两大类，根据维持时间的长短分为短效和长效两大类。吸入型速效 β₂ 受体激动剂疗效可维持 4～6 小时，是缓解哮喘急性症状的首选药物，严重哮喘发作时，第 1 小时可每 20 分钟吸入 1 次，以后每 2～4 小时可重复吸入。药物剂量：每次使用沙丁胺醇 2.5～5.0mg 或特布他林 2.5～5.0mg。急性发作病情相对较轻时也可选择短期口服短效 β₂ 受体激动剂，如沙丁胺醇片和特布他林片等。

（2）全身性糖皮质激素　病情较重的急性病例应给予口服泼尼松短程治疗（1～7 天），每天 1～2mg/kg，分 2～3 次。一般不主张长期口服糖皮质激素治疗儿童哮喘。严重哮喘发作时应静脉给予甲基泼尼松龙，每天 2～6mg/kg，分 2～3 次静脉滴注；或琥珀酸氢化可的松或氢化可的松，每次 5～10mg/kg。必要时可加大剂量。一般静脉使用糖皮质激素 1～7 天，症状缓解后即停止静脉用药，若需持续使用糖皮质激素，可改为口服泼尼松。

（3）抗胆碱能药物　吸入型抗胆碱能药物如溴化异丙托品，舒张支气管的作用比 β₂ 受体激动剂弱，起效也较慢，但长期使用不易产生耐药，不良反应少。

（4）短效茶碱　可作为缓解药物用于哮喘急性发作的治疗，主张将其作为哮喘综合治疗方案中的一部分，而不单独用于治疗哮喘。需注意其不良反应，长时间使用时应监测茶碱的血药浓度。

（5）硫酸镁　对于 2 岁及以上儿童哮喘急性发作，尤其是症状持续少于 6 小时者，硫酸镁吸入治疗可以作为常规吸入短效 β₂ 受体激动剂（SABA）和异丙托溴铵之外的一种备选方案；静脉应用硫酸镁也可尝试使用。

2. 慢性持续期

（1）吸入型糖皮质激素（ICS）　是长期控制哮喘的首选药物，也是目前最有效的抗炎药物，优点是通过吸入药物直接作用于气道黏膜，局部抗炎作用强，全身不良反应少。通常需要长期、规范吸入 1～3 年才能起预防作用。目前临床上常用的吸入型糖皮质激素有布地奈德、丙酸氟替卡松和丙酸倍氯米松。应每 3 个月评估病情，以决定升级治疗、维持目前治疗还是降级治疗。

（2）白三烯调节剂　分为白三烯合成酶抑制剂和白三烯受体拮抗剂，耐受性好，副作用少，服用方便。白三烯受体拮抗剂包括孟鲁司特和扎鲁司特。

（3）缓释茶碱　用于长期控制哮喘时，主要协助 ICS 抗炎，每天分 1～2 次服用，以维持血药浓度昼夜稳定。由于茶碱毒性较强，故新版指南不推荐其用于儿童哮喘的控制治疗，除非不能使用 ICS。

（4）长效 β_2 受体激动剂　包括福莫特罗、沙美特罗、班布特罗及丙卡特罗等。

（5）肥大细胞膜稳定剂　色甘酸钠常用于预防运动及其他刺激诱发的哮喘，治疗儿童哮喘效果较好，副作用小，在美国等国家应用较多。

（6）全身性糖皮质激素　在哮喘慢性持续期分级为重度持续哮喘、长期综合治疗效果不佳的情况下短期使用。

（7）联合治疗　对重度持续和单用 ICS 病情控制不佳的中度持续哮喘提倡长期联合治疗，如 ICS 联合吸入型长效 β_2 受体激动剂、ICS 联合白三烯调节剂和 ICS 联合缓释茶碱。

【护理问题】

1. 低效性呼吸型态　与支气管痉挛所致通气、换气功能障碍有关。

2. 清理呼吸道无效　与呼吸道分泌物过多、黏稠，咳嗽无力有关。

3. 体温过高　与感染有关。

4. 潜在并发症　可能并发呼吸衰竭、心力衰竭、自发性气胸等。

【护理措施】

1. 缓解呼吸困难　协助患儿取舒适坐位或半坐位，还可采用体位引流以协助排痰；给予氧气吸入，浓度以 40% 为宜。监测患儿呼吸，并注意有无呼吸困难及呼吸衰竭的表现，必要时给予机械通气；遵医嘱给予气管扩张剂和肾上腺糖皮质激素雾化吸入，必要时静脉给药，并注意观察疗效和副作用。

2. 活动与休息　给患儿提供一个安静、舒适的环境以利于休息，护理操作应尽量集中完成。协助患儿的日常生活，指导患儿活动，依病情而定，逐渐增加活动量，尽量避免情绪激动及剧烈活动。

3. 密切观察病情　患儿出现烦躁不安、发绀、大汗淋漓、气喘加剧、心率加快、血压下降、呼吸音减弱等情况，应立即报告医生并积极配合抢救。还应警惕发生哮喘持续状态。

4. 用药护理

（1）讲解气雾剂的使用方法。进行吸入治疗时，嘱患儿在向咽喉部喷药的同时深吸气，然后闭口屏气 10 秒钟，可获较好的效果。吸药后清水漱口可减轻口腔局部不良反应。

（2）由于氨茶碱的有效浓度与中毒浓度很接近，故应进行血浓度监测，10～15μg/ml 为最佳血药浓度。氨茶碱的副作用主要有胃部不适、恶心、呕吐、头晕、头痛、心悸及心律不齐等。

（3）拟肾上腺素类药物的副作用主要是心动过速、血压升高、虚弱、恶心、变态反应等，应注意观察。

5. 心理护理　哮喘发作时，应安抚并鼓励患儿，避免患儿紧张与恐惧。指导家长以积极的态度去应对疾病发作，充分调动患儿和家长自我护理，预防复发，并树立战胜疾病的信心。

答案解析

目标检测

一、选择题

A1/A2 型题

1. 婴幼儿易发生呼吸系统感染，呼吸道黏膜主要缺乏的免疫因子是（　　）

　　A. 黏液腺　　　　　　　　B. 纤毛　　　　　　　　C. 鼻毛

　　D. IgG　　　　　　　　　E. SIgA

2. 儿童上呼吸道感染中引起咽–结合膜热的病原体是（　　）

　　A. 流感病毒　　　　　　　B. 柯萨奇病毒　　　　　C. 葡萄球菌

　　D. 溶血性链球菌　　　　　E. 腺病毒

3. 患儿，男，4 个月，发热、咳嗽 1 天。T 39.5℃，P 150 次/分，R 50 次/分。对该患儿护理时首优的护理诊断是（　　）

　　A. 体液不足

　　B. 体温过高

　　C. 营养失调：低于机体需要量

　　D. 清理呼吸道无效

　　E. 气体交换受损

4. 患儿，男，11 个月，喉鸣、吸气性呼吸困难、烦躁不安、口唇发绀、双眼圆睁惊恐状、头面出汗属于急性喉梗阻（　　）

　　A. Ⅰ度　　　　　　　　　B. Ⅱ度　　　　　　　　C. Ⅲ度

　　D. Ⅳ度　　　　　　　　　E. Ⅴ度

5. 患儿，女，3 个月，毛细支气管炎入院。现喘憋明显、呼吸急促、口唇发绀，心率 185 次/分，心音低钝。以下对该患儿的护理各项中不妥的是（　　）

　　A. 减慢输液速度

　　B. 给予吸氧

　　C. 将床头抬高 15°～30°

　　D. 使用强心苷同时给予钙剂

　　E. 纠正低氧状态

A3/A4 型题

（6～7 题共用题干）

患儿，女，3 岁。发热 1 小时就诊。体格检查：T 39.5℃，咽部充血，咽后壁可见小米粒大小的疱疹，周围有红晕。

6. 该患儿最可能发生了（　　）

　　A. 水痘　　　　　　　　　B. 麻疹　　　　　　　　C. 咽–结合膜热

　　D. 急性支气管炎　　　　　E. 疱疹性咽峡炎

7. 患儿存在的首优的护理诊断是（　　）

　　A. 营养失调：低于机体需要量

　　B. 体液不足

　　C. 体温过高

　　D. 气体交换受损

　　E. 潜在并发症：热性惊厥

二、案例分析题

患儿，女，2岁。因发热、咳嗽3天入院。患儿于入院前2天出现咳嗽、咳痰，痰多，不易咳出。于入院前1天，患儿咳嗽加剧，烦躁不安，明显气喘。体格检查：T 39℃，R 62次/分，P 160次/分，面色苍白、呼吸急促、鼻翼扇动、吸气性凹陷。双肺闻及细密湿啰音，心音低钝，肝肋下2.5cm。

请思考：

1. 根据患儿目前身体状况，列出其主要的护理诊断。

2. 患儿目前可能出现了什么并发症？

3. 对患儿应采取哪些护理措施？

（卢　迪）

书网融合……

重点小结　　　　　　微课　　　　　　习题

第十章　循环系统疾病患儿的护理

第一节　小儿循环系统解剖、生理特点

PPT

一、心脏的胚胎发育

胚胎第 2 周开始形成原始心脏。原始心脏是一个纵直的管道，外表的收缩环把它分为三部分：心房、心室及心球。由于遗传基因的作用，心管逐渐扭曲生长，在妊娠第 4 周形成共腔的房室。房和室的最早划分是在房室交界处的背、腹面各长出一心内膜垫，最后两垫相连。心房的左右之分起始于妊娠第 3 周末，在心房腔的前背部长出第 1 房间隔，下缘向心内膜垫生长，暂时未闭合时留下第 1 房间孔（原发孔），在第 1 房间孔未闭合时，第 1 房间隔上部形成第 2 房间孔（继发孔），这样保持心房左右相通。至第 6 周，第 1 房间隔右侧又长出一镰状隔，为第 2 房间隔。此隔在向心内膜垫延伸过程中留下一孔道，为卵圆孔。两房间隔逐渐接近黏合，房间孔被掩盖闭合，而第 1 房间隔作为卵圆孔的帘膜，阻止血液自左房流向右房。心室中隔的形成有 3 个来源：原始心室底壁向上生长的肌隔；心内膜垫向下生长与肌隔相合完成室间隔；小部分为动脉总干及心球分化主动脉及肺动脉时，其中隔向下延伸的两部分，形成室间隔的膜部。原始心脏约于第 4 周具有循环作用，致第 8 周室间隔完全长成，形成四腔心。因此妊娠第 2~8 周是心脏胚胎发育的关键时期，也是预防先天性心脏病畸形发生的重要时期。

> **考点提示**
>
> 心脏胚胎发育的关键期。

二、胎儿血液循环及出生后的改变　微课 1

（一）正常胎儿血液循环

胎儿血液循环与成人血液循环存在着诸多方面的差异，主要体现在营养代谢和气体交换的部位，胎儿是以弥散方式通过脐血管和胎盘与母体之间进行交换，这样含氧量较高的动脉血从胎盘经脐静脉进入胎儿体内，至肝下缘分成两支，一支入肝与门静脉吻合；另一支经静脉导管入下腔静脉，与来自下半身的静脉血混合，共同流入右心房。此混合血约 1/3 经卵圆孔入左心房、左心室入升主动脉，供应心、脑及上肢，其余血流入右心室。从上腔静脉回流的来自上半身的静脉血，入右心房后绝大部分

流入右心室，与来自下腔静脉的血液一起进入肺动脉。由于胎儿肺处于压缩状态，肺动脉的血液只能少量入肺，而大部分经动脉导管入降主动脉，供应腹腔器官及下肢，最后经脐动脉回至胎盘，进行又一轮的营养和气体交换。因此，胎儿期供应脑、心、肝及上肢的血氧含量远较下半身为高（图10－1）。

综上所述，胎儿血液循环有以下特点。①胎儿的营养和气体代谢是通过脐血管、胎盘与母体之间以弥散方式进行交换的。②胎儿时期左、右心脏都向全身供血，肺无呼吸，故只有体循环而无有效的肺循环。③静脉导管、卵圆孔、动脉导管是胎儿循环的特殊通道。④胎儿体内大多为混合血，肝血含氧最丰富，心、脑及上半身次之，腹腔脏器及下肢血含氧最低。

（二）出生后血液循环的改变

1. 脐带结扎　出生后婴儿脐血管被剪断，脐带胎盘循环终止。脐血管在血流停止后6～8周完全闭锁，形成韧带。

2. 卵圆孔关闭　新生儿呼吸建立，肺开始进行

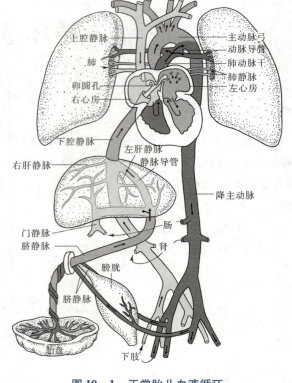

图10－1　正常胎儿血液循环

有效的气体交换，肺循环压力下降。从右心经肺动脉流入肺的血液增多，肺静脉流入左心房的血增多，左心房压力增高超过右心房，卵圆孔瓣膜先在功能上关闭，到生后5～7个月，解剖上大多闭合。

3. 动脉导管关闭　伴随小儿自主呼吸的建立，肺循环阻力下降，经由肺动脉入肺、左心房、左心室的血流增多，不必进动脉导管短路，流经动脉导管血流逐渐减少，最后停止，足月儿约80%在生后10～15小时形成功能性关闭。此外，血氧增高致使导管壁平滑肌收缩而逐渐闭塞，约95%婴儿在生后1年内解剖上关闭，形成动脉韧带。

> 💡 **考点提示**
>
> 胎儿血液循环特点。

（三）正常各年龄小儿心脏、心率、血压的特点

1. 心脏　小儿心脏体积相对比成人大，用胸部X线片显示心胸比率是目前粗略估计心脏大小最常用的方法，计算心脏最大横径与右膈最高点水平胸廓内径之比。正常为0.45±0.03，婴幼儿小于0.5，新生儿小于0.57。小儿心腔容积出生为20～22ml；1岁时达2倍；2岁半时增加至3倍；7岁时增至5倍，为100～200ml；其后增长缓慢，18～20岁达240～250ml。胎儿时右心室负荷较左心室大，出生时两心室壁厚度几乎一致。随着年龄的增长，心脏重量与体重的比值下降，且伴随体循环血量的逐渐增加，左心室逐渐呈现高负荷，而出生后肺循环的负荷明显下降，故左心室壁比右心室壁增厚快。

> 💡 **考点提示**
>
> 生后特殊通道关闭的时间。

小儿心脏的位置随年龄而改变，新生儿和小于2岁幼儿多呈横位，心尖搏动在第4肋间锁骨中线外0.5～1cm。以后由于小儿开始起立行走、肺和胸廓的发育以及横隔的下降等因素逐渐转为斜位。心尖搏动位置也逐渐下移至第5肋间隙。2～5岁时左心界位于第4肋间左锁骨中线外1cm处，5～12岁在锁骨中线上，12岁以后在第5肋间锁骨中线内0.5～1cm。

2. 心率　小儿的心率较快，主要与新陈代谢旺盛和交感神经兴奋性高有关。新生儿每分钟 120 ~ 140 次，1 岁以内 110 ~ 130 次，2 ~ 3 岁 100 ~ 120 次，4 ~ 7 岁 80 ~ 100 次，8 ~ 14 岁 70 ~ 90 次。小儿脉搏易受内外各种因素影响，如进食、活动、哭闹、发热等。一般体温每升高 1℃，脉率升高 10 ~ 15 次，入睡时脉率每分钟减少 10 ~ 12 次。因此，小儿心率和脉搏宜在安静时测量。如脉搏显著增快，而且睡眠时不减慢，应怀疑器质性心脏病。

> **🔅 考点提示**
>
> 不同年龄小儿的心率。

3. 血压　婴儿由于心输出量较少，血管口径相对较粗，动脉壁柔软，故血压较低，但血压随着年龄增长而升高。新生儿收缩压平均 60 ~ 70mmHg，1 岁时 70 ~ 80mmHg，2 岁后可采用下列方式计算：收缩压 = 年龄 × 0.26 + 10.7kPa（或年龄 × 2 + 80mmHg），舒张压为收缩压 2/3。正常情况下，下肢血压比上肢血压约高 2.67kPa（20mmHg）。

> **🔅 考点提示**
>
> 血压计算公式，测量血压的注意事项。

测血压时血压计袖带的宽度应为小儿上臂长度的 2/3。太窄，测得的血压会较高；太宽，测得的血压会较低；卷起的衣物压住腋动脉，测得的血压会较低。若小儿兴奋或紧张，收缩压会明显增加。

PPT

第二节　先天性心脏病

▷ 情境导入

情境：患儿，男，8 个月，体格较同龄婴儿瘦小，哺乳时常停顿喘息伴有大汗。今晨剧烈哭闹时呼吸急促，面颊口唇发绀，意识清楚。就医体格检查发现，胸骨左缘第 3 ~ 4 肋间可闻及 Ⅲ ~ Ⅳ 级全收缩期杂音伴震颤，肺动脉瓣区第二心音（P_2）亢进。X 线检查示肺动脉段突出，左、右心室均大。

思考：1. 该患儿可诊断为哪种先心病？依据是什么？

　　　2. 该患儿的主要护理问题是什么？

先天性心脏病（congenital heart disease），简称先心病，是胎儿期心脏及与其相连的大血管发育异常导致的先天性畸形，是婴幼儿最常见的心脏病。本病在生后第一年的发病率为 6.9‰，估计全国每年有十余万先天性心脏病患儿出生。近些年，随着医疗技术水平的不断提升，超声心电图、心血管造影、心导管检查等检查技术及体外循环、带瓣管道及深低温麻醉下心脏直视手术等治疗技术的开展，大大提高了手术的成功率，进一步改善了先天性心脏病的预后。但对于新生儿、1 岁以内的婴儿发展手术治疗仍是很大的挑战，先天性心脏病依旧是小儿先天发育异常致死的重要原因。

加强孕妇保健工作，尤其在孕早期积极预防病毒感染，慎用药物同时避免接触相关高危因素，对预防先心病具有重要意义。还可以在孕早、中期通过胎儿超声心动图检查及染色体、基因诊断等，对先心病进行早期诊断和早期干预。

【病因】

目前，有关先天性心脏病的确切病因尚不完全明确，胎儿期任何能够影响心脏发育的因素，造成胎儿心脏某一部分发育异常，均可导致心血管畸形。现在多认为主要是与遗传和环境因素有关。遗传因素主要包括染色体异位与单基因突变、多基因突变及先天性代谢紊乱。环境因素较重要的为宫内感染，特别是风疹病毒的感染，另外还有流行性感冒、流行性腮腺炎和柯萨奇病毒感染等；其他还有孕母接触大量的放射线、患有代谢性疾病（糖尿病、高钙血症等）、药物影响（抗癌药、甲苯磺丁脲等）以及患有引起子宫缺氧的慢性疾病等。

【血流动力学及其分型】

先天性心脏病的种类很多，且可有两种以上畸形并存，可根据左、右两侧及大血管之间有无分流分为三大类。

1. 左向右分流型（潜伏发绀型） 异常通道和分流存在于左、右心腔或主、肺动脉间，一般情况下，因体循环压力高于肺循环，血液自左向右分流，也即氧含量较高的动脉血分流入右心，因而不出现青紫。当剧哭、屏气或任何病理情况致使肺动脉或右心室压力增高并超过左心压力时，则可出现血液自右向左分流而引起暂时性发绀，如室间隔缺损、动脉导管未闭和房间隔缺损等。

2. 右向左分流型（发绀型） 某些原因（如右心室流出道狭窄）致使右心压力增高并超过左心，使血流经常从右向左分流时，或大动脉起源异常，使大量静脉血流入体循环，均可出现持续性发绀，如法洛四联症和大动脉转位等。

3. 无分流型（无发绀型） 即心脏左、右两侧或动、静脉之间无异常通路或分流，如肺动脉狭窄和主动脉缩窄等。

【病理及发病机制】

1. 室间隔缺损（ventricular septal defect，VSD） 是先天性心脏病中最常见的类型，约占我国先心病的 50%。室间隔缺损可单独存在，也可与心脏其他畸形并存（图 10-2）。

（1）分型 根据缺损面积不同，临床上常归纳为以下三种类型。

1）小型室间隔缺损 缺损直径小于 5mm 或缺损面积小于 $0.5cm^2/m^2$ 体表面积。

2）中型室间膜缺损 缺损直径为 5~15mm 或缺损面积为 $0.5~1.0cm^2/m^2$ 体表面积。

3）大型室间隔缺损 缺损直径大于 15mm 或者缺损面积大于 $1.0cm^2/m^2$ 体表面积。

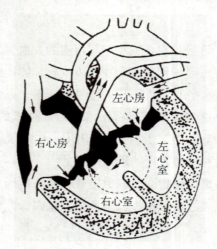

图 10-2 室间隔缺损血液循环示意

（2）血流动力学 由于平时左心室压力高于右心室，血液自左向右分流，不出现发绀。小型缺损分流量少，临床无症状。大型缺损者肺循环血量增加，当超过肺血管的容量限度时，出现容量性肺动脉高压，肺小动脉痉挛，肺小动脉中层和内膜层渐增厚，管腔变小、梗阻。随着肺血管病变进行性发展则渐变为不可逆的阻力性肺动脉高压。伴随肺动脉压力的不断增高，为克服肺动脉高压，右心室压力也代偿性地增高，当右心室收缩压超过左心室收缩压时，左向右分流逆转为双向分流或右向左分流，出现发绀，即艾森曼格综合征（Eisenmenger syndrome）。

2. 房间隔缺损（atrial septal defect，ASD） 是小儿时期常见的先天性心脏病，占先心病发病总数的 5%~10%。女性较多见，男女比例为 1∶2。

（1）分型 根据解剖病变的不同分为卵圆孔未闭、原发孔缺损和继发孔缺损。房间隔缺损可合并其他心血管畸形。

（2）血流动力学　由于缺损的存在，右心房不但接受上、下腔静脉回流的血液，还接受从左心房分流的血液，导致右心舒张期负荷过重。右心房、右心室容量负荷过重，肺循环血流量增加，体循环血流量减少，影响生长发育（图10-3）。

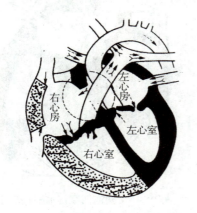
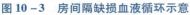
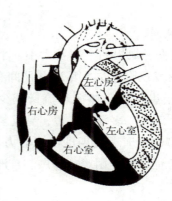

图10-3　房间隔缺损血液循环示意　　　图10-4　动脉导管未闭血液循环示意

3. 动脉导管未闭（patent ductus arteriosus，PDA）　动脉导管为胎儿肺动脉与主动脉之间的正常通道，出生后应自行关闭。若持续开放，并产生病理生理改变，称动脉导管未闭。占先天性心脏病发病总数15%。 📱微课2

（1）分型　根据未闭动脉导管的大小、长短和形态，一般分为管型、漏斗型及窗型三型。

（2）血流动力学　由于主动脉的压力大于肺动脉，肺动脉接收来自右心室及主动脉两处的血液，故肺循环血量增多，回流到左心房、左心室的血量增多，使左心室舒张期负荷过重，左心房、左心室扩大，室壁肥厚（图10-4）。由于主动脉的血液不断流入肺动脉，周围动脉舒张压下降致脉压增宽，出现周围血管征。长期的左向右分流，致使肺循环血量不断增多，刺激肺小动脉反射性痉挛，导致肺循环压力增高，若肺循环压力持续居高得不到改善，则会形成器质性肺动脉高压，当肺动脉压力升高到超过主动脉时，肺动脉血流逆向分流入主动脉，患儿出现差异性发绀（differential cyanosis），即下半身发绀，左上肢轻度发绀，右上肢正常。

> 💡 **考点提示**
> 差异性发绀。

4. 法洛四联症（tetralogy of Fallot，TOF）　是一组先天性心血管的复合畸形，包括四种病理变化：肺动脉狭窄、室间隔缺损、主动脉骑跨、右心室肥厚。是存活婴儿中最常见的发绀型先天性心脏病，约占所有先天性心脏病的10%。

法洛四联症血流动力学改变的关键在于肺动脉狭窄。由于肺动脉狭窄，进入肺循环进行气体交换的血流量明显减少，出现发绀；血液进入肺循环受阻，引起右心室代偿性肥厚，右室压力增高，当超过左心室压力时，产生逆向分流，静脉血进入体循环，加重发绀；骑跨于左、右室之上的主动脉除接受左心室的血液外，还直接接受一部分来自右心室的静脉血，使发绀更为严重（图10-5）。由于缺氧，骨髓代偿性产生过多的红细胞，血液黏稠度高，血流缓慢，可引起脑血栓，若为细菌性血栓，则易形成脑脓肿。

> 💡 **考点提示**
> TOF是最常见的发绀型先心病。

> 💡 **考点提示**
> TOF四种病理变化。

【护理评估】

1. 健康史　评估母亲妊娠史，尤其妊娠2~3个月内有无感染史、接触放射线、用药史、饮酒吸烟史；有用药史。母亲是否患代谢性疾病，家族中有无心脏畸形患者。询问患儿发绀出现的时间，有无喂养困难、声音嘶哑、反复呼吸道感染，是否喜欢蹲踞姿势，有无阵发性呼吸困难或突然昏厥发作。评估患儿发育情况、体重、活动耐力等。

2. 身体状况

（1）室间隔缺损

1）症状　取决于缺损的类型及大小。小型缺损患儿无症状，多在体检时发现胸骨左缘第3～4肋间有一响亮的收缩期杂音。中型缺损患儿由于体循环流量减少，影响生长发育，患儿多消瘦、乏力、多汗、气短，易反复出现肺部感染和心力衰竭。大型缺损时婴儿期即出现心力衰竭、肺水肿，患儿表现为呼吸急促、喂养困难、苍白、自汗、肝大，易并发肺部感染。

2）体征　听诊可闻及胸骨左缘第3～4肋间收缩期粗糙杂音，向四周广泛传导，杂音最响部位触及收缩期震颤，肺动脉区第二心音亢进。

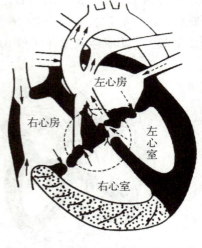

图10-5　法洛四联症血液循环示意

考点提示

　VSD心脏杂音的特点。

（2）房间隔缺损

1）症状　出现的早晚和轻重取决于缺损的大小。缺损小者终身无症状，仅在体检时发现胸骨左缘第2～3肋间有收缩期杂音。缺损较大或原发孔缺损者，影响生长发育，表现为活动后心悸、气促、易疲劳，部分患者有咳嗽、频发呼吸道感染、声音嘶哑等。

2）体征　体检可见心前区隆起，胸骨左缘第2～3肋间有Ⅱ～Ⅲ级喷射样收缩期杂音，特征性的听诊为肺动脉区第二心音增强和固定分裂音。

考点提示

　ASD心脏杂音的特点。

（3）动脉导管未闭

1）症状　取决于动脉导管的粗细。导管口径较细者，临床可无症状，仅在体检时发现心脏杂音。导管粗大者分流量大，患儿多消瘦、气急、咳嗽、乏力、多汗、心悸等。

2）体征　体检胸骨左缘第2肋间闻及粗糙响亮的连续性机器样杂音，以收缩末期最响，向左锁骨下、颈部和肩部传导，最响处可扪及震颤。肺动脉区第二心音增强。婴幼儿期因肺动脉压力较高，主动脉、肺动脉压力差在舒张期不明显，因而往往仅听到收缩期杂音。此外，合并肺动脉高压或心力衰竭时，可仅有收缩期杂音。因主动脉血量分流到肺动脉，主动脉血量减少，动脉舒张压降低，脉压增大，可出现指甲床毛细血管搏动、水冲脉、脉压增宽及股动脉枪击音等周围血管征。有显著肺动脉高压时出现差异性发绀。

考点提示

　PDA心脏杂音的特点。

以上左向右分流型先心病患儿最易出现的并发症为支气管肺炎、充血性心力衰竭、肺水肿及亚急性细菌性心内膜炎。

（4）法洛四联症　📱微课3

1）症状　包括以下几种。

①发绀　为主要表现，其程度和出现的早晚与肺动脉狭窄程度有关，发生在唇、指（趾）甲、耳垂、鼻尖、口腔黏膜等毛细血管丰富的部位。因血氧含量低，活动耐力差，稍一活动即出现气急、发绀加重。

考点提示

　左向右分流先心病的并发症。

考点提示

　TOF蹲踞现象的作用。

②蹲踞现象　患儿行走、游戏时常主动下蹲。蹲踞时下肢屈曲，下肢动脉受压，体循环阻力增加，使右向左分流量减少；同时，下肢屈曲使静脉回心血量减少，减轻了心脏负荷，从而使缺氧症状暂时缓解。

③阵发性缺氧发作　患儿在吃奶、啼哭、行走等活动后气促加重。20%～70%患儿有缺氧发作史，表现为阵发性呼吸困难，发绀加重，重症可突然昏厥和抽搐。其原因是在肺动脉漏斗部狭窄的基础上，突然发生此处肌部痉挛，引起一时性肺动脉梗阻，使脑缺氧加重。年长儿常主述头痛、头晕。

> 💡 **考点提示**
> TOF 缺氧发作的原因。

2）体征　患儿生长发育一般均较迟缓，智力发育亦可能稍落后于正常儿。由于长期缺氧刺激指（趾）端毛细血管扩张代偿性增生，致使局部软组织和骨组织营养物质及氧气充足而增生肥大，临床表现为指（趾）末端膨大如鼓槌状，称杵状指。心前区略隆起，胸骨左缘第2～4肋间可听到Ⅱ～Ⅲ级粗糙喷射性收缩期杂音。肺动脉区第二心音减弱或消失。

> 💡 **考点提示**
> TOF 的并发症。

3）并发症　法洛四联症常见并发症为脑血栓、脑脓肿、亚急性细菌性心内膜炎等。

> 💡 **考点提示**
> TOF 心脏杂音的特点。

3. 心理社会状况　评估患儿是否因先天性心血管畸形、生长发育落后，不能按时入托、入学，与同龄孩子交往少而情绪紧张或低落。有的患儿甚至因面容发绀、杵状指（趾）而感到自卑。评估家长是否因本病的检查和治疗过程均比较复杂、费用高、预后难以预测，而出现高度焦虑和恐惧。评估家长对先天性心脏病患儿护理知识的掌握情况。

4. 辅助检查

（1）血液检查　根据血红细胞数、血红蛋白及血气分析结果评估患儿缺氧程度。

（2）X 线检查　见表10-1。

表 10 - 1　常见先天性心脏病的 X 线检查

	室间隔缺损	房间隔缺损	动脉导管未闭	法洛四联症
房室增大	小型：无明显变化；大型：左、右室增大，左房可大	右房、右室增大，心影呈梨形	左房、左室增大	右室大，心尖上翘，心影呈靴形
肺动脉段	凸出	凸出	凸出	凹陷
肺野	充血	充血	充血	清晰
肺门"舞蹈"	有	有	有	无

（3）心电图检查　小型缺损可无变化，中型以上缺损可表现为心房、心室肥大及心脏传导系统、电轴异常。

（4）其他　常用的有超声心动图、心血管造影、心导管检查等，其结果可帮助进一步确定畸变性质。超声心动图由于能精确显示心脏内部结构，是无痛、非侵入性的先天性心脏病主要诊断手段。

> 💡 **考点提示**
> 超声心动图是一项无痛、非侵入性的诊断手段。

5. 治疗原则及主要措施

（1）手术治疗　分姑息性手术和根治性手术。根据分流量多少及病情轻重选择适宜的手术年龄和手术方式。大中型缺损有难以控制的充血性心力衰竭者，应及时处理。

（2）导管介入治疗　随着介入医学的发展，应用可自动张开和自动置入的弹簧圈、蘑菇伞等装置经心导管进行非开胸介入治疗。

（3）内科治疗　主要对症治疗，防治肺部感染、感染性心内膜炎和心力衰竭等并发症。早产儿动脉导管未闭者，生后一周内使用吲哚美辛治疗促使动脉导管关闭。法洛四联症缺氧发作时，轻者使其取胸膝位即可缓解，重者应立即吸氧，给予去氧肾上腺素或普萘洛尔（心得安），必要时也可皮下注射吗啡，同时注意纠正酸中毒。

💡 **考点提示**

早产儿动脉导管未闭者，生后一周内使用吲哚美辛。

【常见护理诊断/问题】

1. 活动无耐力　与心排出量减少、血氧饱和度不足有关。

2. 营养失调：低于机体需要量　与喂养困难及体循环血量减少、组织缺氧有关。

3. 有感染的危险　与肺充血及心内膜损伤有关。

4. 潜在并发症　可能并发心力衰竭、脑血栓、感染性心内膜炎等。

5. 焦虑、恐惧　与疾病的威胁及陌生的环境有关。

6. 成长发展改变　与体循环血量减少、血氧饱和度下降影响生长发育有关。

7. 知识缺乏　与患儿及家长缺乏先天性心脏病护理的知识有关。

💡 **考点提示**

TOF 缺氧发作时，轻者使其取胸膝位可缓解。

【护理目标】

1. 患儿能进行适当的活动，基本生活所需得到满足，学会掌握活动量。

2. 患儿获得足够的营养和能量。

3. 患儿住院期间不发生感染。

4. 住院期间患儿的体温、呼吸、心率维持在正常范围，不发生心力衰竭、脑血栓、晕厥。

5. 患儿和家长的焦虑、恐惧程度减轻，情绪好转，舒适感增加。

6. 患儿正常生长发育。

7. 患儿及家长能熟悉本病的有关知识，获得心理支持，较好地配合手术及其他诊断、治疗。

【护理措施】

1. 合理安排活动与休息　根据不同类型先天性心脏病，制订相应的饮食及生活制度。休息和活动交替配合，可以减少过多的能量消耗，又能增强对活动的耐受力。应在医护人员和家长的监护下适当活动，活动中应注意评估患儿的活动耐力。评估方法是：活动前、活动中、活动后即刻及活动后 3 分钟测量脉搏（速率、节律）、血压、呼吸（速率、节律、费力程度）。若血压、呼吸恢复到活动前水平，脉率增快小于 6 次/分，则说明活动适度；若患儿出现面色苍白、精神恍惚、发绀、眩晕、心悸等症状要立即停止活动，卧床休息，抬高床头。

💡 **考点提示**

休息是恢复心脏功能的重要条件。

法洛四联症患儿在走路或游戏时出现蹲踞现象，是耐受力低的表现，是患儿为缓解缺氧所采取的一种被动体位和保护性动作。不要强行拉起，应劝其休息。

💡 **考点提示**

TOF 患儿发生蹲踞时的护理。

2. 注意补充营养　应供给高蛋白、高维生素、易消化的食物，少量多餐，勿进食过饱。婴儿因气促、活动无耐力影响吸吮，并易呕吐造成喂养困难。喂乳前先吸氧，斜抱位间歇喂乳，耐心哺喂，喂乳时间适当延长，必要时可将乳头孔加大以减少阻力或用滴管滴入。

3. 预防感染　监测患儿体温、脉搏、呼吸、血压、心率、心律及心脏杂音的变化。病室要空气新鲜，温度应维持在 18 ~ 20℃，湿度 55% ~ 65%。除严重心力衰竭外均需按时接受预防接种；避免到公共场所、人群集中的地方；注意保温，随时增减衣服，预防感冒，防止肺部感染；避免与感染性疾病患者接触；在接受小手术（如拔牙、扁桃体切除术）时，术前、术后按医嘱使用足量抗生素；观察患儿口腔黏膜有无溃疡与充血，做好口腔护理。

> **考点提示**
>
> 小手术术前、术后按医嘱使用足量抗生素。

4. 密切观察病情

（1）预防心力衰竭的护理　患儿应采取半坐位，少量多餐，避免剧烈哭闹和过度激动，减轻心脏负担；严格控制输液速度和量。密切观察病情变化，如出现心率增快、节律改变及面色苍白、烦躁不安、呼吸困难、水肿，应立即吸氧，根据医嘱给予地高辛、利尿剂减轻心脏负担。适当限制活动并保持情绪稳定，以免加重心脏负担。

（2）预防脑血栓的护理　右向左分流型先心病因低氧血症代偿性红细胞和血红蛋白增多，血细胞比容也增高，血黏度相应增加，易形成血栓及凝血障碍，尤其是暑天发热、吐泻的患儿，应注意增加液体的摄入量。

> **考点提示**
>
> 如何预防脑血栓发生。

（3）预防缺氧发作需观察指标　主要是法洛四联症患儿是否存在剧烈活动、吃奶、哭闹、用力排便等情况后，出现青紫加重、呼吸困难，重者抽搐、昏厥等缺氧发作现象。若出现上述缺氧发作情况，应作如下处理：为增加体循环阻力，减少右向左分流来缓解缺氧，可将患儿置于膝胸位、吸氧；为缓解患儿呼吸困难、急促遵医嘱给予吗啡；为减慢心率遵医嘱给予普萘洛尔等药物。为预防再次发作可口服普萘洛尔。患儿有蹲踞现象时，切勿强行拉起。

5. 心理护理　医护人员态度要和蔼可亲，体贴关心患儿，减轻患儿及家属精神负担。让患儿及家属说出焦虑、恐惧的原因，有针对性地进行健康宣教，要特别宣传心脏外科手术的进展，同类疾病治愈的病例，使患儿及家属增强治愈信心，消除焦虑、紧张、悲观、恐惧等不良心理，积极配合治疗和护理。

6. 健康教育　向家长介绍本病的病因、预防措施、预后和手术问题，使家长了解本病的诊疗计划、检查过程。对于学龄期儿童要向其本人介绍本病的治疗要点和并发症的防治措施。根据病情，帮助患儿制订饮食、生活制度和活动量。鼓励患儿与正常儿童接触，建立正常的社会行为方式。介绍病情观察的要点和护理措施，定期复诊，减少并发症的发生，使患儿安全达到适合手术的年龄。

【护理评价】

1. 患儿活动耐力是否提高。
2. 营养是否满足患儿的需要量，体重能否维持。
3. 患儿是否出现继发感染，出现后能否得到及时有效的处理。
4. 患儿是否出现心力衰竭、脑血栓、缺氧发作，出现后能否得到及时有效的处理。
5. 患儿及家长的焦虑、恐惧心理是否改善。
6. 患儿是否能正常生长发育。
7. 家长是否能叙述护理要点、相关疾病知识。

PPT

第三节　病毒性心肌炎

　　病毒性心肌炎（viral myocarditis）是指病毒感染引起的心肌局限性或弥漫性的急性或慢性炎症病变，有的可伴有心包炎和心内膜炎，症状的轻重不一，多数预后良好，重症可发生心力衰竭、心源性休克，甚至猝死。尽管重症患儿较少，但其发病率在近年呈上升之势。

　　引起心肌炎的病毒有柯萨奇病毒、埃可病毒、脊髓灰质炎病毒、腺病毒、乙型肝炎病毒、流感病毒和副流感病毒、麻疹病毒、单纯疱疹病毒以及流行性腮腺炎病毒等。最常见的是肠道病毒和呼吸道病毒，其中以柯萨奇病毒乙组（1～6型）最常见。发病机制尚不完全清楚，一般认为与病毒及其毒素早期经血液循环直接侵犯心肌细胞和病毒感染后变态反应或自身免疫造成的心肌损伤有关。

> **考点提示**
>
> 　　引起心肌炎的病毒以柯萨奇病毒最常见。

【护理评估】

　　1. 健康史　详细询问发病诱因，特别是近期呼吸道、消化道病毒感染史及传染性疾病接触史。有无发热、心前区不适、胸闷、乏力，饮食、睡眠及活动耐力变化等情况。

　　2. 身体状况　患儿病前数日或1～3周，有轻重不等的呼吸系统和胃肠道前驱症状。

　　（1）症状　轻型病例一般无明显症状。典型病例常诉心前区不适、胸闷、心悸、头晕、乏力、腹痛、肌痛、多汗等。

　　（2）体征　表现为烦躁不安、面色苍白、血压下降；心脏轻度扩大、心动过速、心律失常、第一心音低钝及奔马律，一般无明显器质性杂音，合并心包炎者可听到心包磨擦音，心界正常或扩大。危重病例可发生心力衰竭、晕厥或突然出现心源性休克，在数日内死亡。反复心力衰竭、心脏明显扩大、严重心律失常或栓塞者预后很差。

　　3. 心理社会状况　评估患儿及家长对本病的了解程度，能否配合医院的治疗和护理要求，是否焦虑及恐惧。评估家庭经济情况。

　　4. 辅助检查

　　（1）实验室检查　具体如下。

　　1）血常规及红细胞沉降率　白细胞计数轻度升高，中性粒细胞增多，红细胞沉降率轻度增快。

　　2）病原学检查　可取咽拭子、血液、心包液、粪便分离病毒，但需结合血清抗体测定才有意义。此外，可应用免疫荧光技术及免疫电子显微镜检查等方法证实某一型病毒的存在。

　　3）血清心肌酶谱测定　病程早期血清门冬氨酸氨基转移酶（AST）、肌酸激酶（CK）及肌酸激酶同工酶（CK－MB）、乳酸脱氢酶（LDH）均升高。

　　（2）X线检查　轻症心影正常；合并心包积液、心力衰竭或反复迁延不愈者心脏搏动减弱，心影增大。

　　（3）心电图检查　心电图呈持续性心动过速，多导联ST段偏移和T波低平、双向或倒置，Q－T间期延长，QRS波群低电压。心律失常以期前收缩多见，尚可见到部分或完全性传导阻滞。

　　5. 治疗原则及主要措施　目前尚无特殊疗法。主要是减轻心脏负荷，改善心肌代谢及心功能，促进心肌修复。可用α干扰素或利巴韦林抗病毒治疗。急性期使用维生素C、能量合剂以及1,6－二磷酸果糖可改善心肌能量代谢，促进受损细胞的修复。发生心源性休克、严重心律失常、心力衰竭可应用肾上腺皮质激素。

【常见护理诊断/问题】

1. 活动无耐力　与心肌受损、收缩无力、心输出量减少、组织氧供不足有关。

2. 潜在并发症　可并发心律失常、心力衰竭、心源性休克。

3. 知识缺乏　与家长和患儿缺乏本病治疗和护理知识有关。

【护理措施】

1. 休息　减轻心脏负荷。一般急性期休息到热退后 3~4 周，总休息时间不少于 6 个月。重症患儿心脏扩大、心力衰竭者，应卧床休息至心脏大小和心功能恢复正常（约需半年甚至 1 年以上），待心衰得到控制、心脏情况好转后再逐渐增加活动量，以不出现心悸为宜。

> 💡 **考点提示**
>
> 病毒性心肌炎急性期应休息到热退后 3~4 周。

2. 严密观察病情变化

（1）密切观察和记录患儿精神状态、面色、心律、心率、呼吸、体温和血压变化。有明显心律失常者应进行心电监护。

（2）出现胸闷、气促、心悸时应注意休息，必要时给予吸氧。烦躁不安者根据医嘱给予镇静剂。心力衰竭患儿应保持平卧位。使用洋地黄时密切观察有无洋地黄中毒。

（3）治疗心源性休克使用血管活性药物和扩张血管药物时，要准确控制滴速，最好能使用输液泵，以避免血压波动过大。

3. 健康教育　向患儿及家长介绍本病的治疗要点及预后，减轻患儿及家长的焦虑及恐惧心理。强调患儿休息的重要性，介绍预防呼吸道、消化道感染的常识。发生流行病期间尽量少到公共场所。心律失常患儿及家长，应了解常用抗心律失常药的名称、剂量、用药时间及不良反应，按时服药，配合治疗，介绍出院后定期到门诊复查的方法。

第四节　充血性心力衰竭

PPT

充血性心力衰竭（congestive heart failure）简称心衰，是指心脏工作能力（心肌收缩或缩张功能）下降，即心输出量绝对或相对不足，不能满足全身组织代谢需要的病理状态。心力衰竭是儿童时期危重症之一。

【病因】

1. 心源性　以先天性心脏病引起者最多见。心肌炎、心包炎、心内膜弹力纤维增生症、风湿性心脏病、心糖原累积病等亦为重要原因。

2. 肺源性　婴幼儿时期常见于支气管肺炎、毛细支气管炎，儿童时期常见于哮喘持续状态。

3. 肾源性　可见于急性肾炎所致的急性期严重循环充血。

4. 其他　克山病、重度贫血、甲状腺功能亢进、维生素 B_1 缺乏、电解质紊乱和缺氧等均可引起心力衰竭。

【病理生理】

心肌发生病变或心脏长期负荷过重可使心功能减退。早期机体通过加快心率、心肌肥厚和心脏扩大进行代偿，增加心输出量满足机体需要，此期为心功能代偿期，无临床症状。当代偿机制不能维持足够的心输出量时，出现静脉回流受阻、组织间液过多、脏器淤血等，发展为充血性心力衰竭。

【护理评估】

1. 健康史 主要询问有无先天性心脏病、病毒性心肌炎、中毒性心肌炎和风湿热等病史；有无小儿肺炎、急性肾炎、严重贫血等病史；此外，有无急性感染，输液、输血过量或速度过快，体力活动过度等诱发因素。详细了解患儿有无呼吸困难、咳嗽、气喘、胸闷、水肿及发绀史。

2. 身体状况

（1）症状、体征

1）婴幼儿心衰 临床常表现为哺乳停顿、易出汗、喜依肩入睡、体重不增，为心功能不全（代偿期）表现。在某些因素促发下，可出现急性发作，表现为烦躁多汗，哭声低弱，面色苍白和发绀，呼吸快浅，频率达50～100次/分，可见吸气三凹症，心

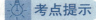
考点提示

婴幼儿心衰的特点。

率增快，达150～200次/分，多能闻及奔马律，心脏增大，肝增大超过肋下3cm。

2）年长儿心衰 症状与成人相似，气促为左心功能不全的主要表现。早期活动后气促，重症者有端坐呼吸，肺底部闻及湿啰音。如不及时处理可发生急性肺水肿，表现为咳大量粉红色泡沫痰、呼吸极度困难、发绀、皮肤湿冷、极度烦躁等。肝大及水肿为右心功能不全的主要表现。如伴肝区疼痛、颈静脉怒张为急性右心功能不全；如肝质地变硬，为慢性右心功能不全；如同时存在腹水，表示已有心源性肝硬化。

（2）临床诊断指标

考点提示

心衰临床诊断指标。

1）安静时心率增快，婴儿大于180次/分，幼儿大于160次/分，不能用发热或缺氧解释。

2）呼吸困难，发绀突然加重，安静时呼吸频率在每分钟60次以上。

3）肝大，超过肋下3cm，或在密切观察下，短时间内较前增大。

4）心音明显低钝或出现奔马律。

5）突然出现烦躁不安、面色苍白或发灰，不能用原发病解释。

6）尿少、下肢水肿，排除营养不良、肾炎、维生素B_1缺乏等原因所致。

以上前4项为主要指征，可结合其他几项以及1～2项辅助检查进行综合分析。

（3）心功能评价 儿童心功能状态评价分为四级。Ⅰ级：仅有心脏病体征，无症状，活动不受限，心功能代偿。Ⅱ级：活动量较大时出现症状，活动轻度受限。Ⅲ级：活动稍多即出现症状，活动明显受限。Ⅳ级：安静休息即有症状，完全失去劳动能力。

3. 心理社会状况 评估家长对本病的认识程度以及对预后和护理常识的了解情况。是否有焦虑和恐惧，家庭经济条件如何。

4. 辅助检查

（1）X线检查 心影呈普遍性扩大，搏动减弱，肺纹理增多，肺门或肺门附近阴影增加，肺部淤血。

（2）超声心动图检查 心室和心房腔扩大；心室收缩时间延长、射血分数降低。

（3）心电图检查 不能表明有无心衰，但有助于病因诊断及指导洋地黄的应用。

5. 治疗原则及主要措施 主要是治疗原发病，增强心功能。保证患儿休息与睡眠，消除水钠潴留，必要时应用镇静剂，给予吸氧。

（1）应用洋地黄类药物 洋地黄能增强心肌的收缩力，减慢心率，从而增加心输出量，改善体循环和肺循环。常用地高辛、毛花苷丙（西地兰）。

（2）应用利尿剂 利尿剂能促使水钠排出，减轻心脏负荷，在治疗心衰上有很重要的地位。发生重症心衰、肺水肿、肝淤血肿大、腹水等时，除应用洋地黄外需加利尿剂。常用呋塞米或依他尼

酸。慢性心衰一般联合使用噻嗪类与保钾利尿剂，并采用间歇疗法维持治疗，防止电解质紊乱。

（3）应用血管扩张剂　小动脉扩张使心脏后负荷降低，从而增加心输出量；同时，静脉扩张使前负荷降低，心室充盈压下降，肺充血的症状可得到缓解，近年来用于治疗顽固性心衰取得一定疗效，但在小儿心衰治疗中尚需谨慎使用。常用药物有卡托普利、硝普钠及酚妥拉明。

【常见护理诊断/问题】

1. 心输出量减少　与心肌收缩力降低有关。

2. 活动无耐力　与心排血量减少、组织缺氧有关。

3. 体液过多　与心排血量下降、静脉回流受阻、体内水钠潴留有关。

4. 气体交换受损　与肺循环淤血、肺水肿有关。

5. 潜在并发症　肺水肿、洋地黄中毒、低钾血症。

6. 焦虑　与疾病的危险程度及环境改变有关。

7. 知识缺乏　与家长缺乏有关心力衰竭的护理及预防知识有关。

【护理措施】

1. 恢复心输出量的护理

（1）减轻心脏负担　患儿宜取半坐位或侧卧位，双腿下垂，小婴儿取 15°~30° 斜坡卧位，减少回心血量，从而减轻心脏负荷。

（2）避免心脏负荷加重　将患儿安排在单人房间，尽力避免各种精神刺激，避免患儿烦躁、哭闹，必要时可适当使用镇静剂。控制水钠摄入量，轻者每天钠盐摄入量为 0.5~1g，重者采用无盐饮食；每天液体入量宜控制在 75ml/kg 以下。应给予易消化和富有营养的食物，婴儿宜少量多次哺喂。输液速度宜慢，以每小时小于 5ml/kg 为宜。帮助患儿翻身，将常用的物品或喜爱的物品放在患儿身边，避免患儿用力取物而加重心脏负担。保持大便通畅，避免用力排便。

> 💡 **考点提示**
> 心衰时应控制钠盐和水的摄入。

（3）密切观察生命体征变化，定时测量呼吸、血压、脉搏，注意心律、心率的变化，必要时进行心电监护，检测血清钠、钾、氯，进行血气分析，记录尿量，若病情变化及时与医生联系。

（4）按医嘱使用强心苷、血管扩张剂及利尿药物，观察用药后的反应，及时评估用药后效果。

2. 活动无耐力的护理

（1）让患儿卧床休息，加强日常生活护理，减轻心脏负荷。心衰Ⅰ度可起床活动；心衰Ⅱ度限制活动，延长卧床时间；心衰Ⅲ度绝对卧床。

（2）按医嘱给予吸氧。急性肺淤血和肺水肿造成气体交换受损，导致机体组织缺氧，是活动耐力下降的重要原因，故应及时给予吸氧。急性肺水肿患儿吸氧时湿化瓶内放入 20%~30% 乙醇，以减低肺泡表面张力，增加气体与肺泡壁的接触面积，改善气体交换。间歇吸入，每次 10~20 分钟。

（3）根据恢复期患儿活动耐量，制订合适的活动计划。指导患儿床上活动或床旁活动，从卧位过渡到坐位或站位，做深呼吸练习，或坐在椅子上 30 分钟，或酌情在房间内行走 1~2 分钟等。根据监测的心率、呼吸，调整活动计划。

> 💡 **考点提示**
> 急性肺水肿患儿的吸氧方法。

3. 体液过多的护理　让患儿休息，酌情限制盐的摄入，减轻水钠潴留。必要时按医嘱使用利尿药。应用利尿药应掌握用药的时间，尽量在早晨及上午给药，避免夜间尿量过多而影响休息。观察水肿体征的变化，每日测量体重，记出入量，长期应用者注意心音、心律及电解质变化。

4. 应用洋地黄类药物的护理 此类药物治疗量与中毒量接近，易发生中毒，应注意预防。

（1）用药前 了解患儿心、肾功能，是否使用利尿剂，有无电解质紊乱。小儿用药量少，应保证用药量精确。每次用药前测量患儿脉搏1分钟，若发现脉率减慢（新生儿小于120次/分、婴儿小于100次/分、幼儿小于80次/分、学龄儿小于60次/分）或脉律不齐，应及时与医生联系，决定是否停药。若心电监护记录显示P–R间期较用药前延长50%或出现室性期前收缩等，须立即停药。

> **考点提示**
>
> 用洋地黄类药物前测量患儿脉搏1分钟。

（2）给药时 给药剂量强调准确，如注射用量少于0.5ml，要加生理盐水稀释后用1ml注射器精确吸取。静脉注射速度要慢（不少于5分钟），密切观察患儿脉搏变化。强心苷类药物不能与其他药物混合注射，以免药物发生相互作用。口服药要仔细喂服，使药物全部进入消化道，年长儿要目视其全部吞下后方可离开。若患儿服药后呕吐，应与医生联系决定补服或用其他途径给药。

（3）用药后 用药后1~2小时监测患儿心率、心律，并注意心力衰竭的表现是否改善，配合医生调整用药计划。

（4）用药期间 观察药物毒性反应，小儿洋地黄中毒最常见的表现是心律失常，如房室传导阻滞、期前收缩、阵发性心动过速、心动过缓，其次是胃肠道反应，可见食欲缺乏、恶心、呕吐。神经系统症状如嗜睡、头晕、色视等较少见。钙剂与洋地黄制剂有协同作用，应避免同时使用。须多给患儿进食含钾的食物，或按医嘱补充氯化钾。因患儿在腹泻、呕吐和使用利尿剂时会出现钾丢失，而低钾血症是引起强心苷中毒反应（心律失常）的常见诱因，所以应注意预防低钾血症。

> **考点提示**
>
> 用洋地黄类药物期间观察药物毒性反应。

5. 心理护理 根据患儿心理特点采取相应对策，主动与患儿及家长沟通，给予安慰和鼓励，取得合作，避免患儿抗拒、哭闹，加重心脏负荷。鼓励家长陪伴，减少亲人离开的不安，减少恐惧，使患儿情绪稳定。

6. 健康教育 向患儿和家长介绍心衰诱发因素及防治措施等有关知识，根据不同病情制订适当的休息、饮食及生活制度，嘱患儿及家长逐渐增加活动量，避免过度劳累，减少焦虑及恐惧。讲明常见诱因，如感染、劳累及情绪激动等。教会年长患儿自我监测脉搏的方法。让家长了解所用药物的名称、剂量、给药时间、给药方法及常见不良反应。为家长提供急救中心及医院急诊室电话。

•••• 目标检测

答案解析

一、选择题

A1/A2 型题

1. 患儿，男，6岁。患轻度室间隔缺损，尚未治疗。现因龋齿需拔牙，医生在拔牙前给予抗生素，其目的是预防（ ）

    A. 上呼吸道感染　　　　　B. 牙龈炎　　　　　　　　C. 支气管炎

    D. 充血性心力衰竭　　　　E. 感染性心内膜炎

2. 法洛四联症患儿病理生理改变与临床表现主要取决于（ ）

    A. 病程长短　　　　　　　B. 患儿年龄　　　　　　　C. 血液黏滞度

    D. 肺动脉狭窄程度　　　　E. 主动脉骑跨与右室肥厚程度

3. 患儿，男，6岁，室间隔缺损，病情较重，平时需用地高辛维持心功能。现在患儿因上感后诱发急性心力衰竭，按医嘱用西地兰，患儿出现恶心、呕吐、视物模糊。此时应采取的措施是（ ）

    A. 调慢输液速度

    B. 禁食以减轻胃肠道负担

    C. 密切观察患儿心率变化

    D. 给患儿吸入乙醇湿化的氧气

    E. 暂停使用强心苷并通知医生

4. 患儿，男，4岁，曾多次患肺炎，平时无发绀，活动后气促。体格瘦小，心前区隆起，胸骨左缘第2肋间闻3级连续性杂音，伴有水冲脉。最可能的医疗诊断为（　　）

    A. 房间隔缺损   B. 室间隔缺损   C. 法洛四联症

    D. 动脉导管未闭   E. 肺动脉瓣狭窄

A3/A4 型题

（5~7题共用题干）

患儿，男，2岁，生后6个月开始出现口唇发绀，活动时喜蹲踞，现患儿哭闹后突然出现呼吸困难，随即昏厥、抽搐，体格检查见轻度杵状指，胸骨左缘第3肋间可闻及3级全收缩期杂音，P2减弱。

5. 此患儿应考虑为（　　）

    A. 癫痫   B. 心力衰竭   C. 脑血栓

    D. 急性脑缺氧发作   E. 中毒

6. 以下对该患儿的处理中正确的是（　　）

    A. 限制活动

    B. 口服心得安

    C. 口服强心苷类药物

    D. 口服吲哚美辛（消炎痛）

    E. 每日吸氧2小时

7. 该患儿最易出现的并发症是（　　）

    A. 心力衰竭   B. 脑血栓、脑脓肿   C. 亚急性细菌性心内膜炎

    D. 化脓性脑膜炎   E. 呼吸道感染

二、案例分析题

患儿，女，3岁，出生后不久即发现口唇青紫，且呈进行性加重，情绪激动后青紫加剧伴气促，喜蹲踞。体格检查：患儿青紫明显，唇、甲床、结膜均青紫，杵状指（趾），营养不良，双肺呼吸音清，心前区稍隆起，心律齐，心音有力，心率92次/分，胸骨左缘第2~4肋间可闻及收缩期喷射性杂音。

请思考：

1. 该患儿可能患何种疾病？

2. 为防止该患儿血栓形成应给予什么措施？

3. 针对该患儿如何有效预防感染？

（刘俊平）

书网融合……

    重点小结   微课1   微课2   微课3   习题

第十一章　泌尿系统疾病患儿的护理

学习目标

知识目标： 通过本章的学习，掌握急性肾小球肾炎、肾病综合征和小儿尿路感染的病因、护理重点；熟悉急性肾小球肾炎、肾病综合征和小儿尿路感染的病因、护理重点；了解儿童泌尿系统解剖生理特点；不同年龄期小儿正常尿量、少尿、无尿的标准。

能力目标： 能运用护理程序对急性肾小球肾炎、肾病综合征以及小儿尿路感染患儿进行护理评估、提出护理问题并做出相应护理，能对患儿及家庭进行健康教育。

素质目标： 通过本章的学习，帮助学生树立对患儿及家长同情与关爱的职业素养，关心爱护儿童，以解决患儿心理问题为目标，做好心理护理，具有良好的人文关怀。

第一节　小儿泌尿系统解剖、生理特点

PPT

一、解剖特点

（一）肾

小儿年龄愈小，肾相对愈大。肾位于腹膜后间隙，形似蚕豆，而且位置较低，婴儿期肾下极位于髂嵴下第 4 腰椎水平，2 岁以后才达髂嵴以上，故 2 岁以下健康小儿腹部触诊时易触及肾（尤其是右肾）。

（二）输尿管

婴幼儿输尿管长且弯曲，管壁的肌肉以及弹力组织发育不全，易扩张受压或扭转而导致梗阻和尿潴留，诱发感染。婴幼儿时期由于输尿管和膀胱结合处瓣膜发育不全，当膀胱压力增高时，尿液易反流，这也是感染的原因之一。

（三）膀胱

婴儿膀胱位置相对高，充盈时顶部常在耻骨联合以上并升及腹腔，故腹部触诊时易触及。以后随着年龄增长，膀胱逐渐降入盆腔内。

（四）尿道

女婴尿道较短，新生女婴仅 1cm，青春期后可达 3~5cm，其外口暴露并与肛门相接，易受污染引起上行性感染，故女婴尿路感染较男婴常见。男婴尿道虽长（5~6cm），但常有包茎或包皮过长，易致污垢积聚，亦可引起上行性感染。

二、生理特点

（一）肾功能

婴幼儿出生时肾单位的数目已达成人水平，但其生理功能还不够完善，调节能力和储备能力差。到 1~2 岁可接近成人水平。

新生儿肾的稀释功能已接近成人，但肾小球滤过率仅为成人的 1/4，导致不能有效地排出过多的水分和溶质，2 岁时方达成人水平。新生儿肾小管的排泄、重吸收、浓缩和稀释功能尚不成熟，易致脱水、水肿、电解质紊乱及酸碱平衡失调等。新生儿生后最初 10 天，排钾能力较差，故血钾偏高。

（二）排尿特点

1. 排尿次数　93% 新生儿生后 24 小时内可排尿。1 周后的小儿每日可排尿 20 ~ 25 次，以后随年龄增长逐渐减少，学龄前和学龄期每日排尿 6 ~ 7 次，3 岁时能控制排尿。

2. 每日尿量　小儿每日尿量受气温、饮食种类、精神及活动量等因素影响，个体差异很大。正常新生儿尿量为每小时 1 ~ 3ml/kg，婴儿期为 400 ~ 500ml/d，幼儿期为 500 ~ 600ml/d，学龄前期为 600 ~ 800ml/d，学龄期为 800 ~ 1400ml/d。学龄期尿量每日少于 400ml、学龄前期少于 300ml、婴幼儿期少于 200ml 时，称为少尿；每日尿量少于 50ml 时称为无尿。

> 💡 **考点提示**
>
> 不同年龄小儿的正常尿量以及小儿少尿、无尿的标准。

（三）尿液特点

1. 外观及酸碱度　正常婴儿尿液淡黄且透明，尿液 pH 为 5 ~ 7。在寒冷季节放置后可有乳白色浑浊的尿酸盐类结晶析出，属正常现象。

2. 尿渗透压和尿比重　新生儿期均低，渗透压在 185 ~ 216mOsm/kg，以后随辅食添加逐渐增高，1 岁后接近成人。

3. 尿蛋白　正常小儿尿液中含微量蛋白，定性为阴性，定量通常 ≤100mg/（m² · 24h）。

4. 尿沉渣　正常小儿清洁新鲜尿液经离心后沉渣镜检，偶见透明管型，白细胞少于 5 个/高倍视野，红细胞少于 3 个/高倍视野为正常。12 小时 Addis 计数：管型少于 5×10^3 个，白细胞少于 1×10^6 个，红细胞少于 5×10^5 个为正常。

第二节　急性肾小球肾炎 📱微课

PPT

》》》**情境导入**

情境： 患儿，男，6 岁，2 周前患扁桃体炎，最近两天早晨起来发现眼皮肿胀，睁眼困难，小腿也肿了，尿也变少了，而且排出来的尿就像洗过肉的水一样，家长带他来医院看病。经检查及化验后，医生诊断：急性肾小球肾炎，并告诉家长，要严格卧床休息。

　　思考： 1. 患儿出现水肿可能与哪些疾病有关？

　　　　　　2. 尿液的颜色与什么有关？

急性肾小球肾炎（acute glomerulonephritis，AGN）简称急性肾炎，是一组不同病原体感染后引起免疫反应，造成急性弥漫性肾小球损害所致的炎性反应性疾病，发病占泌尿系统疾病首位。此病以水肿、少尿、血尿、高血压为临床特点。好发于秋冬季节，以 5 ~ 14 岁小儿多见，男女之比为 2：1。临床上可分为急性链球菌感染后肾小球肾炎和非链球菌感染后肾小球肾炎，以前者多见。多数患儿预后良好。

> 💡 **考点提示**
>
> 引起急性肾小球肾炎最常见的病原体。

本病绝大多数是 A 组乙型溶血性链球菌中的致肾炎菌株感染

后引起的免疫复合物性肾小球肾炎，其他细菌及病毒、肺炎支原体等也可引起，但少见。这些细菌的抗原刺激机体产生抗体，抗原抗体结合形成循环免疫复合物，并激活补体，继而引起一系列炎症反应和免疫损伤，炎症反应引起肾小球内皮细胞和系膜细胞肿胀、增生，导致肾小球基底膜破坏；肾小球毛细血管管腔狭窄、闭塞，使蛋白和血细胞外漏、肾小球血流和滤过率降低，体内水钠潴留；导致细胞外液容量增加，出现少尿、血尿、水肿、高血压等表现（图 11-1）。本病常继发于皮肤及呼吸道感染。

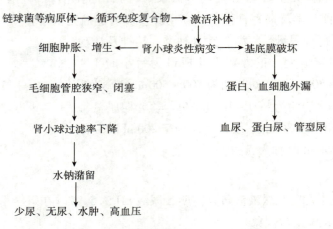

图 11-1　急性肾小球肾炎发病机制

【护理评估】

（一）健康史

询问患儿病前 1~4 周内有无呼吸道感染如扁桃体炎、咽炎、猩红热等病史，有无皮肤感染如脓疱疮等，咽炎引起者前驱期 6~12 天（平均 10 天），皮肤感染引起者前驱期 14~28 天（平均 24 天）。询问尿液颜色、量以及水肿情况等，了解既往有无类似疾病的发生及用药疗效等。

（二）身体状况

急性肾炎临床表现轻重悬殊，轻者甚至无临床症状，仅于尿检时发现异常；重者在病初 1~2 周内呈急进性过程，因急性肾衰竭而危及生命。

1. 一般表现　起初可有全身不适、乏力、头晕、发热、食欲缺乏、恶心、呕吐等症状，少数患儿可见呼吸道感染或皮肤感染残存病灶。

2. 典型的症状、体征

（1）水肿、少尿　是最早出现和最常见的症状，是就诊的主要原因。70% 的患儿有水肿，轻者限眼睑和颜面部（图 11-2），晨起显著，重者 1~2 天即可波及全身。多为轻、中度水肿，呈非凹陷性，伴少尿，甚至无尿。一般 1~2 周内随尿量增多，水肿可逐渐消退。

> 🔔 考点提示
>
> ①急性肾小球肾炎的典型表现。②急性肾小球肾炎水肿的特点。

（2）血尿　患者起病时几乎均有血尿，50%~70% 患儿有肉眼血尿。酸性尿呈浓茶色或烟蒂水样，中性或碱性尿则呈红色或洗肉水样。肉眼血尿多在 1~2 周内转为镜下血尿，镜下血尿一般持续时间较长。可伴不同程度的蛋白尿，约 20% 达肾病水平。

> 🔔 考点提示
>
> 急性肾炎最迟消失的症状。

（3）高血压　30%~80% 患儿可有高血压，表现为头痛、头晕、恶心、目眩以及一过性失眠等症状，血压多在 120~150/80~110mmHg（16.0~20.0/10.7~14.4kPa），一般在 1~2 周内随着尿量增多，血压可降至正常。

3. 病情严重时的症状、体征　部分患儿在起病 1~2 周内（尤其是第
1 周）可出现下列严重表现，应及早发现、及时治疗，否则将危及生命。

（1）严重循环充血　主要是水钠潴留和血浆容量增加所致。轻者表
现为呼吸增快、咳嗽、肺底可闻及细湿啰音。重者可出现呼吸困难、端
坐呼吸、频嗽、咳粉红色泡沫痰、颈静脉怒张、肝大而硬、心脏扩大甚
至出现奔马律、水肿加剧等。危重患儿可因急性肺水肿而在数小时内
死亡。

（2）高血压脑病　病初血压骤升引起脑血管痉挛或扩张，导致脑缺
氧、缺血及血管通透性增高而发生脑水肿。血压在 160/110mmHg 以上，
临床表现为剧烈头痛、恶心、呕吐、复视或一过性失明，甚至惊
厥和昏迷等。

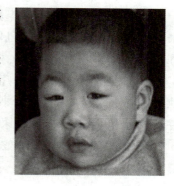

图 11-2　颜面水肿

（3）急性肾衰竭　病初出现严重少尿甚至无尿，引起暂时性
氮质血症、电解质紊乱（高钾、低钠）及代谢性酸中毒等，一般
持续 3~5 天病情可好转；若持续数周，则预后差。

> ☀ **考点提示**
>
> 　急性肾炎患儿的严重表现
> 以及出现的时间。

· 知识链接

急性肾炎的非典型表现

（1）无症状性急性肾炎　有前驱感染病史，患儿仅有镜下血尿，无其他临床表现，血清链球菌
抗体可增高，血清补体 C3 降低。

（2）肾外症状性急性肾炎　患儿有水肿和（或）高血压，有时甚至出现高血压脑病或严重循环
充血，而尿的改变轻微或正常。

（3）以肾病综合征为表现的急性肾炎　以急性肾炎起病，呈肾病综合征表现，主要以水肿和蛋
白尿突出，伴低蛋白血症和高胆固醇血症，症状持续时间长，预后较差，部分患儿可演变为慢性进行
性肾炎。

（三）心理社会状况

1. 患儿多为学龄期儿童，由于临床治疗中对活动及饮食的严苛限制、与家人及伙伴的分离、学
习的中断、担心住院使家庭经济负担加重等，可产生紧张、焦虑、抑郁、失望等心理，可表现为情绪
低落、烦躁、易激惹等。

2. 家长因缺乏本病有关知识，感到焦虑、失望、自责、沮丧等，主要表现为烦躁、不知所措，
对医护人员的言行举止较敏感。

（四）辅助检查

1. 尿液检查　早期可见上皮细胞和白细胞（非感染），有透明、颗粒、红细胞等多种管型，尿蛋
白 + ~ + + +。

2. 血液检查　可见轻、中度贫血，红细胞沉降率增快。90% 的患者早期血清总补体（CH_{50}）和
补体 C_3 明显下降。血清抗链球菌溶血素"O"（ASO）多数增高。

3. 肾功能检查　有轻度氮质血症，血尿素氮及肌酐暂时性升高，肾小管功能正常。

【治疗要点】

本病为自限性疾病，无特异疗法。主要是休息，控制水、钠的摄入，对症治疗和护理。治疗用药如下。

1. 利尿剂 常用氢氯噻嗪 1~2mg/（kg·d），分为 2~3 次口服，重者呋塞米（速尿）静脉注射或口服，注射过量可致一过性耳聋。

2. 降压药 经对症治疗和护理而血压仍高者，首选硝苯地平（心痛定）口服或舌下含服，其次为卡托普利，两者交替使用效果更佳。有蛋白尿者口服卡托普利，高血压脑病首选硝普钠静脉滴注。

3. 抗感染药 应用青霉素 10~14 天，主要是消除体内残余的感染病灶，青霉素过敏者可选用红霉素。

考点提示

急性肾炎患儿应用青霉素的目的。

【护理问题】

1. 体液过多 与肾小球滤过率降低及水钠潴留有关。

2. 营养失调：低于机体需要量 与蛋白丢失、限盐导致食欲缺乏有关。

3. 活动无耐力 与水肿、高血压有关。

4. 潜在并发症 可并发高血压脑病、急性肾衰竭、严重循环充血。

【护理目标】

1. 患儿尿量增加、水肿消退。

2. 家长以及患儿能够掌握喂养知识，了解饮食调控的方法，积极配合治疗和护理。

3. 患儿肉眼血尿消失，血压维持在正常范围。

4. 患儿未发生高血压脑病、急性肾衰竭、严重循环充血或发生时能被及时发现并处理。

【护理措施】

1. 协助减轻及消除水肿

（1）休息与活动 急性期（2 周内）卧床休息，减轻心脏负担；待水肿消退、肉眼血尿消失、血压恢复正常，可下床轻微活动；1~2 个月内限制活动量，3 个月内避免剧烈活动；红细胞沉降率正常、尿内红细胞少于 10 个/高倍视野可上学，但需避免重

考点提示

如何控制急性肾炎患儿的活动量。

体力活动；12 小时 Addis 计数正常或尿常规正常 3 个月后可正常活动。每日热敷腰部 1 次，每次15~20 分钟，可促进血液循环，增加肾血流量，解除肾血管痉挛，使尿量增加，减轻水肿。

（2）用药护理 遵医嘱给予利尿剂和降压药。早期有少尿、明显水肿、高血压及全身循环充血者，应遵医嘱给予利尿剂，并注意观察药物的不良反应。氢氯噻嗪对胃肠道有刺激，嘱患儿餐后服用。静脉注射呋塞米后，密切观察有无水、电解质紊乱。

（3）评估并记录患儿水肿情况 准确记录 24 小时出、入水量，每日或隔日测量体重 1 次，以便及时了解水肿情况和药物疗效。

2. 调整饮食

（1）选择适当食物 出现少尿、水肿、高血压时，严格限制水和钠盐的摄入，每日食盐量 60mg/（kg·d）。早期供给易消化的高糖、高维生素、适量脂肪的低盐或无盐饮食，少食多餐。不必严格控制蛋白质的摄入，但有氮质血症时应严格限制蛋白质入量，可给优质蛋白 0.5g/（kg·d），以动物蛋白为主。限制多钾的食物如香蕉、柑橘等。一般尿量增加、水肿消退、血压正常后可恢复正常饮食。

（2）与患儿及家长共同制订食谱 由于胃肠道黏膜水肿及限制饮食，患儿食欲下降，在不违反治疗原则的前提下，尽量满足患儿的饮食要求。可利用糖、醋等调料来满足味觉需要，保证营养的供给。

3. 密切观察病情变化，预防严重并发症

（1）预防严重循环充血和心力衰竭　观察患儿呼吸、心率、肝是否肿大和精神症状，如患儿突现烦躁不安、呼吸困难、发绀、平卧困难、肝增大等，警惕发生严重循环充血，应立即让患儿取半坐位、吸氧并及时通知医生，按心力衰竭护理。

考点提示

应用硝普钠的注意事项。

（2）预防高血压脑病　密切监测血压变化，每日 2 次，必要时遵医嘱使用降压药。若患者出现血压突然升高、剧烈头痛、呕吐、一过性失明、惊厥等，提示发生高血压脑病。应立即让患儿躺下，头部稍抬高，立即通知医生，配合抢救。常用硝普钠，注意药液必须现配现用，配置 4 小时后不能再使用；整个输液过程必须避光；药液不可漏到血管外，以免引起组织坏死。用药期间严密监测血压、心率和药物不良反应，根据血压变化随时调整滴速，每分钟不宜超过 8μg/kg，以防发生低血压。

（3）预防急性肾衰竭　注意观察患儿尿量、尿色及水肿的程度，遵医嘱正确留取尿标本，及时送检，每周 2 次。若持续少尿，甚至无尿，提示可能发生急性肾衰竭，及时通知医生，进行对症处理。

4. 心理护理　病室布置应体现人文关怀，医护人员态度要和蔼、亲切，多与患儿交谈，使患儿在和谐的氛围中接受治疗和护理。向患儿解释限制活动利于疾病及早康复。对学龄期小儿鼓励其同学和老师来院探视，并帮助补习功课；年幼儿允许家长 24 小时陪护，增加安全感，减轻焦虑。

5. 健康指导　向家长介绍病情、护理要点和预后，解释本病是一种自限性疾病，95% 以上患者能完全康复。强调休息活动和饮食的重要性并给予指导，说明休息可防止严重表现的发生。告知出院后随访时间，每周到医院查尿常规 1 次，病程 2 个月后改为每月 1 次，共需随访 6 个月。

【护理评价】

1. 患儿尿量是否增加，水肿是否消退。
2. 家长是否掌握喂养知识，并了解饮食调控的方法；是否能积极配合治疗和学会自我护理。
3. 患儿肉眼血尿是否消失，血压是否恢复正常。
4. 患儿无其他并发症发生或发生时能被及时发现并处理。

第三节　肾病综合征

PPT

▶▶ **情境导入** ◀◀

情境：患儿，男，3 岁，全身浮肿一周入院。一周前开始于眼睑出现浮肿，渐累及全身。体格检查：面色稍苍白，眼睑、颜面明显水肿；辅助检查：尿蛋白（＋＋＋＋），血清白蛋白 14.8g/L，血清总胆固醇 11.45mmol/L。

思考： 1. 请你提出诊断依据？

　　　　 2. 该患儿的主要护理问题是什么？

肾病综合征（nephrotic syndrome，NS）简称肾病，是一组多种原因引起的肾小球基底膜通透性增高，导致血浆内大量蛋白从尿中丢失的临床综合征。临床上以大量蛋白尿、低蛋白血症、高胆固醇血症和不同程度水肿为特征。按病因可分为原发性、继发性及先天性三大类，继发性肾病指在诊断明确的原发病基础上出现肾病表现，多继发于系统性红斑狼疮、过敏性紫癜、恶性肿瘤等；先天性肾病为常染色体隐性遗传，比较少见，预后差。按临床表现又可分为单纯性肾病和肾炎性肾病，其中以单纯性肾病多见。儿童时期肾病综合征90%为原发性，男女比为3.7：1，学龄前儿童多发，尤其是3～5岁。本节主要介绍原发性肾病综合征。

【病因及发病机制】

此病的病因和发病机制尚不明确，多数认为单纯性肾病的发病可能与T淋巴细胞免疫功能紊乱有关；而肾炎性肾病患儿中常可发现免疫球蛋白和补体在肾内沉积，提示与免疫病理损伤有关（图11-3）。主要病理生理表现如下。

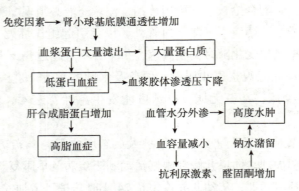

图 11-3 肾病综合征的发病机制

1. 蛋白尿 是最根本的病理生理改变，是引起其他三大临床特征的根本原因。由功能紊乱导致肾小球基底膜通透性增高所致，蛋白随尿液排出而出现大量蛋白尿，长期持续大量蛋白尿促进肾小球系膜硬化、间质病变，可致肾功能不全。

2. 低蛋白血症 是病理生理改变中的关键环节。由于大量血浆蛋白从尿中丢失，肾小球滤出的白蛋白被肾小管重吸收后分解。

3. 高胆固醇血症 低蛋白血症促使肝合成脂蛋白增加，大分子脂蛋白难以从肾排出，淤积于体内，形成高脂血症，血中胆固醇、低密度脂蛋白增加，高密度脂蛋白正常或降低。

> **考点提示**
>
> ①NS的四大临床特征。
> ②NS最根本的病理生理改变。

4. 水肿 低蛋白血症使血浆胶体渗透压下降，水分外渗而出现水肿。当血浆蛋白低于25g/L时，表现为全身凹陷性水肿；低于15g/L时则可有腹水或胸腔积液形成。

【护理评估】

（一）健康史

询问患儿起病缓急，是否存在感染、劳累等诱因；是否为过敏性体质；近期有无预防接种史，是初发还是复发；发病后的治疗情况等。

（二）身体状况

1. 单纯性肾病 发病年龄以2～7岁多见，男女比例（2～4）：1。病初一般状况良好，后继出现面色苍白、乏力、食欲缺乏、精神萎靡等。水肿严重时可有少尿，大多无血尿，无高血压。一般起病隐匿，无明显诱因。水肿多见，呈凹陷性。始于眼睑，以后遍及全身、颜面、下肢、阴囊最为明显。重时两眼难睁，阴囊皮肤肉眼可见薄且透明，重者可有液体渗出。可有腹水、胸腔积液等。

> **考点提示**
>
> 单纯性肾病水肿的特点是呈凹陷性。

2. 肾炎性肾病　发病年龄多为 7 岁以上。有高血压的患儿会感到头晕、乏力等。一般水肿不严重，除临床四大特征外，还具备以下四项中的一或多项。①持续镜下血尿或发作性肉眼血尿。②反复高血压，并排除糖皮质激素等原因所致。③持续氮质血症。④血清补体降低。

📝 **考点提示**

单纯性肾病和肾炎性肾病的主要区别。

3. 并发症

（1）感染　是最常见的并发症，尤其是上呼吸道感染。

（2）电解质紊乱　常见低钠、低钾、低钙血症。表现为惊厥、手足搐搦和骨质疏松等。

（3）血栓形成　肾病综合征高凝状态易致各种血栓形成，以肾静脉血栓最为常见。

（4）低血容量性休克　多见于起病、复发时，或大量利用利尿剂后。

📝 **考点提示**

NS 患儿并发感染的常见部位。

📝 **考点提示**

NS 患儿最易发生血栓的部位。

（三）心理社会状况

长期应用激素治疗会引起库欣综合征（图 11-4），患儿会产生自卑、焦虑、抑郁等心理；年幼患儿主要是分离性焦虑。

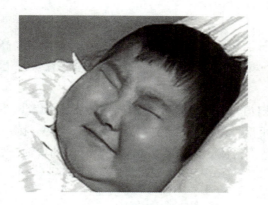

图 11-4　库欣综合征外貌特征

（四）辅助检查

1. 尿液检查　24 小时尿蛋白定量 ≥50mg/（kg·d），随机或者晨尿蛋白/肌酐（mg/mg）≥2.0，蛋白定性多为 +++ ~ ++++，可见透明管型、颗粒管型。

2. 血液检查　血浆总蛋白和白蛋白明显减少，血浆白蛋白小于 25g/L；红细胞沉降率增快；胆固醇增多，大于 5.7mmol/L。肾炎性肾病患者可有血清补体降低、不同程度的氮质血症。

3. 其他检查　包括 B 超、数字减影血管造影（DSA）、诊断性肾活检等。

【治疗要点】

1. 肾上腺糖皮质激素治疗　首选药物为泼尼松，剂量为 2mg/（kg·d），分 3 次口服。尿蛋白转阴后再巩固 2 周（足量不少于 4 周，最长不超过 8 周）。之后改为隔日早餐后顿服 4 周，以后每 2 ~ 4 周减 2.5 ~ 5mg 直至停药，疗程 6 ~ 9 个月（中长程疗法）。

📝 **考点提示**

NS 的激素治疗方法。

2. 免疫抑制剂治疗　主要用于治疗激素耐药、频繁复发、激素依赖、出现严重不良反应的患儿。最常用的是环磷酰胺，一般剂量为 2.0 ~ 2.5mg/（kg·d），分为 3 次口服，疗程 8 ~ 12 周；也可用冲击疗法，即环磷酰胺连续 2 天为 1 个疗程，每 2 周重复 1 个疗程，累积量小于 200mg/kg。

3. 一般治疗及对症支持治疗 休息、饮食管理、补充维生素及矿物质、防止感染、利尿等。

【护理问题】

1. 体液过多 与低蛋白血症导致水分外渗、水钠潴留有关。

2. 营养失调：低于机体需要量 与蛋白丢失、机体吸收功能降低有关。

3. 有感染的危险 与水肿、免疫力低下有关。

4. 潜在并发症 可并发电解质紊乱、血栓形成等。

5. 焦虑 与病程长、形象改变有关。

【护理措施】

1. 协助减轻水肿

（1）休息与活动　一般不必严格限制活动。重度水肿、高血压者需卧床休息，但需经常变换体位；有胸腔积液、腹水导致呼吸困难者，取半卧位。

（2）水钠管理　一般无需过分限制钠、水的摄入，重度水肿、严重高血压者适当限制。

（3）遵医嘱用药　遵医嘱正确应用利尿剂、低分子右旋糖酐及清蛋白，并观察药物的疗效及不良反应。每天观察水肿部位情况并测量体重 1 次，有腹水者每日测量腹围 1 次，同时记录 24 小时液体出入量。

2. 饮食调整

（1）活动期调整　给予易消化、含优质动物蛋白、碳水化合物、高维生素饮食。大量蛋白尿期蛋白摄入量应控制在 2g/(kg·d)。加用免疫抑制剂治疗时应注意与患儿沟通交流，为保证营养摄入，食物制作宜可口。

（2）恢复期调整　尿蛋白消失后，长期使用糖皮质激素治疗者，增加蛋白质的摄入。以植物性脂肪或鱼油为宜，多食富含可溶性纤维的食物，如燕麦、豆类等，因可溶性纤维可以控制脂类的吸收；长期应用糖皮质激素可造成机体缺钾，嘱患儿多食富含钾的食物，如香蕉、橘子等；注意补充维生素 D 和钙。

3. 预防感染

（1）保护性隔离　肾病患儿与感染性疾病患儿须分开住，可安排单人病室。严格探视制度，避免有明显感染者探视，病室应每日消毒。患儿避免到公共场所等人多的地方。

（2）加强皮肤黏膜护理　保持床铺及皮肤的清洁、干燥，在易受压的部位，如外踝、足跟、肘部等处衬棉垫。水肿严重时，在臀部和四肢受压部位应用气垫床，防止受压导致循环障碍而感染。阴囊水肿时用丁字带托起，保持局部干燥及皮肤完整。患儿每 1~2 小时翻一次身。勤剪指甲，以防抓伤皮肤。严重水肿时避免肌内注射。皮肤破损处涂碘伏防止感染。

> 💡 **考点提示**
>
> NS 患儿的皮肤护理措施。

（3）监测体温及血常规　观察患儿有无发热等感染征象，一旦发现异常及时通知医生。

4. 密切观察病情，防止并发症

（1）注意观察有无低钾、低钠和低钙血症表现，一旦出现异常及时通知医生。

（2）遵医嘱用药，注意观察药物疗效及不良反应。①观察水肿、尿量、尿蛋白等恢复情况。②观察糖皮质激素的不良反应，如高血压、库欣综合征等。每日测血压 1~2 次。保护胃黏膜，不可空腹吃药，不吃坚硬的食物。观察大便颜色、性状。观察有无突发腰痛及肾静脉血栓（肉眼血尿）。③观察免疫抑制剂的不良反应：应用环磷酰胺可有白细胞减少、脱发、性腺损害、肝功能损害等表现，因此用药期间宜多饮水，定期检查白细胞计数，避免青春前期、青春期用药。

知识链接

糖皮质激素疗法

（1）短程疗法 泼尼松2mg/（kg·d），最大剂量不超过60mg/d，分次口服，共4周，改为泼尼松1.5mg/kg，隔日早餐后顿服，共4周。全疗程共8周，然后骤然停药。短程疗法易于复发，国内少用。

（2）中、长程疗法 诱导缓解阶段，泼尼松2mg/（kg·d），最大剂量不超过60mg/d，分次口服，尿蛋白转阴后巩固2周（一般足量不少于4周，最长不超过8周），之后进入巩固维持阶段，改为以原足量2天量的2/3，隔日晨顿服4周，如尿蛋白持续转阴，以后每2~4周减2.5~5mg，至0.5~1mg/kg时维持3个月，以后每2周减2.5~5mg直至停药，6个月为中程疗法，9个月为长程疗法。

5. 心理护理 关心、爱护患儿，多与患儿家长沟通。协助患儿根据病情适当安排娱乐、学习等。对由于形象改变而出现焦虑的患儿及家长，多给予解释。

6. 健康指导

（1）讲解病情护理要点 向家长讲解本病有关知识、患儿病情、护理要点、用药的重要性等；介绍如何观察以及预防并发症的发生。

> **考点提示**
>
> NS患儿进行预防接种的时间。

（2）出院指导 强调遵医嘱继续按时服用激素的重要性，剂量逐渐递减，不可随便减量或停药；避免感染和劳累，以防疾病复发，定期复诊；停药1年后方可预防接种；教会家长正确运用试纸检测尿蛋白的变化。

第四节 尿路感染

PPT

尿路感染（urinary tract infection，UTI）是指病原体直接侵入尿路，并在尿液中生长繁殖，侵犯并损伤尿路黏膜或组织，导致的一系列炎症反应。据感染部位分为上尿路感染（肾盂肾炎）、下尿路感染（膀胱炎、尿道炎）。因婴幼儿炎症很少局限于某一特定部位，故常统称为尿路感染。临床以脓尿和（或）菌尿为特征，可有发热、膀胱刺激征、腰痛等症，也可无症状。

【病因及发病机制】

各种病原体均可引起尿路感染，主要是细菌感染，其中大肠埃希菌最常见，金黄色葡萄球菌多见于血行感染。细菌引起尿路感染是患者内在因素和细菌致病性相互作用的结果。真菌感染常见于长期应用广谱抗生素和肾上腺皮质激素的患儿。病毒感染很少见。

> **考点提示**
>
> 尿路感染最常见的致病菌。

【感染途径】

1. 上行感染 是主要的感染途径。致病菌自尿道口上行并进入膀胱、输尿管等引起感染。

2. 血行感染 主要见于新生儿和小婴儿。为全身性败血症的一部分。只要是引起菌血症或败血症的细菌均可随血流到达肾，引起感染。

> **考点提示**
>
> 尿路感染最主要的感染途径。

3. 淋巴感染 较少见。结肠内的细菌和盆腔感染可通过淋巴管感染膀胱或肾。

4. 直接蔓延 少见。肾周围邻近器官和组织的感染可直接蔓延至肾。

【易感因素】

女婴尿道短、外口暴露且靠近肛门，婴幼儿喜欢坐地玩耍及蛲虫移行等；受凉、营养不良、长期应用免疫抑制剂等；尿路畸形、免疫缺陷、泌尿道器械检查、留置导尿管、尿路损伤等。患儿 SIgA 产生存在缺陷，尿中 SIgA 浓度减低，增加了感染机会。

【护理评估】

（一）健康史

评估患儿是否受凉、营养不良及长期应用免疫抑制剂等；评估有无大便后未及时清洗致会阴部污染、坐地玩耍、留置导尿管或异物等诱因。慢性或反复感染者注意有无尿路畸形。

（二）身体状况

急性尿路感染因年龄不同表现不一。

1. 新生儿 多为血行感染引起。临床表现不典型，轻重不一，轻者可仅为无症状性菌尿，重者可表现为严重败血症。以全身症状为主，如发热、拒乳、呕吐、嗜睡、烦躁甚至惊厥等。局部尿路刺激征不明显。

> 💡 **考点提示**
>
> 尿路感染的身体状况。

2. 婴幼儿 女童多见，临床症状不典型，以全身症状为主。以发热最突出，拒食、呕吐、腹泻等症状较明显。局部尿路刺激征不明显，部分患儿表现为尿线中断、排尿时哭闹、遗尿、顽固性尿布皮炎等。

3. 年长儿 表现与成人相似。下尿路感染以膀胱刺激征为主，全身症状轻微，尿液浑浊，有时可见终末血尿、遗尿。上尿路感染以发热、寒战、腰痛等全身症状明显，常伴有肾区叩击痛等。

（三）心理社会状况

因小儿年龄不同心理状况差异较大。婴儿期主要表现为哭闹，幼儿期会出现退化性行为习惯的改变，年长儿自尊心较强易产生紧张不安、抑郁、沮丧等心理。家长由于患儿疾病经久不愈，会出现焦虑、抱怨、愧疚等心理反应。

（四）辅助检查

1. 尿液检查

（1）尿常规检查 取清晨首次中段尿镜检，白细胞大于 10 个/高倍视野，偶见脓细胞成堆或白细胞管型。膀胱炎者可见血尿，肾盂肾炎者有中等蛋白尿、白细胞管型。

（2）尿细菌学检查

1）尿细菌培养及菌落计数 是诊断尿路感染的主要依据。取中段尿培养，菌落计数大于 10^5/ml 可确诊，菌落 $10^4 \sim 10^5$/ml 为可疑，菌落小于 10^4/ml 为污染。也可用耻骨上膀胱穿刺获取的尿标本进行培养，若有细菌生长，即有诊断意义。

2）尿液直接涂片法 取新鲜尿液 1 滴直接涂片染色，若油镜下每个视野都能找到 1 个细菌，则尿中菌落计数 $\geqslant 10^5$/ml。

2. 影像学检查 包括 B 超、排泄性膀胱尿路造影、静脉肾盂造影加断层摄片、肾核素造影、CT 扫描等检查。

【治疗要点】

关键是控制感染、去除病因、缓解症状、防止复发以及保护肾功能，最主要的是正确应用抗菌药物。上行感染者首选磺胺类药物，连续服用 7~10 天；血行感染或全身症状重者选用青霉素类、头孢菌素类药物，单独或联合使用 10~14 天。治疗后连续 3 天做尿液细菌培养，若用药 24 小时后尿细菌培养阴性，说明药物有效，否则应调整用药。停药 1 周后需再次做尿细菌培养 1 次。

【护理问题】

1. 体温过高　与感染引起的发热有关。

2. 排尿障碍　与尿道炎症刺激有关。

3. 知识缺乏　与缺乏疾病的预防和护理知识有关。

【护理措施】

1. 维持正常体温　急性期绝对卧床休息，多饮水，可以增加尿量以冲洗尿路和降温，促进细菌、毒素的排出。给予营养丰富、易消化的流质或半流质食物。密切监测体温，超过 38.5℃ 时及时给予物理降温或遵医嘱给药。

2. 减轻排尿异常

（1）提供适宜的排尿环境　将便器放在易取的位置，做好消音、除臭处理；观察并记录患儿排尿情况，如尿量、频率、排尿时的表情及尿液性状等。

（2）协助减轻尿路刺激征　症状明显者可遵医嘱给予山莨菪碱等抗胆碱药，可适当应用苯巴比妥、地西泮等镇静剂，也可以口服碳酸氢钠，减轻膀胱刺激征。

（3）正确留取尿液标本　做到无菌操作，取前先用肥皂将外阴冲洗干净，再用 0.1% 的苯扎溴铵冲洗 2 次，留取中段尿。若外阴冲洗后 30 分钟还未留到尿液，需再次消毒。标本必须在 30 分钟内送检，若不能及时送检，应放在 4℃ 的冰箱内冷藏。

> **⚙ 考点提示**
>
> 留取尿培养标本的注意事项。

3. 遵医嘱正确使用抗菌药　抗菌药物可引起食欲缺乏、恶心、呕吐等反应，宜饭后服用；服用磺胺类药物应多饮水，并注意观察有无少尿、血尿、过敏反应等。

4. 心理护理　关心、爱护患儿，多与患儿家长沟通。协助患儿根据病情适当安排娱乐、学习等。对焦虑患儿及家长多给予理解。

5. 健康指导　指导家长取尿送检；婴儿便后及时清洗臀部；保持会阴部清洁干燥并每日冲洗外阴 1~2 次；防治蛲虫病；尽量避免导尿、泌尿系统侵入性检查等。按时服药，定期复查；急性感染疗程结束后，每月随访 1 次；反复发作者每 3~6 个月随访 1 次，随访 2 年或更长时间；尿常规检查和尿培养需连续 3 个月。

●●●● 目标检测

答案解析

一、选择题

A1/A2 型题

1. 急性肾小球肾炎患儿恢复正常活动的标准是（　　）

　　A. 尿常规正常

　　B. 血沉正常

　　C. 血压正常

　　D. 尿沉渣细胞绝对计数正常

　　E. 抗链球菌溶血素 O 效价正常

2. 肾病综合征最根本的病理生理特点是（　　）

  A. 大量蛋白尿　　　　　　B. 低蛋白血症　　　　　　C. 高脂血症

  D. 高度水肿　　　　　　　E. 高血压

3. 原发性肾病综合征最常见的并发症为（　　）

  A. 感染　　　　　　　　　B. 电解质紊乱　　　　　　C. 高凝状态及血栓形成

  D. 急性肾衰竭　　　　　　E. 生长迟缓

4. 患儿，男，9岁，因急性肾小球肾炎入院。2天后尿少、水肿加重，伴呼吸困难，两肺有湿性啰音，心律奔马律，肝脏增大，可能并发了（　　）

  A. 支气管肺炎　　　　　　B. 急性肾功能衰竭　　　　C. 高血压脑病

  D. 严重循环充血　　　　　E. 电解质紊乱

5. 患儿，男，8岁，因高度水肿，尿蛋白（＋＋＋＋）入院，诊断为肾病综合征，治疗首选（　　）

  A. 青霉素　　　　　　　　B. 糖皮质激素　　　　　　C. 环磷酰胺

  D. 白蛋白　　　　　　　　E. 利尿剂

A3/A4 型题

（6～8题共用题干）

患儿，男，8岁，2周前患扁桃体炎，近3天来尿量减少，尿色呈洗肉水，眼睑水肿，伴头痛恶心，血压140/110mmHg，下肢水肿，尿检见大量红细胞，尿蛋白＋＋＋＋，C3降低。

6. 该患儿首先考虑的诊断是（　　）

  A. 肾炎性肾病　　　　　　B. 单纯性肾病　　　　　　C. 急性肾小球肾炎

  D. 慢性肾炎　　　　　　　E. 急性尿路感染

7. 该患儿目前最可能发生的情况是（　　）

  A. 急性肾功能不全　　　　B. 水、电解质平衡紊乱　　C. 脑膜炎

  D. 脑脓肿　　　　　　　　E. 高血压脑病

8. 对该患儿不正确的护理措施是（　　）

  A. 定期查尿常规　　　　　B. 监测血压变化　　　　　C. 限制水钠入量

  D. 严格卧床休息　　　　　E. 观察脑膜刺激征

二、案例分析题

患儿，女，8岁，浮肿4天，尿色如浓茶，伴头昏眼花，一过性失明，血压22.7/16.0kPa（170/120mmHg），尿常规：蛋白（＋），RBC 20～30/HP，颗粒管型0～1/HP。

请思考：

1. 根据患儿目前身体状况，列出其主要的护理诊断。

2. 对患儿应采取哪些护理措施？

（周　密）

书网融合……

   重点小结　　　　　　　　　微课　　　　　　　　　习题

第十二章 血液系统疾病患儿的护理

📖 学习目标

知识目标：通过本章的学习，掌握骨髓外造血、生理性贫血的概念和贫血的标准、分度，掌握营养性贫血、出血性疾病、急性白血病的身体状况、护理诊断及护理措施；熟悉上述疾病的病因、辅助检查及治疗原则；了解小儿造血和血液的特点以及上述疾病的发病机制。

能力目标：能运用护理程序对上述疾病患儿实施整体护理。

素质目标：通过本章的学习，帮助学生树立爱护儿童和敬畏生命的职业素养。

第一节 小儿造血和血液特点

PPT

一、小儿造血特点

小儿造血可分为胚胎期造血和生后造血。

（一）胚胎期造血

1. 中胚叶造血期 约在胚胎第 3 周卵黄囊的血岛开始造血，主要造原始的有核红细胞。6～8 周后，中胚叶造血功能减退，逐渐消失。

2. 肝（脾）造血期 胚胎第 6～8 周肝开始造血，4～5 个月达到高峰，主要造有核红细胞，到 6 个月后肝造血功能逐渐减退，出生后 4～5 天完全消失。胚胎第 8 周脾开始造血，主要产生红细胞、粒细胞、淋巴细胞和单核细胞，5 个月后停止造红细胞、粒细胞，保留造淋巴细胞的功能。胸腺在 6～8 周、淋巴结在第 4 个月参与造淋巴细胞。

> **考点提示**
>
> 胚胎期造血器官有哪些。

3. 骨髓造血期 胚胎 6 周开始出现骨髓，胎儿 4 个月开始造血，直至出生 2～5 周成为唯一的造血器官。

（二）生后造血

1. 骨髓造血 生后骨髓成为主要造血器官，婴幼儿期所有骨髓都属于红骨髓。5～7 岁以前的小儿全身骨髓都参与造血，随年龄增长，无造血功能的脂肪组织（黄骨髓）逐渐替代长骨的红骨髓，仅髂骨、胸骨、肋骨、脊椎骨、颅骨、锁骨、肩胛骨和长骨近端骨骺处有造血功能。但在必要时，黄骨髓可转变为红骨髓而恢复造血功能。

2. 骨髓外造血 当骨髓造血功能不能代偿时，如严重感染、溶血性贫血等，肝、脾、淋巴结可恢复部分造血功能，即骨髓外造血，表现为肝、脾、淋巴结肿大，外围血中可见有核红细胞和（或）幼稚粒细胞。

> **考点提示**
>
> ①生后主要的造血器官。
> ②骨髓外造血的概念。

二、血液特点

（一）红细胞计数和血红蛋白量

考点提示

生理性贫血的概念。

由于胎儿期组织均处于缺氧状态，红细胞数和血红蛋白（Hb）量较高。新生儿出生时红细胞数为 $(5.0 \sim 7.0) \times 10^{12}/L$，血红蛋白为 $150 \sim 220g/L$。由于生后自主呼吸建立，骨髓造血功能暂时性下降，红细胞遭到破坏，加上生长发育迅猛、循环血量增加等因素，生后 2~3 个月时，红细胞数可降至 $3.0 \times 10^{12}/L$，血红蛋白量降至 110g/L 左右，出现轻度贫血，即生理性贫血。3 个月后由于红细胞生成素增加，红细胞数和血红蛋白量可逐渐上升，12 岁时可达成人水平。

（二）白细胞计数及分类

新生儿出生时白细胞数为 $(15 \sim 20) \times 10^9/L$，生后 6~12 小时可达 $(21 \sim 28) \times 10^9/L$，以后逐渐下降，婴儿期维持在 $10 \times 10^9/L$ 左右，8 岁后可达成人水平。

白细胞分类的变化主要是中性粒细胞和淋巴细胞的比例发生变化。出生时淋巴细胞约占 30%，中性粒细胞约占 65%。生后 4~6 天，中性粒细胞和淋巴细胞出现第一次交叉，即两者比例约相等；到 4~6 岁时两者又出现第二次交叉；第二次交叉后淋巴细胞比例下降，中性粒细胞比例上升，7 岁以后接近成人。

（三）血小板计数

血小板数与成人相近，为 $(150 \sim 300) \times 10^9/L$。

（四）血容量

小儿血容量相对较多，新生儿血容量约占体重的 10%，平均 300ml，儿童占 8%~10%，正常成人为 6%~8%。

PPT

第二节　小儿贫血概述

考点提示

小儿贫血的标准以及分度。

贫血（anemia）是指外周末梢血中单位容积内的红细胞数、红细胞比容或者血红蛋白量低于正常。小儿的红细胞数、血红蛋白量因年龄不同而差异大。根据世界卫生组织的标准，6 个月至 6 岁时 Hb 少于 110g/L，6~14 岁时 Hb 少于 120g/L，为贫血。海拔每升高 1000m，Hb 上升 4%。6 个月以下的婴儿由于生理性贫血等因素，血红蛋白值变化较大，目前尚无统一标准。儿童贫血国内诊断标准为：生后 10 天内 Hb 少于 145g/L；生后 10 天至 3 个月 Hb 少于 100g/L；生后 3 个月至 6 岁 Hb 少于 110g/L；6~14 周岁 Hb 少于 120g/L。此外，海拔每升 1000m，Hb 上升 4%。

一、贫血的分度

根据血红蛋白量或红细胞数划分小儿贫血的程度（表 12-1）。

表 12 – 1 小儿贫血的分度

	轻度	中度	重度	极重度
血红蛋白量（g/L）	90 ~ 120	60 ~ 90	30 ~ 60	<30
新生儿血红蛋白（g/L）	3 ~ 4	2 ~ 3	1 ~ 2	<1

二、贫血的分类

（一）病因分类

根据临床导致贫血的原因可将发病机制可分为 3 类。

1. 红细胞以及血红蛋白生成不足性贫血 ①造血物质缺乏：缺乏铁（缺铁性贫血）、维生素 B_{12} 和叶酸（巨幼细胞贫血）等，是引起小儿贫血最常见的原因。②骨髓造血功能障碍：如再生障碍性贫血等。③其他：如感染性贫血、慢性炎症所致的贫血等。

> 考点提示
>
> 贫血按病因分有哪些类型。

2. 红细胞破坏过多性（溶血性）贫血 如红细胞异常引起的遗传性球形红细胞增多症、葡萄糖 – 6 – 磷酸脱氢酶缺陷症以及感染和自身免疫性溶血性贫血等。

3. 红细胞丢失过多性（失血性）贫血 如急性、慢性失血性贫血。

（二）形态学分类

根据红细胞平均血红蛋白量（MCH）、红细胞平均容积（MCV）和红细胞平均血红蛋白浓度（MCHC）来分类，可分为大细胞性贫血、正细胞性贫血、单纯小细胞性贫血、小细胞低色素性贫血四类（表 12 – 2）。

表 12 – 2 贫血的细胞形态分类

	MCV（fl）	MCH（pg）	MCHC（g/L）
正常值	80 ~ 94	28 ~ 32	320 ~ 380
大细胞性贫血	>94	>32	320 ~ 380
正细胞性贫血	80 ~ 94	28 ~ 32	320 ~ 380
单纯小细胞性贫血	<80	<28	320 ~ 380
小细胞低色素性贫血	<80	<28	<320

第三节 营养性贫血

PPT

一、营养性缺铁性贫血

案例

患儿，倩倩，女，1 岁零 1 个月，生后一直人工喂养，7 个月以后开始添加一点粥、米糊，1 岁后偶尔喂点鸡蛋。近 1 个月来食欲缺乏，精神差，面色苍白。

入院后检查：血红蛋白 80g/L，红细胞 2.9×10^{12}/L；血涂片：红细胞大小不等，小细胞为主，且中央淡染区扩大。

思考：1. 初步考虑为何病？

2. 医生给该患儿开了硫酸亚铁和维生素 C。作为护士应该告诉家长服药时需注意哪些问题？

3. 请正确指导家长喂养小儿。

营养性缺铁性贫血（nutritional iron deficiency anemia，NIDA）是体内铁缺乏导致血红蛋白合成减少引起的一种贫血。临床上以小细胞低色素性贫血、铁剂治疗有效、血清铁蛋白减少为主要特点。多见于 6 个月至 2 岁的小儿。

【铁的代谢】

1. 铁的来源　人体所需铁有两个来源。①内源性铁：体内红细胞破坏或衰老时所释放的血红蛋白铁，占人体铁摄入量的 2/3，几乎全部可被再利用。②外源性铁：主要来源于食物，占人体铁的 1/3，可分为血红素铁和非血红素铁，血红素铁吸收率相对高。动物性食物含铁高，以血红素铁为主，如肝、肾、瘦肉、血、蛋黄、鱼类等。有些植物性食物含铁量也较高，如黑木耳、紫菜、香菇、海带等，但它们属于非血红素铁，吸收率相对较低。母乳和牛乳含铁量均低，但母乳中铁的吸收率比牛乳高 2~3 倍。

2. 铁的吸收与转运　食物中的铁主要以 Fe^{2+} 的形式在十二指肠和空肠上段被吸收，进而被氧化成 Fe^{3+}，一部分与去铁蛋白结合形成铁蛋白暂存胞内，一部分进入血液与转铁蛋白结合，随血液循环运送到需铁和贮铁组织。红细胞破坏后释放出的铁转运同后者。

3. 铁的利用与储存　铁到达骨髓造血组织后即进入幼红细胞，与原卟啉结合形成血红素，再与珠蛋白结合形成血红蛋白。此外，铁也参与肌红蛋白和某些酶的合成。体内未被利用的铁则以铁蛋白及含铁血黄素的形式储存。

4. 铁的排泄　小儿每日排出约 $15\mu g/kg$，其中约 2/3 由肠道排出，其他经肾脏和汗腺排出，表皮细胞脱落也失去极微量的铁。

5. 铁的需要量　儿童因生长发育需要每日摄入的铁量相对较成人多。足月儿自生后 4 个月至 3 岁每日约需铁 $1mg/kg$，早产儿每日约需铁 $2mg/kg$，各年龄期儿童每日摄入总量不宜超过 $15mg$。

【病因】

1. 铁贮存不足　胎儿获得铁最多的时期是在妊娠最后 3 个月，所以对于异常新生儿，如早产、双胎、多胎以及孕母严重缺铁等都可使胎儿贮铁减少。孕期补铁有可能降低早产和低出生体重儿的发生率。

2. 铁摄入不足　食物铁供应不足是导致婴儿缺铁的最主要原因。未及时添加含铁丰富的食物，小儿长期挑食、偏食、厌食等。

3. 铁的需要量增加　小儿生长发育快，特别是早产儿，铁的需要量更大，缺铁风险增加。

4. 铁的吸收和利用障碍　食物搭配不合理，有些食物可阻碍铁的吸收，如植物纤维、茶、咖啡、牛奶、钙剂等，慢性腹泻、反复感染亦可影响铁的吸收。

5. 铁的丢失量过多　如小婴儿常见牛奶蛋白过敏引起小肠出血，钩虫病、肠息肉、长期慢性失血等也可引起铁丢失增多。

【发病机制】

铁作为合成血红蛋白的原料，一旦缺乏，导致血红蛋白生成减少，红细胞内血红蛋白含量不足，红细胞体积变小，染色较淡，从形态学上看呈现小细胞低色素性贫血。铁还是合成体内很多含铁酶的原料，铁缺乏时，含铁酶合成相应减少，细胞正常功能遭到破坏，产生非造血系统症状。

【护理评估】

（一）健康史

询问母亲妊娠期间是否贫血；询问患儿是否属于双胎、多胎、早产；询问喂养和生长发育情况，有无长期腹泻、长期反复感染等病史。

（二）身体状况

1. 一般贫血表现　皮肤黏膜苍白，以口腔黏膜、唇、甲床等处最为明显。易疲乏无力，年长儿可诉无力、头晕、黑矇、耳鸣等。体重增长缓慢或不增。

2. 髓外造血表现　肝、脾可有轻度肿大。病程因年龄有差异，年龄越小、病程越久、贫血相对越重，肝脾肿大也越明显。淋巴结肿大较轻。

3. 非造血系统表现

（1）消化系统　表现为食欲缺乏、腹泻、呕吐等，可出现口腔炎症，少数可有异食癖（喜食泥土、煤渣、墙皮等）。

（2）神经系统　表现为烦躁不安、易激惹、精神萎靡；注意力不集中、记忆力下降、智力低于同龄儿等。

（3）心血管系统　严重贫血时可有心率增快、心室扩大，甚至出现心衰。

（4）其他　可见头发枯黄、无光泽、反甲、感染等。

（三）心理社会状况

婴幼儿会出现心理发育迟缓；年长儿则会因记忆力减退、注意力不集中导致学习成绩落后、智力低于同龄儿而感到自卑、抑郁或叛逆等；了解患儿及家长对本病的预防和护理知识的认识程度。

（四）辅助检查

1. 血常规　呈小细胞低色素性贫血。血红蛋白降低比红细胞数减少明显，平均红细胞容积（MCV）<80fl，平均红细胞血红蛋白量（MCH）<26pg，平均红细胞血红蛋白浓度（MCHC）<310g/L。血涂片可见红细胞大小不一，多为小细胞，中央淡染区扩大。网织红细胞计数正常或略微减少。白细胞、血小板一般无异常。

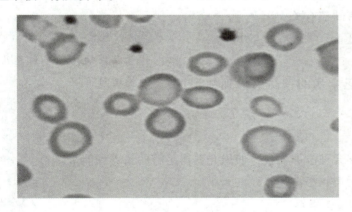

图 12 – 1　缺铁性贫血的血涂片

> **考点提示**
>
> 营养性缺铁性贫血外周血涂片的特点。

2. 骨髓象　骨髓增生活跃，主要为中、晚幼红细胞增生；胞质量少，各期红细胞均小。粒细胞系和巨核细胞系一般无异常。

3. 铁代谢检查　血清铁蛋白（FS）<12μg/L；红细胞游离原卟啉（FEP）>0.9μmol/L；血清铁（SI）<10.7μmol/L，总铁结合力（TIBC）>62.7μmol/L，转铁蛋白饱和度（TS）<15%。铁代谢检查可作为判断缺铁的依据。

> **考点提示**
>
> 评估缺铁的依据。

【治疗要点】

治疗原则和措施主要是去除病因和铁剂治疗。

1. 去除病因 是纠正贫血、防止复发的关键措施。合理喂养，按需及时添加含铁丰富的辅食，及时纠正偏食、挑食的不良习惯。

> **考点提示**
>
> 治疗营养性缺铁性贫血最重要的措施。

2. 补充铁剂 铁剂治疗一般首选口服铁剂，主要服用二价铁剂，如硫酸亚铁（含铁20%）、富马酸亚铁（含铁33%）、葡萄糖酸亚铁（含铁12%）、琥珀酸亚铁（含铁35%）等，剂量为元素铁每日4~6mg/kg，分3次口服等。如口服铁剂无效，或反复腹泻、胃肠道手术等导致铁吸收不良者，可选择注射铁剂，如右旋糖酐铁、蔗糖铁等。

3. 输血治疗 一般不采取输血治疗。严重贫血、合并严重感染或急需外科手术者可少量多次输注浓缩红细胞或者压积红细胞。应注意输注量不能太多，速度切忌太快。

知识链接

治疗缺铁性贫血的新进展

据有关专家对中国缺铁性贫血疾病的诊疗现状研究成果的介绍，静脉注射铁剂的疗效优于口服铁剂，且不良反应更小。与静脉滴注右旋糖酐铁相比，静脉注射蔗糖铁起效快，能快速提高血红蛋白水平，疗效更好。

【护理问题】

1. 营养失调：低于机体需要量 与铁的供应不足、丢失过多有关。

2. 活动无耐力 与贫血致组织器官缺氧有关。

3. 有感染的危险 与细胞免疫力低下有关。

4. 潜在并发症 心力衰竭。

> **考点提示**
>
> 营养性缺铁性贫血患儿首要的护理问题。

5. 知识缺乏 与家长及患儿缺乏本病的预防及护理知识有关。

【护理目标】

1. 家长知晓含铁丰富的食物，能够合理添加辅食，使患儿获得足够的营养和能量。

2. 患儿能进行适当的活动，疲乏无力状态消失。

3. 患儿康复前未发生感染。

4. 患儿治疗期间未发生心力衰竭。

5. 家长和患儿能叙述此病发生的原因，积极配合治疗，懂得此病的预防知识。

【护理措施】 ⓔ 微课

（一）饮食护理

宜食高蛋白、高维生素、高铁的食物，如动物肝和肾、瘦肉、鱼类、蛋黄、动物血、黑木耳、海带、紫菜、绿叶蔬菜、豆制品等。

食补红枣、阿胶不如肉、蛋、青菜

食物补血，普通人会联想到有补血美名的红枣、阿胶等食品，但据有关专家介绍，这些"补品"对于缺铁性贫血的作用较小，并没有想象中那么神奇，铁更多来源于红肉、鸡蛋、绿色蔬菜等食物。

（二）药物护理

1. 口服铁剂的护理

（1）从小剂量开始，在两餐之间服用，并逐渐增加至全量，以减少对胃黏膜的刺激。液体铁剂可使牙齿变黑，故要用吸管或滴管，直接把药液送到舌根部服用。服用后大便可变黑或呈柏油样，注意与患儿家长解释说明。

> **考点提示**
>
> 补充铁剂的注意事项。

（2）铁剂与维生素 C、果汁、果糖、稀盐酸、氨基酸等同服可促进吸收。

（3）不能同服牛奶、茶、咖啡、钙片等，以免影响铁剂的吸收。

2. 注射铁剂的护理　口服铁剂不耐受时方可采用注射铁剂，易发生不良反应，一般选用右旋糖酐铁。肌内注射铁剂时应注意深部肌内注射，以"Z"字形方式注射，每次更换注射部位，首次注射后严密观察 1 小时，以防过敏的发生。

> **考点提示**
>
> 营养性缺铁性贫血使用铁剂的疗程、铁剂治疗观察疗效最早的指标。

3. 使用铁剂的疗程　血红蛋白正常后继续补 2 个月方可停药，注意补足体内贮存铁。

4. 疗效判断　最早反映铁剂治疗效果的是网织红细胞，一般在用药后 3 ~ 4 天网织红细胞数开始升高，7 ~ 10 天达最高峰，2 ~ 3 周后降至正常；2 周后血红蛋白逐渐升高，一般 3 ~ 4 周达到正常。倘若用药 3 ~ 4 周仍无效，应通知医生查找原因。

（三）限制活动

休息、活动要适当，根据患儿活动耐力情况，制订适当的休息和活动方式。无需卧床休息，但应避免剧烈运动。严重贫血患儿会出现心悸、气短，活动后症状可加重，应卧床休息，必要时给予氧气吸入，做好患儿日常生活护理，定时测量心率。

（四）病情观察

观察生命体征、病情变化、贫血表现，包括症状、体征、活动力等，防止心力衰竭。

（五）预防感染

因患儿细胞免疫能力下降，易感染，应进行保护性隔离，与感染患儿分室居住，避免到人多的公共场所，同时做好口腔护理，保持皮肤清洁干燥。

（六）心理护理

患儿由于长期住院会有恐惧、分离性焦虑等心理不适应状态，要关心、爱护患儿并注意沟通交流方式。家长因此病疗程长而产生不安、恐惧等情绪，应给予耐心解释，尤其是口服铁剂的注意事项以及疾病预防及治疗的关键。

（七）健康指导

提倡母乳喂养，按时按需添加含铁丰富的辅食，如动物肝、肾、血以及瘦肉、蛋黄、豆类、海带、紫菜、黑木耳等，并培养良好饮食习惯。早产儿、低体重儿可在生后 2 个月开始补充铁剂作为预防。指导家长正确合理用药，尤其是口服铁剂的注意事项，疗程不能随便更改。因缺铁性贫血致智力减低、成绩下降者，应与父母共同制定学习计划，减轻患儿自卑心理。对有异食癖的患儿，应正确对待，避免过多责备。定期门诊复查。

【护理评价】

1. 患儿是否能进行适当的活动，疲乏无力状态是否消失。
2. 家长是否知晓含铁丰富的食物，能够合理添加辅食，使患儿获得足够的营养和能量。
3. 家长和患儿是否能说出此病发生的原因，并积极配合治疗，懂得该病的预防知识。
4. 家长是否知晓口服铁剂的注意事项，并能正确服药。
5. 治疗期间是否发生感染、心衰等。

二、营养性巨幼细胞贫血

营养性巨幼细胞贫血（nutritional megaloblastic anemia，NMA）是缺乏维生素 B_{12} 和（或）叶酸引起的贫血，属大细胞性贫血。临床特点主要是贫血、红细胞胞体变大、神经精神症状、骨髓中出现巨幼红细胞。用维生素 B_{12} 和（或）叶酸治疗有效。此病好发于 6 个月至 2 岁的婴幼儿。

> **考点提示**
>
> 营养性巨幼细胞贫血是缺乏什么营养物质。

【病因】

1. 摄入不足 为主要原因。如单纯母乳喂养而未及时添加辅食、人工喂养不合理、严重偏食和挑食，缺乏肉类、动物肝、肾和绿叶蔬菜等因素均可引起维生素 B_{12} 和叶酸缺乏。单纯羊乳或者牛乳喂养的小儿更易缺乏叶酸和维生素 B_{12}。

2. 需要量增加 婴儿，尤其是早产儿、低体重儿生长发育迅速，对叶酸、维生素 B_{12} 的需要量明显增加。严重感染时维生素 B_{12} 的消耗量相应增加，需要量也相应增加。

> **考点提示**
>
> ①引起维生素 B_{12} 和叶酸缺乏的主要病因。②含维生素 B_{12} 和叶酸丰富的食物。

3. 吸收、运输障碍 胃壁细胞分泌的内因子缺乏可引起维生素 B_{12} 吸收减少；慢性腹泻、肠道疾病、肠管切除术后可致叶酸吸收减少。维生素 C 缺乏者对叶酸消耗量增加；严重感染可致维生素 B_{12} 消耗量增加。肝疾病也可导致维生素 B_{12} 代谢障碍。

4. 其他 如药物作用，长期大量服用广谱抗生素可抑制叶酸合成，抗叶酸药物、抗癫痫药物等也会导致叶酸的缺乏；代谢障碍，主要是遗传性叶酸代谢障碍。

【发病机制】

维生素 B_{12} 和叶酸是 DNA 合成过程中必需的辅酶。当维生素 B_{12} 或叶酸缺乏时，DNA 合成减少，幼稚红细胞分裂和增殖时间延迟，导致细胞核的发育落后于细胞质的发育，但血红蛋白的合成不受限制，使红细胞的胞体变大，形成巨幼红细胞。由于红细胞的生成速度减慢，巨幼红细胞在骨髓内很容易遭到破坏，进入血液循环的红细胞寿命也相应缩短，进而出现贫血。维生素 B_{12} 还与神经髓鞘中脂蛋白形成有关联，维生素 B_{12} 缺乏亦可导致中枢和外周神经髓鞘遭到损害，出现神经、精神症状。

> **考点提示**
>
> 营养性巨幼细胞贫血引起神经精神症状的原因。

【护理评估】

（一）健康史

主要是了解母亲孕期的营养情况和饮食生活习惯，询问患儿是否早产、喂养方式、辅食添加的情况、生长发育情况等。

（二）身体状况

1. 一般表现　多呈虚胖或颜面轻度水肿，毛发纤细、稀疏、发黄，严重者皮肤有出血点或瘀斑。

2. 贫血表现　皮肤蜡黄，睑结膜、口唇、指甲等处苍白，偶有轻度黄疸；疲乏无力；常伴肝脾大。

3. 神经精神症状　是本病主要的特征表现，患儿表现为烦躁不安、易激惹。维生素 B_{12} 缺乏者表现为表情呆滞、目光发直、少哭不笑、反应迟缓、嗜睡、智力及动作发育较同龄儿落后甚至倒退；重症者可出现不规则震颤、手足无意识运动，甚至抽搐、共济失调、感觉异常、踝阵挛和 Babinski 征阳性等。叶酸缺乏不发生神经系统症状，但可导致神经精神异常。

4. 消化系统症状　出现较早，常有厌食、恶心、呕吐、腹泻、舌炎、口腔溃疡等。

（三）心理社会状况

本病会影响神经系统发育，小儿心理行为的发展也会相应地出现异常，有震颤的患儿不能正常做游戏，不能正常取物，常出现烦躁不安、易激惹、哭吵。因此，家长很担心病情对患儿将来发育成长的影响，而出现焦虑、抑郁、歉疚等心理。

（四）辅助检查

1. 血常规　末梢血中的红细胞计数、血红蛋白量都低于正常值，红细胞计数比血红蛋白量减少更加明显。血涂片可见红细胞大小不等，主要是大细胞，中央淡染区不明显，可见巨幼变的有核红细胞（图 12 – 2）。

> 💡 **考点提示**
>
> 　营养性巨幼细胞贫血外周血涂片的特点是大细胞性贫血。

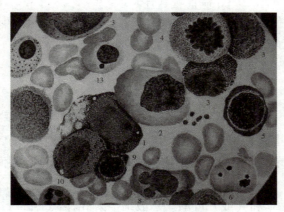

图 12 – 2　巨幼细胞贫血的血涂片

2. 骨髓象　增生明显活跃，主要表现为红细胞系统增生，各期幼红细胞呈巨幼样变，核分叶过多，胞体变大，细胞质发育各异。

3. 其他　主要是血清维生素 B_{12} 和叶酸检测：维生素 B_{12} 少于 100ng/L（正常值为 200～800ng/L），叶酸少于 $3\mu g/L$（正常值为 5～6$\mu g/L$）。

> 💡 **考点提示**
>
> 　评估营养性巨幼细胞贫血最好的依据是骨髓检查。

【治疗要点】

此病治疗的关键在于去除病因，及时补充维生素 B_{12} 和（或）叶酸。

1. 一般治疗 加强营养，换乳期及时添加含维生素 B_{12} 和叶酸丰富的食物，加强生活护理，防止感染的发生。

2. 去除病因 找出引起维生素 B_{12} 和叶酸缺乏的原因并及时去除。

3. 维生素 B_{12} 和叶酸治疗

（1）维生素 B_{12} 有神经精神症状者，以维生素 B_{12} 治疗为主。维生素 B_{12} $500 \sim 1000 \mu g$ 一次肌内注射；或每次肌内注射 $100 \mu g$，每周 $2 \sim 3$ 次，连用数周，直至临床症状好转、血常规恢复正常为止。有神经系统受累表现时，可予每日 $1mg$，连续肌内注射 2 周以上。维生素 B_{12} 吸收缺陷所致的患者，每月肌内注射 $1mg$，长期应用。

（2）叶酸 口服给药，每次 $5mg$，每天 3 次，连续数周直到临床症状有所好转、血常规恢复正常时停药。

4. 补钾、铁 严重患儿在治疗 48 小时后，血钾可突然下降，加上心肌因贫血而缺氧，可能突发死亡，故治疗时宜加用氯化钾 $0.25 \sim 0.5g$，每天 3 次，以防低血钾导致猝死。恢复期需大量的铁，宜适当加服铁剂，以供造血所需。

5. 其他 严重贫血并发心力衰竭、严重感染时，输入红细胞制剂；有明显肌肉震颤时可应用镇静剂。

【护理问题】

1. 营养失调：低于机体需要量 与维生素 B_{12} 和（或）叶酸摄入不足、缺乏有关。

2. 活动无耐力 与贫血导致组织、器官缺氧有关。

3. 有受伤的危险 与肢体或全身震颤及抽搐有关。

4. 生长发育改变 与营养不良、贫血及维生素 B_{12}、叶酸的缺乏影响生长发育有关。

【护理措施】

1. 加强营养，指导喂养 改善哺乳母亲营养，及时给患儿添加富含维生素 B_{12} 和叶酸的食物，如肝、肾、瘦肉类、蛋类及绿叶蔬菜、水果、酵母、谷类等。注意饮食均衡、合理搭配，纠正偏食、挑食，培养良好饮食习惯。指导家长正确烹调食物，避免过度加热。因震颤而不能吞咽者给予鼻饲。

2. 合理用药，观察疗效

（1）遵医嘱使用维生素 B_{12} 和（或）叶酸。一般维生素 B_{12} 治疗 $2 \sim 4$ 天后精神症状好转，网织红细胞 $2 \sim 4$ 天开始增加，$6 \sim 7$ 天达高峰，2 周后降至正常；神经精神症状恢复较慢。服叶酸 $1 \sim 2$ 天后食欲好转，$2 \sim 4$ 天网织红细胞增加，$4 \sim 7$ 天达高峰，$2 \sim 6$ 周红细胞和血红蛋白恢复正常。

（2）维生素 C 能促进叶酸利用，同服可提高疗效。

（3）恢复期加用铁剂，防止红细胞生成增加，造成铁的缺乏。

（4）单纯维生素 B_{12} 缺乏时，不宜加用叶酸，以免加重神经精神症状。

（5）药物不良反应：肌内注射维生素 B_{12} 偶有过敏，表现为皮疹、药物热，过敏性休克罕见，需注意观察患儿反应，发生过敏时及时处理。

考点提示

治疗营养性巨幼细胞贫血的关键。

考点提示

营养性巨幼细胞贫血首要的护理问题是营养失调。

考点提示

预防营养性巨幼细胞贫血的食物有哪些。

考点提示

观察营养性巨幼细胞贫血疗效的方法和时间。

3. 注意休息，适当活动　根据患儿的活动耐力情况合理安排休息与活动，一般无需卧床休息。当贫血严重时，应适当限制活动，协助满足患儿的日常生活需要。

4. 防止患儿受伤　震颤严重、烦躁、抽搐时，加强安全护理，遵医嘱使用镇静剂，在上、下牙间垫牙垫或缠有纱布的压舌板，防止舌咬伤。

5. 促进生长发育　评估患儿的体格、智力、运动发育情况，对发育滞后的患儿加强训练和教育，并尽早给予药物治疗，以促进动作和智能发育。

6. 心理护理　医护人员应和蔼可亲，体贴患儿，减轻患儿及家属焦虑、恐惧心理，并及时让患儿及家属说出焦虑、恐惧的原因，针对性地进行健康解释，增强患儿及家属治愈疾病的信心，使患儿和家长能够积极配合治疗和护理。

7. 健康教育　向家长介绍本病的发病原因、表现特点、治疗方法及预后。进行喂养指导，饮食要多样化，养成良好饮食习惯，必要时协助家长制订合适的食谱。积极去除导致维生素 B_{12} 和叶酸缺乏的病因。配合治疗，合理用药。定期门诊复查。

PPT

第四节　出血性疾病

一、特发性血小板减少性紫癜

特发性血小板减少性紫癜（idiopathic thrombocytopenic purpura，ITP）亦称免疫性血小板减少症，是小儿最常见的出血性疾病。其临床表现为皮肤及黏膜自发性出血，伴血小板减少、血小板抗体增高；出血时间延长，血块收缩不良，束臂试验亦可阳性。患此病的小儿发病前常有病毒感染史，但病毒感染并不是血小板减少的直接原因，是由于病毒感染后机体产生相应的抗血小板抗体，即 PAIgG，与血小板结合，或者抗原-抗体复合物附着于血小板表面，致使单核吞噬细胞系统对血小板的吞噬、破坏增加，引起血小板减少。血小板相关抗体同时作用于骨髓中的巨核细胞，引起巨核细胞成熟障碍，血小板进一步减少。

【护理评估】

（一）健康史

了解患儿近期是否有病毒感染的病史（如上呼吸道感染、流行性腮腺炎、水痘等），是否曾接种疫苗及全身有无自发性出血史。

（二）身体状况

本病可见于各年龄段，但以 1 ~ 5 岁儿童多发，冬春季发病较多。美国血液学会根据病程长短分为 3 型：①新诊断的 ITP，确诊 <3 个月；②持续性 ITP，确诊 3 ~ 12 个月；③慢性 ITP，确诊 >12 个月。该分型不适用于继发性 ITP。

新诊断的 ITP 患儿发病前 1 ~ 3 周常有急性病毒感染史，亦偶见于免疫接种后。大多数患儿发疹前无任何症状，部分可有发热。以自发性皮肤、黏膜出血为主，多为针尖大小的皮内或皮下出血点，或为紫癜、瘀斑，皮下血肿少见。分布不均匀，以四肢为主，易碰撞部位更多见。常伴牙龈出血或鼻出血，胃肠道大出血少见，偶见肉眼血尿。少数患儿可有结膜下和视网膜出血。青春期女孩可有月经过多。颅内出血少见，一旦发生，预后不良，是该病导致死亡的主要原因。出血严重者可致贫血，一般无肝脾大，淋巴结不肿大。也有部分患儿没有任何出血表现。80%~90% 的患儿发病后 1~6 个月内痊愈，10%~20% 的患儿呈慢性病程。

1. 急性型 多见于婴幼儿，约占 90%。常于发病前 1~3 周有病毒感染史。大多数发病前无症状，部分可见发热。多数患儿 1~2 个月可痊愈，10%~20% 患儿发展为慢性病程。突出表现为自发性皮肤及黏膜出血，多数为针尖样皮下、皮内出血点，或为

淤斑和紫癜，分布不均匀，以四肢为主，易碰撞部位更多见；偶有结膜下出血及视网膜出血，少数可见便血、呕血、血尿、颅内出血，颅内出血一旦发生，预后极差，是致死的主要原因。

2. 慢性型 病程长达 12 个月，多见于学龄期男童，女孩少见。起病缓慢，症状轻。主要为皮肤、黏膜出血。此病可持续或反复发作，约 1/3 小儿发病数年后可自然缓解。

（三）心理社会状况

评估患儿及家长对此病认知程度以及心理状态，心理上是否高度焦虑和恐惧。评估家长对此病护理知识掌握情况。

（四）辅助检查

1. 血常规检查 血小板少于 $100 \times 10^9/L$，当血小板少于 $50 \times 10^9/L$ 时有自发性出血，当血小板少于 $20 \times 10^9/L$ 时出血明显，亦有贫血、出血时间延长，但凝血时间正常。

2. 骨髓象 巨核细胞数正常或稍增多，幼稚巨核细胞比例增加，产生血小板的成熟巨核细胞则减少。

3. 血小板相关抗体测定 PAIgG 明显增高。

【治疗要点】

1. 一般治疗 减少活动，避免外伤，明显出血时卧床休息。积极预防及控制感染，避免服用影响血小板功能的药物（如阿司匹林等）。

2. 糖皮质激素 应早期、大量并短程应用。常用泼尼松，$1.5 \sim 2mg/(kg \cdot d)$，分 3 次口服。疗程一般不超过 4 周。若停药后复发，亦可再次使用泼尼松。

3. 大剂量静脉免疫球蛋白 常用剂量为 $0.4 \sim 0.5g/(kg \cdot d)$，连续 5 天静脉滴注；或单次 1g/kg 静脉滴注，必要时次日可再用 1 次。糖皮质激素和免疫球蛋白为儿童 ITP 治疗的一线药物。

4. 血小板输注 发生颅内出血或急性内脏大出血危及生命时才输注血小板，并需同时予以肾上腺皮质激素，以减少输入血小板的破坏。

5. 其他 对于慢性和难治性的 ITP，还可用脾切除、利妥昔单抗、免疫抑制剂、血小板生成素和血小板生成素受体激动剂等治疗。

【护理问题】

1. 皮肤及黏膜完整性受损 与血小板减少导致的皮肤黏膜出血有关。

2. 有感染的危险 与免疫抑制剂、皮质激素等药物的应用，导致免疫功能下降有关。

3. 潜在并发症 可并发内脏等器官出血。

4. 恐惧 与出血严重有关。

【护理措施】

1. 协助止血 口、鼻腔黏膜出血时，遵医嘱用 1% 麻黄碱或 0.1% 肾上腺素棉球、纱条、吸收性

明胶海绵局部压迫止血。若上述处理无效，会诊耳鼻喉科医生，油纱条填塞，2~3天后更换。尽量避免肌内注射及深静脉穿刺，必要时延长局部压迫时间，以防深部血肿。不可食用坚硬、带刺食物，使用软毛牙刷刷牙。避免接触坚硬、尖锐的玩具。床头、床栏、家具的尖角要用软的保护垫包好。保持大便通畅，以免便秘时用力排便诱发颅内出血。

2. 用药护理

（1）糖皮质激素　按时按量服用，不可随意加减药量，当血小板回升至接近正常时，遵医嘱逐渐减量，不可突然停药，以免引起不良后果。注意激素不良反应，预防感染。

（2）免疫球蛋白　严格控制输液速度，注意操作流程，输注过程中密切关注患儿生命体征变化，出现不适应暂停输注，告知医师，给予相应处理后再酌情进行输注。

3. 密切观察病情变化

（1）注意观察皮肤及黏膜的出血情况　当外周血小板小于 $20 \times 10^9 /L$ 时，为防止发生自发性出血，要严密监测血小板计数。注意有无出血症状。

（2）注意观察神志及生命体征变化　若患儿出现面色苍白、呼吸和脉搏增快、血压下降等，提示发生出血性休克。若患儿出现烦躁、嗜睡、头痛、呕吐、惊厥等，提示出现颅内出血。消化道出血则常伴腹痛、便血等。肾出血患儿可伴血尿、腰痛等。

4. 预防感染　与感染患儿应分室居住，严格无菌操作，保持出血部位清洁干燥。管理好个人卫生。

5. 心理护理　出血及止血治疗会使患儿产生恐惧、焦虑心理。主要表现为不合作、哭闹等，会加重出血倾向。操作前应做好解释工作，以取得合作。

6. 健康教育　教会家长及年长儿预防外伤的措施，如避免接触锐器、禁止接触性剧烈运动等。强调自我保护的重要性，避免与感染者接触，预防感冒，忌用阿司匹林等药物。指导家长及年长儿识别出血征象，学会压迫止血等应急方法。发现出血立即入院救治。指导正确用药，定期门诊复查。

二、血友病

血友病（hemophilia）是一组遗传性凝血因子缺乏引起的凝血功能障碍性出血性疾病。包括血友病 A（凝血因子Ⅷ缺陷症）和血友病 B（凝血因子Ⅸ缺陷症）。血友病 A、B 属遗传性疾病，为 X - 连锁隐性遗传，男性多见。此病共同临床特点是终身有自发性的或轻微损伤后可发生长时间的出血倾向，主要出血部位是关节、肌肉和皮肤黏膜，出血可导致不同程度畸形。

【护理评估】

（一）健康史

询问患儿家族中是否有遗传性疾病，尤其是母系亲属当中的男性，如舅舅、姨表兄弟等，有无经常自发性的或轻微损伤后的出血倾向。询问患儿出生史，喂养情况，有无从小反复出现轻微损伤后就长时间出血不止的情况。

（二）身体状况

主要表现为出血症状，出血程度与血友病类型及相关因子缺乏程度有关，缺乏程度和出血轻重呈正相关。出血特点如下。①出生即可有，伴随终身。②主要为软组织出血或深部肌肉内血肿。③主要出血部位为负重关节，如膝关节、踝关节等反复长时间出血最突出。患儿主要表现为关节肿胀、疼痛、僵硬、畸形，亦可伴骨质疏松、关节骨化以及相应肌肉萎缩（又称血友病性关节炎）（图12－3）。④越易损伤的部位越易出血。皮肤黏膜是较常见的出血部位，但不是特征性表现，拔牙后延迟出血是血友病 A 的特征表现。皮肤出血表现为皮下血肿而非淤点、淤斑；黏膜出血主要部位为鼻腔、舌、齿龈出血；肌肉出血表现为局部肿胀、有硬结，患者倍感疼痛；内脏出血可表现为血尿、血便、腹腔内出血、血胸（少见），颅内出血是最常见的致死原因。血肿压迫周围神经可致局部组织麻木、疼痛、肌肉萎缩和活动受限；压迫血管可致压迫部位失去供血，导致淤血、水肿或缺血性坏死。口底、喉部、咽后壁、颈部出血可导致呼吸困难，甚至窒息。

🔆 **考点提示**

血友病主要的临床特点。

（三）心理社会状况

本病病程长，且容易出血，影响患儿的日常生活、游戏等。尤其是负重关节出现畸形，不仅影响平时的活动，还会使小儿心理行为等发展出现滞后或异常，产生焦虑、抑郁和自卑心理。家长担心病情对患儿终身的影响而出现焦虑、恐惧、歉疚等心理活动。

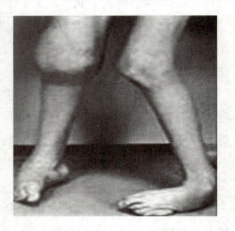

图 12－3　血友病性关节炎

（四）辅助检查

血小板计数正常，凝血酶原时间（PT）、凝血酶时间（TT）和纤维蛋白原定量正常；活化部分凝血活酶时间（APTT）延长，轻型患儿仅轻度延长或正常。测定血浆凝血因子Ⅷ或Ⅸ促凝活性减少或极少，有助于确诊并判断血友病的类型、病情轻重。基因诊断检测到凝血因子Ⅷ、Ⅸ基因突变也有助于确诊血友病，同时有助于进行致病基因携带者的诊断。

【**治疗要点**】

此病目前仍无根治方法，必须终身治疗。目前来说，最有效的治疗方法是替代疗法，最好的治疗方式就是预防性治疗，关键是预防出血的发生。替代治疗的目的主要是将患儿缺乏的凝血因子提升到可止血的水平，以预防或治疗出血。原则是尽早、足量和足疗程。

1. 止血治疗

（1）凝血因子治疗　尽早、尽快输注凝血因子。血友病 A 应输注人凝血因子Ⅷ浓缩制剂，亦可酌情使用冷沉淀物、新鲜血浆或新鲜冰冻的血浆。血友病 B 应输注人凝血因子Ⅸ制剂，亦可酌情用新鲜冰冻血浆。

（2）止血药物应用　采用 1 - 脱氨基 - 8 - 精氨酸血管升压素（DDAVP）静脉注射，速度宜缓慢。该药物可以提高血浆Ⅷ因子的活性，且与 6 - 氨基己酸或氨甲环酸联用时，有益于止血，对于血友病 A 的患儿，可用复方炔诺酮治疗，以减少出血。

（3）局部止血　主要是物理止血，如压迫止血、加压、包扎止血等。关节出血时宜卧床休息，但注意关节置于功能位，可进行局部冷敷，并用弹力绷带加压包扎，以减少出血。关节出血停止、肿痛消失后，可做适当理疗，防止关节畸形。

2. 预防出血　血友病患儿应自幼就针对性地养成安静的生活行为习惯，减少或避免外伤，以防出血。同时，尽可能避免侵入性操作，如肌内注射等。如因外科疾病必须采取手术治疗，应注意在术前、术中和术后输血或补充患儿所缺乏的凝血因子。

3. 基因治疗　目前血友病 B 基因治疗已有成功的案例。

知识链接

血友病的基因治疗

　　血友病基因治疗是通过基因转导的方法，将正常的凝血因子Ⅷ或因子Ⅸ编码基因分别导入血友病 A 或 B 患儿体内，产生"基因替代"或"基因修复"作用，以纠正血友病基因缺陷，并持久分泌可满足止血需要的人凝血因子Ⅷ或Ⅸ。

【护理问题】

1. 组织完整性受损　与凝血因子缺乏、出血有关。

2. 疼痛　肌肉、关节疼痛，与深部肌肉组织血肿或关节腔出血有关。

3. 躯体移动障碍　与反复多次负重关节出血有关。

4. 焦虑　与终身出血倾向、丧失强活动能力有关。

【护理措施】

1. 预防和控制出血的护理

　　（1）防止外伤，预防出血　不宜过度负重，限制剧烈活动，尤其是接触性运动，如篮球、足球、爬树等，以免碰伤、擦伤或摔伤导致出血。提供一个安全的环境，引导患儿做安静的游戏活动，所选玩具不会引起外伤，忌玩锐利、有棱角的玩具。禁吃坚硬、多刺的食物，防止损伤口腔黏膜和牙龈而引起出血。保持大便通畅，以防便秘，避免用力大便诱发颅内出血。

　　（2）尽量避免侵入性操作　如肌内注射、深部组织穿刺及静脉注射等，必须穿刺时，尽量选取小针头，拔针后按压时间延长 5 分钟以上，以免出血和形成深部组织血肿。尽量避免手术治疗，必须手术时，应在术前、术中、术后补充所缺乏的凝血因子并密切观察出血情况。

　　（3）局部止血　皮肤黏膜出血时，可采取局部压迫止血的方法，口腔鼻腔内出血时，可用蘸有 0.1% 肾上腺素或新鲜血浆的棉球、吸收性明胶海绵填塞鼻孔，也可做其他止血的处理。早期关节出血者应卧床休息，并用弹力绷带加压包扎止血，亦可局部冷敷，抬高患肢、局部制动并保持关节的功能位，从而减少疼痛和防止继发出血。出血情况好转后，根据医嘱逐步恢复活动。

　　（4）遵医嘱立即输注凝血因子　凝血因子Ⅷ必须每 12 小时输注 1 次，凝血因子Ⅸ则只需 24 小时输注 1 次。输注凝血因子时，严密观察有无不良反应及出血情况是否有好转。

2. 减轻疼痛　疼痛主要发生在出血的负重关节和深部肌肉部位，可用冰袋冷敷出血部位，抬高患肢并局部制动。

3. 病情观察　注意观察肌肉及关节血肿所引起的不良反应，判断其出血程度，协助医生进行相应止血处理。定期监测血压、脉搏、呼吸等生命体征，观察患儿有无呕血、咯血、便血等内脏出血的征象。注意颅内出血的表现，如头痛、呕吐、瞳孔不对称，甚至昏迷等，一旦发现异常情况，及时报告医生并配合紧急处理。

> ☀ **考点提示**
>
> 　　血友病患儿减轻关节疼痛的措施。

4. 用药护理　宜在凝血因子取回后尽早输注，使用重组凝血因子Ⅷ时，未开盖的稀释液和浓缩剂需加温，温度不超过37℃，5~10分钟或更短时间注射完。使用冷沉淀物时，应在37℃温水中放置10分钟，融化后方可输入。输注过程中注意观察有无输血的不良反应。遵医嘱用药，但切忌使用阿托品、双嘧达莫、阿司匹林等药物，因此类药物可以抑制血小板聚集或者使血小板减少，应用后会加重出血。

5. 心理护理　维护患儿自尊，向患儿及家长解释本病的病因、发生、发展及预后，鼓励患儿及家长树立战胜疾病的信心。鼓励家长和学校给予患儿适当的心理、生活支持。

6. 健康教育

（1）指导并教会家长正确的预防措施，减少或避免损伤。为患儿提供安全的家庭环境，让患儿养成良好的安全行为习惯。

（2）教会家长和年长儿必要的应急措施，如局部压迫止血法、冷敷止痛法等，以便需要时得到尽快处理。指导家长注意患儿的口腔护理，保持口腔卫生，防止拔牙等引起出血。告知患儿及家长一定要禁止使用阿司匹林或任何阿司匹林类药物，因为此类药会增加出血的频率和严重度。

> 🔅 **考点提示**
>
> 　血友病患儿用药的健康指导。

（3）鼓励患儿规律、适度活动，因适度锻炼可增强关节周围肌肉的力量和强度，可使出血延缓或使出血局限化。但应避免剧烈的接触性运动，如拳击、足球、篮球、排球、爬树等。

（4）向家长提供遗传学咨询，携带血友病基因的孕妇应行产前基因检查，一旦确诊胎儿为血友病携带者，可及时终止妊娠。

PPT

第五节　急性白血病

白血病（leukemia）是造血组织中的某一血细胞系统异常增生并浸润到其他组织和器官引起一系列临床症状和体征的恶性血液病。在我国，白血病在小儿恶性肿瘤中发病率最高，且以学龄前期和学龄期最多见，男性多于女性。小儿白血病中90%以上为急性，慢性白血病仅占3%~5%。

【病因及发病机制】

目前病因和发病机制尚不明确，考虑可能与下列因素有关。

1. 病毒因素　RNA病毒的反转录病毒（亦称为人类T细胞白血病病毒）可引起人类T淋巴细胞白血病。

2. 理化因素　放射、电离辐射、核辐射等可导致白血病，氯霉素、苯及其衍生物、乙双吗啉、保泰松和细胞毒药物等也可诱发白血病。

3. 遗传（体质）因素　一些现象提示白血病的发生与遗传因素有关，如家族中有多发性恶性肿瘤的病史，单卵双生小儿中若其中一个患白血病，则另一个患白血病的概率为20%。原癌基因的转化、抑癌基因的畸变、细胞的正常凋亡受到抑制在发病过程中起着重要作用。

【分类与分型】

对疾病进行分类与分型有益于诊断、治疗和提示预后情况。根据增生的白细胞种类可分为急性淋巴细胞白血病（acute lymphoblastic leukemia，ALL；简称急淋）和急性非淋巴细胞白血病（acute non-lymphocytic leukemia，ANLL；简称急非淋），前者发病率较高。目前最常采用的是MICM综合分型，即形态学（M）、免疫学（I）、细胞遗传学（C）和分子生物学（M），此种分型更有利于指导治疗和提示预后。

【护理评估】

（一）健康史

注意询问既往病史，平素体质如何，是否有有毒、有害物质和放射性物质的接触史，家族成员中是否有患恶性肿瘤的病史。评估发热的具体特征、贫血的程度，有无出血倾向、骨痛等症状。

（二）身体状况

1. 各型急性白血病的临床表现基本类似，大多起病较急。早期患儿可有精神萎靡、食欲缺乏，面色苍白、鼻和牙龈出血等症状。少数患儿以发热和骨关节痛为首发症状。

（1）贫血　为骨髓造血干细胞受抑制所致，出现较早，并随疾病发展逐渐加重。表现为面色苍白、虚弱无力、活动后气促等。

（2）出血　以皮肤黏膜出血最多见。主要表现为紫癜、淤斑、鼻和齿龈出血、消化道出血、血尿，偶可有颅内出血，是此病死亡的重要原因之一。随着病情发展，出血程度逐渐加重。

（3）发热　多数患儿起病时可发热，热型不定。可为白血病性发热，多为低热且抗生素治疗无效；也可为感染引起，多为高热。

2. 白血病细胞浸润可引起肝、脾和淋巴结进行性肿大且压痛。骨、关节疼痛明显多见于急性淋巴细胞白血病，常伴有胸骨疼痛。若侵犯脑实质或脑膜，则引起中枢神经系统白血病（central nervous system leukemia，CNSL），其他还有睾丸浸润、眼眶浸润、绿色瘤、皮肤浸润等。

（三）心理社会状况

因本病严重威胁小儿生命，且需要长期反复住院，患儿不能正常游戏、上学和生活，加之疾病的疼痛和限制，患儿和家长会产生烦躁、焦虑、恐惧、歉疚等不良心理。因此要注意评估家长及患儿对本病的知晓程度，能否以正确心态面对疾病所带来的精神打击，评估家庭的经济承受能力和合作能力，尽量帮助家长找到可利用的社会支持资源等。

（四）辅助检查

1. 血常规　外周血中红细胞和血红蛋白量均减少，血小板计数减低。白细胞计数增高患儿占50%。成熟中性粒细胞减少，以原始和幼稚细胞为主。

2. 骨髓象　骨髓检查是确诊白血病及评定疗效的依据。原始和幼稚细胞极度增生≥30%，少数患儿骨髓增生能力低下，幼红细胞、巨核细胞减少。

> **考点提示**
> 骨髓象检查是确诊白血病及评定疗效的依据。

3. 组织化学染色　主要用来研究骨髓细胞的生物化学特性，可鉴别不同类型白血病。

4. 其他　X线检查可出现骨质缺损及骨膜增生等改变。白血病可出现不同程度的出血、凝血功能障碍，出血时间延长，凝血酶原时间延长等，可进行相应检查。

【治疗要点】

采用以化学药物治疗（化疗）为主的综合治疗方法。原则是早期诊断，早期治疗；严格分型，并按照白血病具体类型选用相应的化疗方案和药物剂量。采用足量、联合、间歇、交替及长期规范治疗的方针；重视支持疗法，进行造血干细胞移植等。化学药物治疗的目的是杀灭白血病细胞，解除白血病细胞浸润引起的症状，并巩固疗效使病情缓解甚至治愈。

【护理问题】

1. 活动无耐力 与贫血导致组织器官缺氧有关。

2. 有感染的危险 与粒细胞减少，导致免疫力低下有关。

3. 疼痛 与白血病细胞浸润有关。

4. 潜在并发症 可并发出血、化疗药物的不良反应。

5. 焦虑 与对白血病诊断、治疗过程和预后恐惧有关。

【护理措施】

1. 一般生活护理

（1）加强能量供给 化疗过程中患儿会出现恶心、呕吐、食欲缺乏等情况，需加强营养，予以足够的能量。鼓励患儿进食，应提供安全、舒适、清洁的就餐环境，饮食注意色、香、味的搭配，以增进食欲。进餐时患儿采取半坐卧位或坐位并深呼吸，可以减轻呕吐症状。

（2）防治感染 极其重要，因白血病细胞浸润及化疗药物的应用，患儿的免疫力明显下降，极易发生感染。对患儿应采取保护性隔离措施，让患儿居住于单独病室，保持环境的安静整洁，避免交叉感染。限制探视人数和探视次数，对患儿的个人卫生加强管制，防止全身继发感染。护理操作时严格执行无菌操作。

（3）皮肤黏膜护理 选择柔软衣物及被褥，以纯棉衣物为主，避免衣服擦伤皮肤。勤翻身，避免压疮产生。注意观察皮肤有无出血点，淤斑有无增加等现象，加强对出血部位的护理。患儿牙刷应用软毛材质，做好口腔清洁护理，防止刺破口腔黏膜。便后坐浴，以防肛门周围脓肿出现。

2. 病情观察

（1）严密观察患儿的出血情况，如有出血立即报告医生，并配合止血等对症处理。避免创伤性操作，减少医源性侵入性伤害，以防加重出血。若患儿突然间烦躁不安、头痛、恶心、呕吐，应警惕患儿发生脑出血，并立即报告医生，然后让患儿平卧，头部戴冰帽，同时注意保持呼吸道的通畅。

（2）观察早期感染迹象，如皮肤损伤红肿、肛门周围脓肿、牙龈肿痛、咽喉部充血、发热等，遵医嘱给予对症及降温处理。

3. 用药护理

（1）了解化疗方案以及给药途径，正确给药。

1）注意保护患者静脉。化疗时大多采取静脉给药法，因化疗药物刺激性较大，药液渗漏可致局部疼痛、红肿甚至组织坏死，因此在静脉注射或滴注化疗药物时，首先必须确认静脉通道是否建立完好通畅，遵医嘱控制药液输注的速度。一旦出现外渗，及时拔管并更换血管，局部用25%硫酸镁湿热敷。

2）观察患者对药物是否有过敏反应。某些药物，如左旋门冬酰胺酶（ASP）可导致过敏反应，用药前应询问患者治疗史、用药史及过敏史，用药过程中严密观察有无过敏反应。

3）有些药物（VP16、VM26）光照后可发生分解失去药效，静脉滴注过程中应注意避光。

4）鞘内注射时，浓度不可过高，药量不宜过大，缓慢推药，术后嘱患者平卧4～6小时。

（2）观察和处理药物不良反应。

1）绝大多数化疗药物都可以引起骨髓抑制且使患儿并发感染，故用药过程应监测血常规，积极防治感染。

> **考点提示**
>
> 鞘内注射术后应嘱患者平卧4～6小时。

2）若患儿胃肠道反应严重，用药前半小时服用镇吐药并镇静休息。

3）加强患儿口腔清洁护理，发现有溃疡者，宜进食清淡、易消化的流质或半流质饮食；疼痛明显者，进食前可服用局麻药。

4）环磷酰胺可引起出血性膀胱炎，宜晨起给药，并嘱患儿多饮水，注意出入量的平衡；环磷酰胺亦可致脱发、性腺损害、粒细胞减少等，应提前做好心理护理。

5）长期使用激素可导致自我形象紊乱，如出现满月脸、向心性肥胖等，护理人员应提前告知家长及年长儿此现象在停药后将会消失。

4. 输血护理 白血病患儿多有贫血、出血倾向，在化疗过程中骨髓增生也受抑制，常需要输血。需严格执行输血制度，尽量采取成分输血。遵医嘱根据患儿贫血程度、身体状况调整输血的速度，输血过程中密切观察有无不良反应的发生。

5. 心理护理

（1）患儿一旦被确诊为白血病，家长和年长儿心理将会受到重创。护理人员应具备同情心，换位思考，热情关怀、帮助患儿。通过细致的健康教育，让家长及年长儿了解到由于目前治疗方法的不断改善，只要能及早发现、早期诊断，并得到合理治疗，5 年以上生存率可达 70% ~ 80%，白血病不再是不治之症，要做好接受长期住院治疗的思想准备。帮助家长和患儿树立战胜疾病的信心。

（2）进行治疗、护理操作前，应告知家长、年长儿其目的、具体操作过程、如何配合及可能出现的欠舒适状态，以减轻或消除其不安的心理。让家长知晓所用药物可能出现的不良反应及具体应对方法。对临终患儿应该根据不同年龄段对死亡的认识情况，再具体实施心理护理。给其独立空间，允许其感情的表露，并表示安慰。

6. 健康教育

（1）讲解白血病治疗、预后等相关知识。做好用药护理、预防感染指导和化疗护理，取得患者和家属的理解和配合。稳定患者及其家属的情绪，帮助树立信心，鼓励其适当锻炼身体，增强抗病能力。强调坚持化疗的重要性，嘱其定期随访复查，出现异常情况及时就医。

（2）医护人员要充分理解、关爱和安慰患儿及家长，治疗和护理过程中要根据具体情况来制订个性化的方案，以减少脏器损害为目的，提高治疗后的生存质量。

目标检测

答案解析

一、选择题

A1／A2 型题

1. 正常儿童白细胞分类出现的两次交叉的时间是（　）

　　A. 出生后 2 ~ 4 天，1 ~ 3 岁

　　B. 出生后 6 ~ 8 天，4 ~ 6 岁

　　C. 出生后 4 ~ 6 天，4 ~ 6 岁

　　D. 出生后 13 ~ 15 天，13 ~ 15 岁

　　E. 出生后 8 ~ 10 天，8 ~ 10 岁

2. 营养性缺铁性贫血患儿口服铁剂时，可同时服用（　）

　　A. 维生素 C　　　　　　　B. 叶酸　　　　　　　　C. 维生素 B_{12}

　　D. 维生素 B_6　　　　　　E. 维生素 B_1

3. 采用铁剂治疗时最早出现的疗效指标是（　）

　　A. 红细胞体积增大　　　　B. 红细胞计数上升　　　C. 网织红细胞计数上升

　　D. 红细胞直径增大　　　　E. 血红蛋白量上升

4. 患儿，男，10个月，因感染入院就诊。体格检查：肝、脾、淋巴结稍肿大。血红蛋白 75g/L，外周血中出现有核红细胞和幼稚粒细胞，考虑出现（　　）

    A. 红骨髓造血　　　　　　　　B. 中胚叶造血　　　　　　　　C. 黄骨髓造血

    D. 肝代替骨髓造血　　　　　　E. 髓外造血

5. 患儿，女，60天。孕周31周，出生体重2100g，生后母乳喂养，食欲可。体格检查：血红蛋白100g/L，红细胞数 2.6×10^{12}/L。考虑该患儿是（　　）

    A. 营养性缺铁性贫血　　　　　B. 生理性贫血　　　　　　　　C. 再生障碍性贫血

    D. 巨幼红细胞性贫血　　　　　E. 白血病

A3/A4 型题

（6～7题共用题干）

患儿，女，9个月，单母乳喂养，未添辅食。近日来表情呆滞，面色蜡黄，舌面光滑，轻微震颤，肝肋下4cm可触及，血常规：血红蛋白80g/L，红细胞数 2.0×10^{12}/L，血清维生素 B_{12} 降低明显。

6. 该患儿最适宜的治疗是（　　）

    A. 输血　　　　　　　　　　　B. 铁剂 + 维生素 C　　　　　　C. 维生素 B_{12} + 叶酸

    D. 泼尼松　　　　　　　　　　E. 补钙剂

7. 该患儿属于（　　）程度的贫血

    A. 轻度　　　　　　　　　　　B. 重度　　　　　　　　　　　C. 中度

    D. 极重度　　　　　　　　　　E. 极度

二、案例分析题

患儿，男，1岁。因"面色苍白1个月"入院。

1个月前开始面色苍白，进行性加重，不活泼，无发热，无出血现象，家长未予重视。近日面色苍白明显加重，不愿活动，故来院就诊。患儿系 G1P1，34 周早产，未添加辅食，单纯母乳喂养至今。

体格检查：T 36℃，P 120 次/分，R 35 次/分，W 8.5kg。神志清楚，精神欠佳。皮肤黏膜苍白，皮下无出血，无水肿。心前区未闻及杂音，双肺呼吸音清。肝脏于肋下3cm可触及。

辅助检查：RBC 3.5×10^{12}/L，Hb 70g/L，MCV 65fl，MCHC 270g/L。

请思考：

1. 该患儿最可能的疾病是什么？

2. 该患儿目前主要的护理诊断有哪些？

3. 如何护理该患儿？

（杨　敏）

书网融合……

重点小结

微课

习题

第十三章　神经系统疾病患儿的护理 微课

学习目标

知识目标：通过本章学习，掌握化脓性脑膜炎、病毒性脑膜炎及小儿惊厥的护理评估及护理措施，小儿惊厥的急救措施；熟悉小儿腰穿的位置及反射特点，化脓性脑膜炎及病毒性脑膜炎的常见病原体；了解小儿神经系统解剖、生理特点。

能力目标：能运用有关知识、技能对化脓性脑膜炎、病毒性脑膜炎及小儿惊厥的患儿进行护理评估、提出护理问题、实施抢救，制订并实施相应的护理措施；对小儿、家庭及社区提供保健指导与卫生宣教。

素质目标：通过本章的学习，帮助学生能关爱、守护儿童，具有良好的职业道德，具有高度的责任心、爱心、团队合作精神。

第一节　小儿神经系统解剖、生理特点

PPT

小儿神经系统包括脑、脊髓及与脑髓和脊髓相连的脑神经、脊神经和神经节等。神经系统是小儿生长发育过程中发育最早的，而且速度也最快。中枢神经管理身体各个系统、器官、组织间活动的协调，保持机体与外界环境的平衡。小儿的神经系统发育尚不完善，无论在解剖还是在生理方面都具有不同特点。

一、脑

小儿出生时脑相对较重，平均为 370g，占体重的 10% ~ 12%。在大体形态上与成人无明显差别，表面已经有主要的沟回，但皮质较薄、沟裂较浅、细胞系化较差、髓鞘形成不全、白质和灰质的分界不明显。新生儿神经细胞数目与成人相同，仅树突与轴突少而短，各层细胞随年龄的增长体积增大、突触增多，功能逐渐成熟和复杂化。1 岁完成脑发育的 50%，3 岁完成发育的 75%，6 岁时完成脑发育的 90%。3 岁时脑细胞分化基本完成，8 岁时接近成人。

小儿神经纤维的发育较晚，脑神经髓鞘生后 3 个月形成，周围神经髓鞘 3 岁后形成，故婴幼儿时期，当外界刺激作用于神经传导至大脑时，因缺乏髓鞘的隔离作用，有可能将兴奋传入邻近神经纤维，所以小儿对外来刺激反应常较慢而且易于泛化。出生时大脑皮质的发育尚未成熟，皮质下中枢兴奋性较高，所以新生儿常表现为无意识的手足徐动和肌张力高。在基础代谢状态下，儿童脑耗氧量占机体总耗氧量的 50%，而成人为 20%，所以儿童对缺氧的耐受性较成人差。

二、脊髓

新生儿脊髓功能相对成熟，功能基本具备。小儿脊髓与脊柱的发育不平衡，出生时脊髓的末端位于第 3 ~ 4 腰椎间隙，4 岁时脊髓末端上移至第 1 ~ 2 腰椎间隙。故婴幼儿时期做腰椎穿刺时

> **考点提示**
>
> 婴幼儿时期腰椎穿刺的位置。

位置要低，以 4~5 腰椎间隙为宜，4 岁以后与成人相同。脊髓髓鞘由上而下逐渐形成，于 3 岁时完成髓鞘化。

三、神经反射

反射是神经活动的基础。小儿出生时，已具备各种维持生命所必需的非条件反射。

（一）出生时已存在，以后逐渐消失的反射

吸吮反射、觅食反射、握持反射、颈肢反射和拥抱反射出生时即有，足月儿于生后 3~6 个月消失。这些反射在新生儿或小婴儿时不出现，或持续存在均提示神经系统异常。

（二）出生时已存在，以后永不消失的反射

包括角膜反射、瞳孔反射、咽反射、结膜反射、吞咽反射等。这些反射减弱或消失提示神经系统有病理改变。

（三）出生时不存在，以后逐渐出现并永不消失的反射

腹壁反射、提睾反射以及各种腱反射，新生儿期不易引出，1 岁后可引出并较稳定。

（四）病理反射

小儿 2 岁以内可出现巴宾斯基征（Babinski sign）阳性（对称），可为生理现象，若单侧出现或 2 岁以后出现此反射均为病理现象；出生 3~4 个月出现颈强直、布鲁津斯基征（Brudzinski sign）、凯尔尼格征（Kernig sign）阳性无病理意义。

考点提示

小儿神经反射的特点。

四、脑脊液

新生儿脑脊液量少，约为 50ml，压力为 30~80mmH₂O，故脑脊液抽取较困难。随着年龄增长，脑脊液量逐渐增多，压力逐渐升高为 70~180mmH₂O，外观无色透明，细胞数不超过 10×10^6/L，糖含量为 2.8~4.4mmol/L，蛋白质不超过 400mg/L（新生儿200~1200mg/L），氯化物含量为 118~128mmol/L。

第二节 化脓性脑膜炎

PPT

患儿，女，9 个月，因发热 3 天、抽搐 2 次入院。3 天前曾"感冒"，入院后患儿面色苍白，烦躁不安，两眼凝视，前囟紧张。体格检查：体温 39℃，脑膜刺激征阳性。脑脊液检查：外观浑浊，压力增高，细胞数 1000×10^6/L，以中性粒细胞为主，糖含量为 2.2mmol/L。

思考：1. 患儿的主要护理问题是什么？
　　　2. 如何对本案例的患儿实施整体护理？

化脓性脑膜炎是各种化脓性细菌引起的中枢神经系统急性感染性疾病，以发热、呕吐、头痛、烦躁、抽搐、嗜睡及惊厥，并伴有脑膜刺激征及脑脊液改变为主要临床特征。化脓性脑膜炎是小儿严重感染性疾病之一，尤其是婴幼儿多见，本病的病死率为 5%~15%，存活者约 1/3 遗留神经系统后遗症。

【病因】

多数化脓性细菌都能引起脑膜炎,本病 2/3 以上是脑膜炎奈瑟菌、肺炎链球菌、流感嗜血杆菌引起的。2 个月以下患儿以肠道革兰阴性杆菌和金黄色葡萄球菌为主;3 个月至 3 岁患儿以流感嗜血杆菌为主;年长患儿以脑膜炎奈瑟菌和肺炎链球菌感染为主。

考点提示

化脓性脑膜炎的常见病原菌。

【病理生理】

细菌大多从呼吸道侵入,也可由皮肤黏膜侵入,经血液循环到达脑膜,少数可因中耳炎、乳突炎、外伤等直接侵入脑膜。细菌进入脑脊液后迅速繁殖,在细菌毒素和多种炎症相关细胞因子作用下,发生炎症反应。主要病变表现为软脑膜高度充血、渗出。早期和轻型病例炎症渗出多在大脑顶部表面,以后逐渐蔓延,脑组织表面、脑池、蛛网膜下隙、血管间隙及颅神经鞘、髓鞘表面皆可见炎性渗出物,引起硬脑膜下积液或积脓、脑积水,并引起颅内压升高甚至发生脑疝。

【护理评估】

(一) 健康史

了解患儿有无上呼吸道感染、肠道感染和皮肤感染的病史,新生儿有无脐部感染。

(二) 身体状况

多为急性起病,90% 以上在生后 1 个月至 5 个月发病。一年四季均有发生。

1. 典型表现

(1) 感染性全身中毒症状　发热、面色灰白、烦躁不安。

(2) 急性脑功能障碍症状　进行性意识改变,出现萎靡、嗜睡、昏睡、昏迷。

(3) 颅内压增高　年长儿可出现剧烈头痛、喷射性呕吐,头痛时用手击打头部;婴儿则有前囟饱满隆起、颅缝增宽、头围增大、易激惹、尖叫、双眼凝视、惊厥等颅内压增高症状。严重者合并脑疝,表现为两侧瞳孔不等大、对光反应迟钝和呼吸不规则等。

(4) 脑膜刺激征　颈强直,布鲁津斯基征和凯尔尼格征为阳性。

2. 非典型表现　3 个月以下患儿症状不典型,表现为体温升高或降低甚至不升、哭声微弱、反应低下、拒乳、呕吐、发绀、呼吸不规则、哭声增高、双眼凝视、前囟隆起(由于颅缝和前囟未闭,颅内压增高和脑膜刺激征不明显)、头围增大等症状。

考点提示

化脓性脑膜炎的临床表现。

3. 并发症　可并发硬脑膜下积液、脑室管膜炎、脑性低钠血症、脑积水以及耳聋、失明、瘫痪、智力低下和癫痫等,其中最常见的是硬脑膜下积液。

(三) 心理社会状况

由于本病病死率高及后遗症较重,应注意评估家长及患儿有无焦虑、恐惧和沮丧心理。个别家长由于患儿神经系统受到损伤出现严重后遗症,或医疗费过高而做出弃婴决定,从而引发一系列社会问题。

(四) 辅助检查

1. 血液检查　周围血白细胞计数明显增高,以中性粒细胞为主,占 80% 以上。

2. 脑脊液检查　是确诊本病的重要依据。脑脊液压力增高、外观浑浊,白细胞数多在 $1000 \times 10^6/L$

以上，以中性粒细胞为主。蛋白质含量增高，氯化物和糖含量明显下降。脑脊液常规涂片或细菌培养可找出致病菌。

3. 头颅 CT 或 MRI 检查 能反映脑实质病变，在病程中重复检查能发现并发症，指导干预措施。

🔍 **考点提示**

化脓性脑膜炎的脑脊液检查结果。

【治疗要点】

除对症治疗、并发症治疗和支持疗法以外，主要采取抗生素进行病原学治疗。

1. 抗生素治疗 选用敏感、可透过血-脑屏障、毒性低的抗生素，联合、早期、足量、足疗程静脉给药。常用青霉素、氨苄西林、头孢曲松等。

2. 肾上腺皮质激素治疗 肾上腺皮质激素可抑制炎症因子、降低血管通透性，以减轻脑水肿和颅内高压症状。

3. 并发症治疗 硬膜下积液量少时无需处理，积液量多时行穿刺放液，每次放液量以每侧少于15ml 为宜，硬膜下积脓者还需根据病原体的种类注入相应的抗生素，必要时行外科手术；脑室管膜炎者可做脑室穿刺引流，并注入抗生素；脑积水患儿可行正中孔粘连松解、导水管扩张和脑脊液分流手术。

4. 支持及对症治疗 处理高热，降低颅内压，控制惊厥，保证能量摄入，维持水、电解质的平衡。

【护理问题】

1. 体温过高 与细菌感染有关。

2. 潜在并发症 可并发颅内压增高、脑疝、硬脑膜下积液、脑积水。

3. 有受伤的危险 与惊厥发作有关。

4. 营养失调：低于机体需要量 与摄入不足、机体消耗增多有关。

5. 焦虑 与预后不良及缺乏疾病的相关知识有关。

【护理目标】

1. 患儿体温恢复正常。
2. 患儿不发生并发症，或发生后能及时发现并得到及时处理。
3. 患儿不因惊厥发生外伤。
4. 患儿获得足够的营养，维持正常体重。
5. 治疗期间，患儿及其家长能用正确的态度对待该病，获得心理支持，主动配合各项治疗和护理。

【护理措施】

1. 维持正常体温

（1）高热的患儿每4小时测体温1次，体温超过38.5℃时，及时给予物理降温或药物降温，以防惊厥。

🔍 **考点提示**

化脓性脑膜炎的护理措施。

（2）遵医嘱给予抗生素治疗，控制感染。了解各种药物的使用要求、不良反应及配伍禁忌，如青霉素稀释后应在1小时内输完，以免影响疗效。

2. 病情观察

（1）密切注意患儿的生命体征 密切观察患儿意识、面色、呼吸、脉搏、瞳孔、囟门及呕吐情况，特别注意有无呼吸衰竭、脑水肿、脑疝、惊厥及其他并发症的发生。

（2）及时处理并发症　应经常巡视、密切观察、详细记录，以便及早发现并发症。如患儿有颅内压增高，遵医嘱给予20%甘露醇、呋塞米、地塞米松等。对惊厥患儿应保持呼吸道通畅、给氧，遵医嘱使用镇静止惊药，如地西泮、苯巴比妥等。静脉输液速度不宜太快，以免加重脑水肿。

（3）随时做好各种抢救准备　备好氧气、脱水剂、呼吸兴奋剂、人工呼吸机、吸引器、硬脑膜下穿刺包（化脓性脑膜炎最常见的并发症是硬脑膜下积液）及侧脑室引流包。

3. 防止外伤和意外　保持室内安静，尽量避免各种刺激（包括声、光）。患儿卧床休息，保持头肩抬高15°~30°及头侧位，惊厥发生时，拉好床挡，以免坠床。注意加强口腔护理，及时清除呕吐物，保持清洁，防止误吸，给予口腔保护，以防舌咬伤。

4. 保证足够营养供应　神志清醒者给予易消化、营养丰富、清淡的流质或半流质饮食，意识障碍者给予鼻饲或静脉高营养，以满足患儿机体的能量需求，维持水、电解质的平衡。

5. 心理护理　对患儿及家长给予关心、爱护和安慰，使其接受疾病的事实，增强战胜疾病的信心，依据患儿和家长的理解能力，介绍病情、护理的目的与方法，使其积极配合治疗。

6. 健康指导

（1）积极宣传预防化脓性脑膜炎的知识，根据患儿及家长接受程度介绍病情，给他们心理支持，增强信心，使其主动配合。

（2）向患儿家长介绍病情、用药原则及护理方法，阐明避免刺激及头肩抬高侧卧的目的，示范清洁护理、翻身的操作，让家长协助做好生活护理。

（3）指导患儿家长观察呼吸、脉搏、意识、面色等，以便及时发现并发症。

（4）需行腰椎穿刺的患儿在穿刺前向家长解释检查脑脊液的目的，强调检查的安全性，以消除其恐惧心理，取得配合。

（5）对于恢复期患儿，给予耐心的解释和安慰，制订相应的功能训练计划，指导家长实施具体的护理措施，减少后遗症发生。

【护理评价】

1. 患儿体温是否维持在正常范围。

2. 患儿是否发生并发症，发生后能否得到及时处理。

3. 患儿能否有效地避免外伤。

4. 患儿所需能量是否得到满足，水、电解质能否维持平衡。

5. 患儿及家长能否正确对待该病，恐惧感是否减除，能否主动配合各项治疗和护理。

第三节　病毒性脑炎

PPT

病毒性脑炎是多种病毒感染引起的颅内急性炎症，常表现为发热、头痛、精神异常、抽搐、意识障碍和脑脊液改变等。如病变主要累及脑膜，临床表现为病毒性脑膜炎；如病变主要影响大脑实质，则为病毒性脑炎。本病轻者多具有自限性，危重者可出现后遗症或死亡。

> 🔅 **考点提示**
>
> 病毒性脑炎的临床特征。

【病因】

80%以上的病毒性脑膜炎、脑炎为肠道病毒（柯萨奇病毒、埃可病毒）引起，其次为疱疹病毒、腮腺炎病毒、虫媒病毒（乙

> 🔅 **考点提示**
>
> 病毒性脑炎的常见病原体。

脑病毒）等，呈流行或散在发病，主要经粪－口途径传播，少数通过呼吸道分泌物传播。

【发病机制】

病毒自胃肠道和呼吸道进入淋巴系统繁殖，然后经血流感染某些脏器，此时患儿会出现发热等全身症状。病毒在脏器内进一步繁殖，如果透过血－脑屏障，侵犯脑实质或脑膜组织，就会出现中枢神经系统症状。病毒也可经周围神经到达中枢神经系统，造成中枢神经损伤。

【护理评估】

（一）健康史

了解患儿近 1~3 周有无消化道、呼吸道感染史，接触动物或昆虫叮咬史，传染性疾病发病史；评估预防接种史；新生儿有无脐带感染史或出生时的感染史。

（二）身体状况

多急性起病，病情轻重与病变部位有关，病程大多为 2~3 周，多数病例可完全恢复，少数遗留癫痫、肢体瘫痪、智力减退等后遗症。

1. 病毒性脑膜炎　常见表现为发热、恶心、呕吐，婴儿易出现烦躁不安，易激惹；年长儿有头痛，颈、肩、下肢痛，较少出现意识障碍、惊厥和局限性神经系统症状，脑膜刺激征阳性。

2. 病毒性脑炎　常见表现为发热、意识障碍、惊厥及颅内压增高。意识障碍轻者表现为表情淡漠、嗜睡，重者表现为神志不清、谵妄，甚至昏迷。颅内压增高可引起头痛、喷射性呕吐、局限性或全身性抽搐，严重者可发生脑疝，甚至呼吸、循环衰竭而

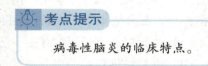

考点提示

病毒性脑炎的临床特点。

死亡。运动功能障碍根据受损部位不同，可表现为面瘫、偏瘫、不自主运动和吞咽障碍等。病变部位累及额叶底部、颞叶边缘系统时可出现精神异常，如躁狂、定向力障碍、幻觉及失语等。

（三）心理社会状况

了解家长及患儿对本病的认识程度，评估患儿及家长有无焦虑，家长面对病情危重可出现后遗症甚至有生命危险的患儿，有无沮丧、恐惧的心理，评估家长文化程度。

（四）辅助检查

1. 脑脊液检查　外观清亮，压力正常或增高，白细胞计数为 $(10~500) \times 10^6/L$，早期以中性粒细胞为主，以后则以淋巴细胞为主，蛋白质大多正常或轻度增高，氯化物和糖含量正常，涂片或培养无细菌出现。

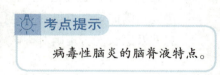

考点提示

病毒性脑炎的脑脊液特点。

2. 病毒学检查　部分患儿脑脊液病毒分离试验阳性、特异性抗体检测阳性。恢复期血清特异性抗体滴度高于急性期 4 倍以上有诊断价值。

3. 脑电图检查　病毒性脑膜炎常见弥漫性慢波增多，个别有痫性放电。病毒性脑炎脑电图主要为高波幅慢活动，呈弥漫性分布，痫样放电率明显增高。

4. 神经影像学检查　对病毒性脑炎的诊断与评价有重要意义。

【治疗要点】

无特异性治疗，主要针对病情给予一般支持和对症治疗。

1. 支持及对症治疗　卧床休息，保证能量供给，维持水、电解质平衡，降温、减轻脑水肿、降低颅内压，控制惊厥发作，维持呼吸、循环功能。

2. 抗病毒治疗　常选用阿昔洛韦、利巴韦林、阿糖胞苷等，一般采用静脉滴注。

【护理问题】

1. 体温过高　与病毒血症有关。

2. 急性意识障碍　与脑实质炎症有关。

3. 躯体移动障碍　与昏迷、肢体瘫痪有关。

4. 营养失调：低于机体需要量　与摄入不足有关。

5. 有受伤的危险　与抽搐有关。

6. 潜在并发症　可并发颅内压增高。

【护理措施】

1. 维持正常体温　病室保证通风换气。监测体温，出汗后及时更换衣物。体温在 38.5℃以上患儿，遵医嘱给予物理降温或药物降温方法，静脉补液，降低大脑耗氧量。

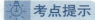

> **考点提示**
>
> 病毒性脑炎的护理措施。

2. 日常生活护理　对昏迷或吞咽困难的患儿，取平卧位，一侧背部稍垫高，头偏向一侧，以便分泌物排出。卧床期间协助患儿洗漱、进食、排大小便及保持个人卫生等。适当使用气垫、气圈等预防压疮，每 2 小时翻身 1 次，轻拍背促痰排出，避免坠积性肺炎。注意患儿安全，需专人守护。

3. 促进功能恢复

（1）促进脑功能恢复　去除引起患儿不安的刺激因素，创造良好的环境。针对患儿存在的幻觉、定向力错误，采取适当措施，纠正患儿错误概念及定向力错误，并提供适当保护性照顾。遵医嘱正确给予甘露醇、脑活素、胞磷胆碱等药物。

（2）促进肢体功能恢复　保持瘫痪肢体处于功能位，病情稳定后及早进行肢体的被动和主动功能锻炼。在锻炼中要注意循序渐进，耐心帮助，加强指导，采取保护措施。改变锻炼方式时给予指导、帮助和正面鼓励。

4. 供给充足营养　保证营养给予，满足机体需要量。进食清淡、易消化的饮食，对不能进食者尽早给予鼻饲，保证热量供给。

5. 病情观察

（1）观察体温、面色、瞳孔及呼吸变化　如出现呼吸节律不规则、两侧瞳孔不等大、对光反应迟钝，多提示有脑疝及呼吸衰竭发生，需尽快报告医生，展开急救。应配合做好抢救呼吸、循环衰竭的准备工作。

（2）观察抽搐、意识变化　如患儿出现烦躁不安、意识障碍，应警惕发生脑水肿。遵医嘱使用脱水药、利尿药、营养脑细胞药物、抗病毒药物等。发现患儿抽搐，用压舌板或将舌垫置于上、下牙齿间，防止咬伤。头偏向一侧，保持呼吸道通畅，遵医嘱使用镇静止惊药。

6. 心理护理　耐心向患儿及家长传授本病的知识，介绍患儿的病情，要多关爱患儿，减轻患儿及家长对本病预后的担忧、焦虑和恐惧心理。

7. 健康指导　传授病毒性脑炎的预防知识，预防上呼吸道、消化道等病毒感染性疾病，预防昆虫叮咬。向家长传授日常生活护理及保护患儿的知识。介绍患儿的病情，要多关爱患儿，经常与患儿进行交流，促进其语言功能的恢复。对于恢复期患儿，鼓励并协助其进行智力训练和肢体主动功能锻炼，活动时要循序渐进、防止碰伤、注意安全。有运动功能障碍后遗症的患儿，应尽早配合理疗、体疗及运动功能康复训练。指导继发性癫痫患儿遵医嘱服用抗癫痫药物。患儿出院后应定期随访。

PPT

第四节　惊　厥

惊厥俗称"抽风""惊风"，是指全身或局部骨骼肌群突然发生不自主收缩，以强直性或阵挛性收缩为主，常伴有意识障碍。惊厥是一种暂时性神经系统功能紊乱，是小儿常见而重要的急症。小儿惊厥发病率很高，是成人的 10～15 倍，主要是因为婴幼儿大脑皮质功能发育尚未完善，神经髓鞘未完全形成，受刺激后神经系统功能暂时紊乱，神经细胞突然大量、异常、反复放电。

【病因】

引起惊厥的原因很多，大体分为两类。

1. 感染因素

（1）颅内感染　细菌、病毒、原虫、真菌等病原体引起脑炎、脑膜炎、脑脓肿等所致，常表现为反复而严重的惊厥发作，伴有不同程度的意识障碍和颅内压增高。

（2）颅外感染　高热惊厥、其他部位感染（重症肺炎、细菌性痢疾、百日咳等）引起中毒性脑病、败血症、破伤风、瑞氏综合征等所致，其中高热是小儿惊厥最常见的原因，常发生于发热的初起或体温快速上升期。

> **考点提示**
>
> 小儿惊厥的病因。

> **考点提示**
>
> 小儿惊厥最常见的是高热惊厥。

2. 非感染因素

（1）颅内疾病　产伤、脑外伤、原发性癫痫、脑肿瘤、脑血肿、婴儿痉挛症、脑血管畸形、脑积水、颅脑发育异常、脑退行性病变所致。

（2）颅外疾病　具体如下。

1）代谢性　如低钙血症、低血糖、低血镁、低血钠、苯丙酮尿症、半乳糖血症等，具有相应的临床表现及基础病因。

2）中毒性　植物、药物、化学物质等中毒，如灭鼠药、中枢神经兴奋药等。

3）心源性　严重心律失常、克山病等。

4）肾源性　肾炎并发高血压脑病、肾衰竭等。

5）其他　窒息、缺氧缺血性脑病、溺水、严重的心肺疾病等。

【护理评估】

（一）健康史

了解患儿有无感染、传染性疾病、中毒、药物服用不当等诱因，新生儿出生时有无产伤、缺氧，既往有无惊厥发作史及发作次数等，有无发热和其他伴随症状，家族中有无癫痫、遗传和代谢性疾病。

（二）身体状况

1. 惊厥典型表现　主要表现为起病急，意识突然丧失，头向后仰，口吐白沫，牙关紧闭，眼球固定、上翻或斜视，面部、四肢肌肉不自主地强直性或阵挛性抽搐，部分有大小便失禁，常见于癫痫大发作。惊厥发作可持续数秒到数分或更长时间，发作停止后多有短暂嗜睡或昏迷。小婴儿惊厥表现可不典型，仅有呼吸暂停、口角抽动、两眼凝视、一侧肢体抽动等，一般神志清楚。部分患儿发作前先有惊跳、精神恍惚、烦躁不安等表现。

2. 惊厥持续状态　指一次惊厥发作持续30分钟以上，或反复发作间歇期意识不能完全恢复。惊厥时多伴有原发病的其他表现，如癫痫大发作、破伤风、脑肿瘤、严重的颅内感染等。若惊厥反复发作或呈持续状态，提示病情严重，长时间的惊厥可引起缺血缺氧性脑损害，导致脑水肿甚至死亡。

3. 高热惊厥　高热是引起小儿惊厥最常见的原因，约占30%。多见于6个月至3岁小儿，5岁后罕见。常在发热性疾病初期，体温38.5~40℃时发生；在一次发热疾病中，一般只发作一次，很少连续发作；抽搐数秒至10分钟，意识恢复快，无神经系统

> 考点提示
>
> 小儿高热惊厥的特点。

异常，一般预后好，不留神经系统后遗症。热退后1周脑电图恢复正常。部分患儿有既往发作史。

（三）心理社会状况

了解家长及患儿对疾病的了解程度。家长由于缺乏惊厥知识，会出现惊慌不安、手足无措，甚至采用一些错误的处置方法；年长儿常产生自卑、恐惧心理，担心再次发作而处于紧张状态。

（四）辅助检查

1. 血、尿、便常规及肝肾功能检查　可帮助确定相应病因。

2. 血培养　可帮助明确感染病因。

3. 脑脊液检查　患儿48小时内给予内科治疗无好转，发作为局灶性，伴有神经系统检查异常，宜做脑脊液检查。

4. 眼底检查　可见视神经盘水肿、视网膜水肿、视神经萎缩改变。

5. 影像学检查　颅骨X线平片、脑B超及CT或MRI等检查有助于颅内占位病变的诊断。

【治疗要点】

控制惊厥，及时发现和治疗病因，预防惊厥复发。

1. 控制惊厥　首选地西泮，剂量为每次0.1~0.3mg/kg，静脉缓注；新生儿首选苯巴比妥钠，6~10mg/kg，肌内注射；10%水合氯醛，40~60mg/kg，配成5%溶液保留灌肠；地西泮无效时用苯妥英钠，10~20mg/kg，静脉注射，适用于癫痫持续状态。

2. 对症治疗　用物理方法或药物降低体温，脑水肿者可静脉使用甘露醇、呋塞米，必要时氧气吸入。

3. 病因治疗　针对不同病因，给予抗感染，纠正低血钙、低血糖，维持水、电解质平衡治疗。

【护理问题】

1. 急性意识障碍　与惊厥发作有关。

2. 有窒息的危险　与惊厥发作、意识障碍、喉肌痉挛致呼吸道堵塞有关。

3. 有受伤的危险　与肢体抽搐及意识障碍有关。

4. 体温过高　与感染有关。

5. 知识缺乏　与家长缺乏惊厥发作时急救及预防的知识有关。

【护理措施】

1. 迅速控制惊厥　惊厥发作时就地抢救，勿强行搬动患儿。遵医嘱使用止惊药，首选地西泮，新生儿首选苯巴比妥钠（10~20mg/kg静脉注射），地西泮无效或癫痫持续状态时，选用苯妥英钠。观察用药后效果及不良反应并记录，及时报告医生，适时

> 考点提示
>
> 小儿惊厥的急救方法。

做必要的调整；或选用针刺疗法，取穴人中、合谷、十宣、内关、涌泉针刺。保持安静，避免一切声、光刺激。

2. 预防窒息 惊厥发作时立即让患儿平卧，头转向一侧，解开衣领，及时清除口、鼻及咽部分泌物，保持呼吸道通畅，防止窒息。轻轻向外牵拉舌，防止舌后坠阻塞呼吸道。严重惊厥时给予氧气吸入。备好急救用品，如开口器、吸痰器、气管插管用具等。

3. 预防受伤 惊厥发作时用纱布包裹压舌板放在上、下磨牙之间，防止舌咬伤。牙关紧闭时，不要用力撬开，以免损伤牙齿。床边加床挡，同时在床栏处放置棉垫，并移开床上硬物，避免坠床或碰伤。就地急救时，移开一切危险物品，不能强力按压或牵拉患儿肢体，以免发生骨折或脱臼。对可能发生惊厥的患儿须专人看护，避免发作时受伤。

4. 维持正常体温 体温在38.5℃以上时，予物理降温或遵医嘱药物降温。

5. 吸氧 必要时给予氧气吸入，减轻脑损伤，防止脑水肿。

6. 密切观察病情 密切观察患儿生命体征、意识状态、瞳孔大小的变化，及时发现并发症先兆，报告医生处理。观察并记录惊厥发作情况，如发生次数、频率、持续时间及间歇时间、伴随症状等。

7. 心理护理 关怀体贴患儿，争取患儿和家长的信任，消除恐惧心理，使患儿和家长主动配合各项检查和治疗。

8. 健康教育

（1）向家长详细交代患儿的病情，解释惊厥的病因和诱因，取得合作。

（2）指导家长掌握预防惊厥的措施，告诉家长及时控制体温是预防高热惊厥的关键。患儿发热时及时给予物理降温或药物降温。

（3）嘱家长在患儿惊厥发作时要保持镇静，给家长演示急救的方法（平放患儿，按压人中、合谷穴）。告知发作缓解时迅速将患儿送往医院。

（4）经常和患儿及家长交流，解除他们的焦虑心理，建立战胜疾病的信心。强调定期门诊随访重要性。对癫痫患儿强调按时服药的重要性，不能随意停药。

> 💡 **考点提示**
>
> 小儿惊厥的护理措施。

（5）对惊厥发作持续时间长或频繁发作患儿，注意观察有无耳聋、肢体活动障碍、智力低下等神经系统后遗症，及时给予治疗和康复训练。

···· **目标检测**

答案解析

一、选择题

A1/A2 型题

1. 小儿出生时存在、以后永不消失的神经反射是（ ）
   A. 觅食反射   B. 握持反射   C. 拥抱反射
   D. 吸吮反射   E. 吞咽反射

2. 确诊化脓性脑膜炎的主要依据是（ ）
   A. 病史   B. 临床表现   C. 脑脊液病原学检查
   D. 脑超声波检查   E. 头部 CT

3. 化脓性脑膜炎的护理应除外（ ）
   A. 及早发现脑水肿，预防脑疝
   B. 按医嘱予甘露醇降颅压
   C. 昏迷时注意保护角膜
   D. 控制输液速度
   E. 平卧头侧位

4. 患儿,女,1 周岁,支气管肺炎 3 天。体温 39.6℃,抽搐 2 次,疑诊高热惊厥。其发作特点是 (   )

    A. 发作时神志清醒

    B. 大多发生在体温急剧上升后的 12 小时

    C. 伴有脑脊液异常

    D. 发作持续时间较长

    E. 发作 2 周后脑电图仍有异常

A3/A4 型题

(5~7 题共用题干)

患儿,男,4 岁,因头痛、呕吐、发热、颈项强直入院。入院时全身抽搐、意识丧失,初步诊断为"化脓性脑膜炎"。

5. 该患儿首选的护理诊断是 (   )

    A. 体温升高   B. 疼痛   C. 有受伤的危险

    D. 急性意识丧失   E. 潜在并发症:颅内压增高

6. 对该患儿的处理不妥当的是 (   )

    A. 立即进行物理降温   B. 按医嘱静脉用抗生素   C. 保持安静减少刺激

    D. 按医嘱应用止惊药物   E. 立即应用脱水剂降低颅内压

7. 为排除"流脑"应做的实验检查是 (   )

    A. 立即取血做细菌培养   B. 立即做脑 CT   C. 立即取呕吐物送检

    D. 立即取大、小便送检   E. 抽搐停止后取脑脊液送检

二、案例分析题

患儿,女,6 个月。因发热、呕吐 3 天入院。患儿于入院前 3 天开始发热,体温最高达 39℃。呕吐 2~3 次,非喷射状,为胃内容物,无胆汁样物,无惊厥。体格检查:T 39.4℃,R 38 次/分,P 140 次/分,体重 6.5kg,身长 64cm。急性面容,精神差,烦躁,前囟 1.5cm×1.5cm,饱满,张力高,咽部稍充血,双肺呼吸音清晰,心音有力,律齐,腹软,颈稍有抵抗,双侧巴宾斯基征 (−)。

请思考:

1. 根据患儿目前身体状况,考虑的诊断是什么?

2. 该患儿目前存在哪些健康问题?列出护理诊断,说出理由。

3. 对患儿应采取哪些护理措施?

(吴湘杰)

书网融合······

      重点小结   微课   习题

第十四章　内分泌系统疾病患儿的护理

学习目标

知识目标： 通过本章的学习，掌握先天性甲状腺功能减退症、生长激素缺乏性侏儒症和儿童糖尿病的整体护理要点，儿童糖尿病的特点；熟悉先天性甲状腺功能减退症、生长激素缺乏性侏儒症和儿童糖尿病的病因；了解先天性甲状腺功能减退症、生长激素缺乏性侏儒症和儿童糖尿病的概念和治疗要点。

能力目标： 能运用护理程序对先天性甲状腺功能减退症、生长激素缺乏性侏儒症和糖尿病患儿及家庭进行护理评估、提出护理问题、实施相应的护理措施，并进行健康教育。

素质目标： 通过本章的学习，帮助学生树立对患儿及家长同情与关爱的职业素养，关心爱护儿童，以解决患儿心理问题为目标，做好心理护理，具有良好的人文关怀。

第一节　先天性甲状腺功能减退症

PPT

情境导入

情境： 患儿，男，18个月，不会说话，不会走路，前囟未闭合，身材短小，躯干长而四肢短，皮肤苍黄，面部水肿，眼距宽，眼裂小。体格检查血 T_3、T_4 下降，TSH 增高。X 线拍片手和腕部骨龄落后。医生诊断为先天性甲状腺功能减低症。

思考： 1. 你认为应如何护理患儿？

　　　2. 如何对患儿及其父母进行健康教育？

先天性甲状腺功能减退症（congenital hypothyroidism）简称先天性甲减，为甲状腺激素合成或分泌不足引起，又称克汀病或呆小病，是小儿时期最常见的内分泌疾病。根据病因不同可分为散发性和地方性两类。散发性是先天性甲状腺发育异常或甲状腺激素合成途径中酶缺陷所致；地方性多见于甲状腺肿流行地区，为该地区水、土壤和食物中碘缺乏所致。随着我国碘化食盐的广泛使用，地方性呆小病的发病率已明显下降。

【病因】

1. 散发性甲状腺功能减退症

（1）甲状腺不发育、发育不全或异位　是最主要的原因，约占90%，多见于女孩。其中1/3病例为甲状腺完全缺如，可能与遗传因素与免疫介导机制有关。

（2）甲状腺激素合成障碍　为第二位原因，多见于甲状腺激素合成和分泌过程中酶的缺陷，造成甲状腺素不足，多为常染色体隐性遗传病。

（3）促甲状腺激素（TSH）缺乏　为垂体分泌 TSH 障碍而引起。

（4）甲状腺或靶器官反应低下　是甲状腺相关蛋白缺陷或靶器官对激素不敏感所致，较罕见。

> **考点提示**
>
> 呆小病最主要的原因。

（5）母亲因素 母亲在妊娠期服用抗甲状腺药物或母亲患自身免疫性疾病，存在 TSH 受体抗体，可通过胎盘影响胎儿造成甲减，亦称暂时性甲减，通常 3 个月后好转。

2. 地方性甲状腺功能减退症 孕妇饮食中缺碘，导致胎儿在胚胎期因碘缺乏而发生甲状腺功能低下，可引起不可逆的神经系统损害。

【病理生理】

甲状腺激素的主要生理作用是加速细胞内氧化过程，促进新陈代谢，提高基础代谢率；促进蛋白质合成，增加酶活性；提高糖的吸收和利用；加速脂肪分解、氧化；促进细胞组织的分化成熟；促进钙磷在骨质中的合成代谢和骨、软骨生长；促进肌肉、循环、消化系统的功能；促进中枢神经系统的生长发育。甲状腺功能不足可引起代谢障碍、生理功能低下、生长发育迟缓、智力障碍等。

【护理评估】 e 微课

（一）健康史

询问母亲妊娠史，是否服用过抗甲状腺药物，了解家族中有无类似疾病，询问患儿的胎龄及精神状态、食欲、活动，是否有喂养困难。

（二）身体状况

1. 散发性甲状腺功能减退症 症状出现的早晚及轻重程度与患儿残留的甲状腺组织多少及功能有关。无甲状腺组织的患儿，在早期即可出现症状；有少量腺体的患儿多在 3～6 个月时开始出现症状，少数可在数年后才出现症状。

> 💡 **考点提示**
>
> 新生儿呆小病最早的症状。

（1）新生儿期表现 常为过期产儿和巨大儿。最早出现的症状是生理性黄疸时间延长，一般超过 2 周。胎便排出延迟，生后常有腹胀、便秘、脐疝。吸吮差，喂养困难。对外界反应迟钝，常处于睡眠状态，哭声嘶哑，少哭；四肢冷，常有硬肿。

（2）典型表现

1）生理功能低下 可见反应差、食欲缺乏、安静少动、嗜睡、体温低、恶寒、脉搏和呼吸缓慢、心音低钝、腹胀、便秘、第二性征出现迟。

2）生长发育落后 可见身材矮小，四肢短而躯干相对长，上部量：下部量大于 1.5，囟门闭合延迟，出牙迟。

3）智力低下 可见动作发育迟缓，记忆力和注意力降低，表情呆板、淡漠。

4）特殊面容 可见头大，颈短而粗，皮肤粗糙，面色苍黄，头发稀少而干枯，眼睑浮肿，眼距宽，眼裂小，鼻梁宽平，舌大而宽厚常伸出口外。

2. 地方性甲状腺功能减退症 临床表现为两种不同的症候群。

（1）黏液性水肿型 表现为生长和性发育落后，黏液水肿，智力低下。约25%患儿有甲状腺肿大。

（2）神经型 以共济失调、痉挛性瘫痪、聋哑和智力低下为特征，但身材正常，甲状腺功能正常或轻度减低。

（三）心理社会状况

本病严重影响患儿的生长和智力发育，评估家长有无焦虑情绪、对本病的了解程度、对服药要求的掌握程度和家庭经济状况。

（四）辅助检查

1. 新生儿筛查 出生后 2～3 天的新生儿目前多用干血滴纸片检测 TSH 浓度作为初筛，结果大于

20mU/L 时，进一步检测血清 T_4、TSH 以确诊。

2. 血清 T_4、T_3、TSH 测定　任何新生儿筛查结果可疑或临床有可疑症状的小儿都应检测血清 T_4 和 TSH，如血清 T_4 降低，TSH 明显增高可确诊。血清 T_3 在甲状腺功能减退时可能降低或正常。

考点提示

新生儿筛查的时间和方法。

3. 甲状腺¹³¹I 吸收率测定　散发性甲状腺功能减退症者甲状腺¹³¹I 吸收率降低。

4. X 线检查　测定结果显示患儿骨龄明显低于实际年龄。

5. 其他　如放射性核素检查、TSH 刺激试验等。

【治疗要点】

不论何种原因引起者，一旦确诊，都应尽早给予甲状腺素终身治疗，以维持正常生理功能，并随患儿发育情况，随时调整剂量。

考点提示

呆小病最主要的治疗原则。

【护理问题】

1. 体温过低　与新陈代谢减低、活动量减少有关。

2. 营养失调：低于机体需要量　与喂养困难、食欲缺乏有关。

3. 便秘　与活动量减少、肌张力降低、肠蠕动减慢有关。

4. 生长发育迟缓　与甲状腺功能减低有关。

5. 家长知识缺乏　与患儿父母缺乏有关疾病的知识有关。

6. 自理能力低下　与甲状腺功能低下所导致的智力低下有关。

【护理措施】

1. 一般护理

（1）保暖　应注意室内温度，适时增减衣服，避免受凉。

（2）保证营养供给　向家长指导喂养方法，对吸吮困难、吞咽缓慢者要耐心喂养，不能吸吮者用滴管喂奶或鼻饲。供给高蛋白、高维生素、富含钙质及铁剂的易消化食物，保证生长发育需要。

（3）保持大便通畅　早餐前半小时喝 1 杯热开水，可刺激排便。多给予含粗纤维的食物如蔬菜、水果；每日按肠蠕动方向按摩腹部数次，增加肠蠕动。增加活动量，养成定时排便习惯，必要时使用大便软化剂、缓泻剂或灌肠。

考点提示

服用甲状腺素的注意事项。

2. 治疗配合　使家长和患儿了解终身服用甲状腺素片的必要性、服药的方法、疗效观察和不良反应。甲状腺制剂作用较慢，用药 1 周左右可达最佳疗效，故服药后要密切观察患儿食欲、活动量及排便情况，定期测体温、脉搏、体重及身高。用药量不足，患儿身高和骨骼发育仍落后，用药量过大可导致医源性甲亢，故应定期复查，根据症状和结果确定剂量的增减。当出现甲状腺危象时，应立即报告医生并及时停药或酌情减量，加强护理。

3. 加强训练，促进智力发育　细心照料，防止意外伤害发生。根据具体情况用玩具、音乐、语言、体操和全身运动等形式加强患儿智力、体力训练，以促进生长发育，帮助其掌握基本生活技能。

4. 心理护理　告诉家长和患儿须早期治疗，终身坚持服药，定期到医院复诊。本病是可以治疗的，不影响生活和智力，增强患儿信心，消除焦虑的情绪。

5. 健康教育

（1）加强围生期保健　重视新生儿筛查，一经确诊，在出生后 1~2 个月即开始治疗，可避免遗留神经系统功能损害。让家长知道本病的疗效取决于治疗开始的早晚，如果 3 个月内治疗，预后较好，智力绝大多数可达到正常；如6个月后才开始治疗，虽然可以改善生长状况，但智力仍会受到严重损害。

（2）坚持终身服药　讲解药物治疗的重要性，指导家长和患儿坚持终身用药。对治疗开始较晚者，虽不能改善智力，但可改善生理功能低下的症状。

（3）治疗过程中随访　治疗开始时，每2周随访1次，血清TSH和T$_4$正常后，每3个月随访1次，服药1~2年后，每6个月随访1次。保证疗效，避免药物过量引起不良反应。

第二节　生长激素缺乏性侏儒症

PPT

生长激素缺乏性侏儒症（growth hormone deficiency dwarfism）又称垂体性侏儒症，是垂体前叶合成和分泌的生长激素（GH）部分或完全缺乏引起的生长发育障碍，导致小儿身高低于同年龄、同性别、同地区正常小儿平均身高2个标准差或在小儿生长曲线第3百分位数以下。发病率为（20~25）/10万，男：女为3：1。

【病因】

导致生长激素缺乏的原因有如下3种。

1. 原发性　占大多数，主要包括遗传性生长激素缺乏、特发性下丘脑及垂体功能障碍（是生长激素缺乏的主要原因）、垂体不发育或发育异常。

2. 继发性　任何病变侵及下丘脑或垂体前叶时均可引起生长迟缓，如颅内占位性病变、颅内感染、脑放射性损伤或外伤、血色素沉着症等。

3. 暂时性　为家庭环境不良刺激使小儿遭受精神创伤，生长激素分泌功能低下所致，这种功能障碍在不良因素消除后即可恢复。

【发病机制】

人类生长激素由垂体前叶的生长素细胞分泌和储存，它的释放受下丘脑分泌的生长激素释放激素（GHRH）和生长抑素（GIH）的调节。GH的基本功能是促进人体各种组织细胞增大和增殖，促进骨骼、肌肉和各系统器官生长发育，骨骼的增长使个体长高。下丘脑、垂体功能障碍或靶细胞对生长激素无反应均可造成生长落后。

【护理评估】

（一）健康史

询问患儿有无难产史、头颅接受放射线史，家族中有无身材矮小的成员。了解患儿出现身高落后的时间，每年身高增长的情况。

（二）身体状况

1. 身材异常，发育延迟　患儿出生时身高和体重都正常，多数在1岁以后逐渐出现生长缓慢。遗传因素引起者可在1岁前起病，其外观明显小于实际年龄。由于患儿身高增长速率缓慢（小于4厘米/年），骨骼发育迟缓，骨龄较实际年龄落后2年以上，故身材矮小，但身体各部比例正常。患儿面容幼稚，头发纤细柔软，皮下脂肪有时可略丰满，牙齿萌出迟缓，恒牙排列不整（由于下颌骨发育欠佳），囟门闭合明显延迟，手足较小，发音高尖。但是患儿智力正常。

2. 生殖系统发育落后　多数患儿至青春期性器官不发育，第二性征缺如。男孩生殖器小，睾丸细小，多伴有隐睾症，无胡须。女孩表现为原发性闭经，乳房不发育。

3. 其他

（1）原发性生长激素缺乏性侏儒症　同时有促甲状腺激素缺乏或促肾上腺皮质激素缺乏，可分别出现甲状腺功能低下或低血糖发作表现。

（2）继发性生长激素缺乏性侏儒症　可发生于任何年龄，如为颅内肿瘤引起者，则多有头痛、呕吐、视野缺损等颅内压增高和视神经受压迫的症状和体征；围生期异常如产伤所致者，早期即出现生长迟缓，且常伴有尿崩症。

（三）心理社会状况

因患儿身材矮小，家长产生焦虑、内疚的情绪。因本病患儿智力正常，随年龄的增长会对自己面容幼稚、身材矮小等产生自卑感。

（四）辅助检查

1. 生长激素刺激试验　正常人体 GH 呈脉冲式释放，故随机采血测 GH 无诊断价值。临床多采用 GH 刺激试验来判断垂体分泌 GH 的功能。GH 分泌功能的生理试验包括运动试验和睡眠试验，可用作对可疑患儿的筛查。GH 分泌功能的药物刺激试验为确诊试验，包括胰岛素、精氨酸、可乐定、左旋多巴试验，有两项异常方可确诊为本病。表 14-1 列出临床常用的 GH 分泌功能试验的测定方法。各种药物试验均需在用药前（0 分钟）采血测定 GH 基础值。一般认为，GH 峰值小于 $10\mu g/L$，即为分泌功能异常。

表 14-1　GH 分泌功能试验

试验名称	方法	采血时间
生理试验		
运动	禁食 4~8 小时后，剧烈活动 15~20 分钟	开始运动后 20~40 分钟
睡眠	晚间入睡后用脑电图监护	Ⅲ~Ⅳ期睡眠时
药物刺激试验		
胰岛素	0.05~0.1U/kg，静脉注射	0、15、30、60、90、120 分钟测血糖、皮质醇、GH
精氨酸	0.5g/kg，用注射用水配成 5%~10% 溶液，30 分钟滴完	0、30、60、90、120 分钟测 GH
可乐定	0.004mg/kg，1 次口服	同上
左旋多巴	10mg/kg，1 次口服	同上

2. 其他　包括腕骨摄片、头颅侧位摄片、CT 或 MRI 及其他内分泌检查等，有助于明确病因。

> ☀ **考点提示**
>
> 治疗生长激素缺乏性侏儒症的方法。

【治疗要点】

主要使用人生长激素替代治疗。开始治疗年龄越小，效果越好。治疗应持续至骨骺愈合为止。

【护理问题】

1. 生长发育迟缓　与生长激素缺乏有关。

2. 自我形象紊乱　与面容幼稚、生长发育迟缓有关。

3. 自卑　与面容幼稚、身材矮小有关。

> ·**知识链接**·
>
> 生长激素替代治疗
>
> 1. GH 替代疗法　国产基因重组人生长激素已被广泛用于本症的治疗，目前大都采用 0.1U/kg，每日皮下注射 1 次，每周 6~7 次的方案。
>
> 2. 合成代谢激素　有氧甲氢龙、氟甲睾酮、苯丙酸诺龙等，国内现用司坦唑醇（康力龙），每日 0.05mg/kg，在使用时必须严密随访骨龄发育情况。

【护理措施】

1. 一般护理　密切监测小儿生长发育的各项指标，定期测身高、体重，观察骨骼系统发育情况并记录。

2. 治疗配合

（1）正确用药　正常人体生长激素呈脉冲式分泌，夜间熟睡 1 小时后达高峰，生长激素注射后高峰浓度时间为 3 小时，因此采用临睡前 30 分钟给药，常在腹部、上臂外侧、臀部和大腿处皮下注射。

> ·☀· **考点提示**
>
> 使用生长激素的方法和注意事项。

（2）观察药物反应　生长激素替代疗法在骨骺愈合以前均有效，应严格掌握药物用量，注意观察药物的不良反应。若使用促合成代谢激素，必须监测骨龄发育情况，以防骨骺提前愈合反而使身材过矮。

3. 密切观察病情　当患儿出现甲状腺功能减低、低血糖或颅内压增高症状时，应及时报告医生，并给予相应处理。

4. 心理护理　多与患儿沟通，建立良好的护患关系。鼓励患儿多与他人和社会交往，帮助其适应日常生活、社会活动和人际交往，使患儿能正确对待自己的形象改变，克服自卑心理。

5. 健康教育　教会家长掌握药物的剂量、使用方法以及如何观察药物的不良反应。在治疗过程中，每 3 个月测量 1 次身高、体重，并记录在生长发育曲线上，以观察疗效。应向家长强调替代疗法一旦停药，生长发育会再次减缓。

第三节　儿童糖尿病

PPT

> ▶▶ **情境导入**

情境：患儿，女，10 岁，因多尿、多饮、多食、消瘦 2 个月就诊。患儿近 2 个月多尿、多饮、多食、体重下降，近 3 日出现发热、恶心、呕吐、腹痛。体格检查：身高 130cm，体重 23kg。T 38.2℃，P 110 次/分，R 18 次/分，Bp 116/70mmHg。精神不振，皮肤干燥，疲乏无力，呼吸有酮味，脉搏细速。心、肺听诊未发现异常，腹部平软，肝、脾无肿大，无神经系统阳性体征。

辅助检查：尿常规，尿糖（++），酮体（-）；随机血糖，16mmol/L。

思考：1. 该患儿的医疗诊断是什么？依据是什么？

　　　2. 该患儿的主要护理问题是什么？对患儿应采取哪些护理措施？

糖尿病（diabetes mellitus，DM）是胰岛素分泌绝对缺乏或相对不足引起糖、脂肪、蛋白质代谢紊乱，使血糖增高、尿糖增加的一种内分泌疾病。分为 1 型和 2 型。1 型糖尿病又称胰岛素依赖型糖尿病（IDDM），是胰岛 B 细胞分泌胰岛素绝对不足所致。2 型糖尿病又称非胰岛素依赖型糖尿病（NID-DM），原因是胰岛 B 细胞分泌胰岛素不足或靶细胞对胰岛素不敏感（胰岛素抵抗）。儿童糖尿病 98% 为 1 型糖尿病。

【病因及发病机制】

Ⅰ 型糖尿病的病因未完全阐明，目前认为与遗传易感性、环境因素及自身免疫有关。当胰岛素分泌不足或缺乏时，细胞对糖的摄取和利用减低，血中葡萄糖增高，能量供给不足，患儿出现乏力、软弱、饥饿及多食；同时，因胰高血糖素分泌过多，促使肝糖原分解和糖原异生增多，使血糖更高。当血糖浓度超过肾糖阈时，引起渗透性利尿（多尿）、电解质紊乱和慢性脱水，产生口渴多饮。由于糖利用受阻，蛋白质大量分解以供能量之需，使生长发育延迟和抵抗力降低，导致继发感染。脂肪的分解使机体消瘦，当脂肪代谢障碍严重时，中间产物不能进入三羧酸循环，酮体在血中堆积，形成酮症酸中毒。

■ 知识链接

胰岛素泵

胰岛素泵是一个形状、大小如同 BP 机，通过一条与人体相连的软管向体内持续输注胰岛素的装置。泵内装有一个放短效胰岛素的储药器，外有一个显示屏及一些按钮，用于设置泵的程序。灵敏的驱动马达缓慢地推动胰岛素从储药器经输注导管进入皮下。输注导管长度不一，牢固地将泵与身体连接起来。胰岛素泵能够模拟人体健康胰腺分泌胰岛素的生理模式，有波峰、波谷，使血糖平稳、正常，故称"人工胰腺"。

【护理评估】

（一）健康史

询问患儿有无糖尿病家族史，既往身体状况、饮食习惯、饮食结构和患病后进食情况，每日液体摄入量、排泄、休息状况。询问起病前有无急性感染，是否经常发生皮肤疮疖及遗尿现象。

（二）身体状况

1. 典型症状 多数患儿有多尿、多饮、多食和体重下降（即"三多一少"）等典型症状。但婴儿多饮多尿不易发觉，儿童可因夜尿增多而发生遗尿。年长儿还可出现消瘦、精神萎靡、倦怠乏

> **考点提示**
> 儿童糖尿病的临床特点。

力及体质显著下降。病程久而治疗不当者可出现生长发育迟缓、青春期延迟、智力发育落后，甚至还可发生白内障、视网膜病变、高血压等。

2. 酮症酸中毒 儿童糖尿病起病急骤，约有 40% 的患儿因急性感染、饮食不当、创伤、诊断延误或诊断已明确但突然中断胰岛素治疗等因素诱发酮症酸中毒。表现为起病急，食欲缺乏，恶心、呕吐，腹痛，关节或肌肉疼痛，皮肤黏膜干燥，呼吸深长，呼气中有烂苹果味，脉搏细速，血压下降，体温不升，随即可出现嗜睡、淡漠、昏迷甚至死亡。

（三）心理社会状况

评估患儿及家长对糖尿病的了解程度，观察是否产生焦虑、悲观、失望等心理。因糖尿病需终身用药、行为干预与饮食管理，应评估患儿及家长心理及经济承受能力。

（四）辅助检查

1. 尿液检查　尿糖定性一般阳性，尿酮体阳性提示有酮症酸中毒，尿蛋白阳性提示有肾继发损害。

2. 血液检查

（1）血糖　空腹全血血糖浓度≥6.7mmol/L（120mg/dl），或空腹血浆血糖浓度≥7.8mmol/L（140mg/dl），或患儿有"三多一少"症状。尿糖阳性时，随机血糖≥11.1mmol/L（200mg/dl）者即可诊断为糖尿病。

（2）血脂　血清胆固醇、甘油三酯和游离脂肪酸明显增高。

（3）血气分析　血 pH 小于 7.30，HCO_3^- 小于 15mmol/L 时，证实有酮症酸中毒。

（4）糖化血红蛋白（HbA1c）　其量与血糖浓度呈正相关，可作为患儿以往 2～3 个月期间血糖是否得到满意控制的指标。

（5）其他　葡萄糖耐量试验异常；血浆胰岛素浓度空腹时降低，服葡萄糖后升高不明显；血清钠、氯低于正常，钾在治疗前多正常。

【治疗要点】

采用胰岛素替代疗法、控制饮食、运动治疗、预防感染、防治低血糖和酮症酸中毒、纠正代谢紊乱，使患儿正常生长发育。

【护理问题】

1. 营养失调：低于机体需要量　与胰岛素缺乏导致代谢紊乱有关。

2. 有感染的危险　与蛋白质代谢紊乱、免疫功能降低有关。

3. 潜在并发症　可并发酮症酸中毒、低血糖。

4. 知识缺乏　与患儿及家长缺乏糖尿病控制的有关知识和技能有关。

【护理措施】

（一）一般护理

1. 饮食护理

（1）饮食管理是糖尿病护理工作的重要环节，饮食以能保持正常体重、维持正常血糖为原则，每周测体重 1 次。

（2）热量计算方法　患儿热量需要与健康儿相似，每日所需热量（kcal）= 1000 + 年龄 ×（80～100），年幼儿宜偏高。热量分配为糖类 50%～55%，蛋白质 15%～20%，脂肪 30%。全日热量分为 3 餐，早餐 1/5、中餐 2/5、晚餐 2/5，每餐中留少量食物作为餐间点心。当游戏运动增加时给少量加餐或减少胰岛素用量。

（3）膳食调配注意事项　饮食中限制含糖食物，主食最好以糙米和玉米为主。脂肪应以植物油为主，限制动物脂肪的摄入。食用含纤维素多的食物，易饥饿者增加粗杂粮、豆类和新鲜蔬菜的比例。蛋白质应以禽、鱼、瘦肉等为主。饮食需定时定量，勿进食额外食品。详细记录进食情况。

2. 预防感染　注意个人卫生，做好口腔、皮肤护理，做到勤沐浴、勤换衣，勤剪指甲，以防皮肤抓伤。对遗尿小儿，夜间定时唤醒排尿，因尿糖刺激会阴部可引起瘙痒，故需及时清洗臀部，预防泌尿系感染。

（二）治疗配合

1. 胰岛素使用的护理

（1）了解胰岛素治疗方案　胰岛素制剂有 3 种，即普通胰岛素（RI）、中效珠蛋白锌胰岛素（GZI）和长效鱼精蛋白锌胰岛素（PZI）。每次注射时，将 GZI 和 RI 按 2 : 1 或 3 : 1 混合使用，剂量为 0.5 ~ 1.0U/kg。每天皮下注射，将 1 日总量的 2/3 在早餐前 30 分钟注射，1/3 在晚餐前 30 分钟注射；每次尽量用同一型号的 1ml 注射器，按照先 RI 后 GZI 或 PZI 顺序抽取药物，混匀后注射，以保证剂量绝对准确。每次餐前用试纸复查尿糖，根据尿糖情况，每 2 ~ 3 天调整 1 次剂量，直至尿糖呈色试验不超过 + + 。

（2）注射胰岛素的注意事项　应防止注入皮内致组织坏死。有计划地选择注射部位如大腿前部、腹壁、上臂外侧、臀部均可。以上部位可按序轮换，每次注射要距离上次注射点至少 2cm，注射部位要间隔 4 周以上方可重复，以免局部皮下脂肪萎缩硬化。注射后及时进食，以防低血糖发生。

> 🔅 **考点提示**
>
> ① 胰岛素的使用方法。
> ② 注射胰岛素的部位。

（3）长期使用胰岛素时应注意胰岛素过量（Somogyi 现象）和胰岛素不足（清晨现象）。Somogyi 现象即在午夜至凌晨时发生低血糖，随即反调节激素分泌增加，使血糖陡升，以致清晨血糖、尿糖异常增高，只需减少胰岛素用量即可。清晨现象是指胰岛素用量不足时，在清晨 5 ~ 9 时出现血糖和尿糖增高，可在晚间加大胰岛素注射剂量，或将注射时间稍往后移即可。

（4）根据病情发展调整胰岛素剂量　儿童糖尿病有特殊的临床过程，应在不同病期调整胰岛素用量。

1）急性代谢紊乱期　自症状开始到临床确诊，一般不超过 1 个月，除血糖增高、糖尿和酮尿症外，部分患儿表现为酮症酸中毒，需积极治疗。

2）暂时缓解期　多数患儿经确诊和适当治疗后症状消失、血糖下降、尿糖减少或转阴，此时胰岛 B 细胞恢复分泌少量胰岛素，患儿对外源性胰岛素的需要量减少，这种暂时缓解一般持续数周，最长达半年以上。

3）强化期　经过缓解期后，患儿出现血糖增高、尿糖不易控制，必须调整剂量，直到青春期结束为止。

4）永久糖尿病期　青春期后，病情逐渐稳定，胰岛素用量也较固定。

2. 并发症的护理

（1）酮症酸中毒的护理　具体如下。

1）绝对卧床休息　安排专人护理，密切观察并详细记录生命体征、脱水症状及尿量等。

> 🔅 **考点提示**
>
> 酮症酸中毒的护理措施。

2）迅速建立静脉通道　立即建立两条静脉通路，一条为纠正脱水、酸中毒快速输液用，常用生理盐水 20ml/kg，在 0.5 ~ 1 小时内输入，随后根据患儿脱水程度继续补液；另一条静脉通路输入小剂量胰岛素降低血糖，最好采用微量输液泵缓慢输入。在输液过程中随酸中毒的纠正、胰岛素和葡萄糖的输入，钾从细胞外进入细胞内，此时可出现低钾血症，因此在患儿正常排尿后应立即补钾。对严重酸中毒患儿可给予等渗碳酸氢钠溶液静脉滴注，输液速度及量须根据小儿年龄及酸中毒的程度调整，并详细记录 24 小时液体出入量，以防补液不当导致脑水肿、低血糖、低血钾、心力衰竭而突发死亡。

3）遵医嘱应用胰岛素　及时采血检测血糖、血酮、尿素氮、血钠、血钾、血气分析等，每次排尿应查尿糖及尿酮。

4）治疗诱发因素　积极寻找病因，常规做血、尿培养，以便及时发现感染源，遵医嘱使用有效抗生素控制感染。

（2）低血糖患儿的护理　胰岛素用量过大或注射后作用最强时没有按时、定量进餐，或增加活动量可引起低血糖。典型表现为突发饥饿感、心慌、手抖、软弱、脉速、多汗，严重者出现惊厥、昏迷、休克甚至死亡。一旦发生应立即平卧，进食糖水或糖块，必要时静脉注射 50% 葡萄糖液 40ml。患儿清醒后可再进食，防止再度昏迷。

💡 **考点提示**

低血糖的表现和护理措施。

（三）心理护理

糖尿病需终身用药、行为干预与饮食管理，给患儿及家长带来很大的精神负担，故应多与患儿及家长沟通，了解其顾虑并加以疏导。治疗成败的关键是能否坚持并正确执行治疗方案，故护士应耐心介绍疾病有关知识，鼓励树立信心，坚持治疗。

（四）健康教育

1. 教育患儿生活要有规律，注意个人卫生，预防各种感染，掌握饮食和运动疗法的方法和注意事项。

2. 指导患儿及家长独立进行血糖和尿糖的监测，示教家长正确抽吸和注射胰岛素的方法，指导定期随访以便调整胰岛素用量。

3. 帮助患儿及家长学会观察低血糖反应，教育患儿随身携带糖块及卡片，卡片上写：姓名、住址、病名、膳食治疗量、胰岛素注射量、医院名称及负责医生，以便任何时候发生并发症可立即救治。

（五）其他

主要是运动治疗的护理。运动时肌肉对胰岛素的敏感性增强，从而增加葡萄糖的利用，有利于血糖的控制。患儿应每天做适当运动，但注意运动时间以进餐 1 小时后，2～3 小时以内为宜。不在空腹时运动，运动后有低血糖症状时可加餐。

•••• 目标检测

答案解析

一、选择题

A1/A2 型题

1. 散发性先天性甲状腺功能减低症最主要的病因是（　　）
   A. 母孕期碘缺乏
   B. 甲状腺发育异常
   C. 甲状腺激素合成障碍
   D. 垂体促甲状腺激素分泌不足
   E. 母亲妊娠期应用抗甲状腺药物

2. 服用甲状腺素片治疗甲状腺功能减低症，正确的是（　　）
   A. 终身服药
   B. 服至青春期后停药
   C. 临床症状消减后停药
   D. 服至青春期开始停药
   E. 临床症状消失后继续服 1 个月

3. 地方性先天性甲状腺功能减低症最主要的原因是（　　）
   A. 胚胎期缺碘
   B. 甲状腺发育异常
   C. 促甲状腺激素缺乏
   D. 甲状腺激素合成障碍
   E. 甲状腺或靶器官反应低下

4. 筛查新生儿先天性甲状腺功能减低症最常用的方法是（　　）

    A. 干血滴纸片测定 TSH

    B. TRH 刺激试验

    C. 放射性核素检查

    D. 骨龄测定

    E. 血清 T_4、TSH 测定

5. 先天性甲状腺功能减低症在新生儿期最早引起注意的症状是（　　）

    A. 喂养困难

    B. 哭声低哑

    C. 体温不升

    D. 生理性黄疸时间延长

    E. 脐疝

6. 糖尿病患儿饮食每日脂肪供给的热能约占总热能的（　　）

    A. 20%　　　　B. 30%　　　　C. 40%

    D. 50%　　　　E. 60%

A3/A4 型题

（7~8 题共用题干）

患儿，男，10 个月，不能独坐，尚不能认识亲人与陌生人。平时少哭少动，经常便秘，进食少。体格检查：表情呆板，前囟未闭，头大，颈短，眼距宽，眼睑浮肿，舌大常伸出口外，头发稀少，心率86 次/分，心音稍低钝，腹部膨隆，腹胀明显。

7. 该患儿最可能的诊断是（　　）

    A. 佝偻病

    B. 先天愚型

    C. 先天性巨结肠

    D. 先天性甲状腺功能减低症

    E. 黏多糖病

8. 应进行（　　）检查以明确诊断

    A. 血钙、磷及碱性磷酸酶测定

    B. 染色体检查

    C. 腹部 B 超

    D. 血 T_3、T_4、TSH

    E. 骨骼 X 线片

二、案例分析题

患儿，男，1 岁半。反应迟钝，少动，经常便秘、腹胀。体格检查：表情淡漠，唇厚、舌大，皮肤粗糙，毛发枯黄、稀疏，腹胀、肠鸣音弱。疑为先天性甲状腺功能减退症。

请思考：

1. 应从哪些方面对患儿进行护理评估？

2. 根据该患儿的情况，应如何进行护理？

（周　密）

书网融合……

重点小结

微课

习题

第十五章　免疫性疾病患儿的护理

学习目标

知识目标：通过本章的学习，掌握风湿热、过敏性紫癜和川崎病患儿的护理评估及护理措施；熟悉上述疾病的概述及治疗要点；了解小儿免疫系统的特点及临床意义。

能力目标：能运用护理程序对免疫性疾病患儿实施整体护理。

素质目标：通过本章的学习，帮助学生树立严肃认真的工作态度，培养富有责任心、同理心的护理人员。

免疫（immunity）是机体的生理性保护反应，其本质为识别自身，排除异己。儿童出生时免疫器官和免疫细胞均已相当成熟，但免疫功能需随着年龄增长才能逐渐达到成人水平。免疫具有以下三种功能。①免疫防御：防御病原微生物及其毒素的侵袭。②维持自身稳定：清除衰老、死亡和损伤细胞，避免其妨碍正常的生理功能或引起自身免疫性疾病。③免疫监视：识别、清除突变细胞，以防其癌变。上述免疫功能发生紊乱可导致各种免疫性疾病如免疫缺陷病、变态反应或自身免疫性疾病。

第一节　小儿免疫特点

PPT

人类免疫系统的形成始于胚胎早期，出生时免疫器官和免疫细胞均已相当成熟，但可能因为未接触抗原，尚未建立免疫记忆，故小儿免疫功能较差。

【非特异性免疫】

非特异性免疫反应是机体在长期种族进化中不断与病原体相互斗争而建立起的系统防御功能，包括屏障防御机制、细胞吞噬系统、补体系统和其他免疫分子作用。

（一）屏障防御机制

包括解剖屏障：皮肤－黏膜屏障、血－脑屏障、血－胎盘屏障等；以及由溶菌酶、乳铁蛋白、胃酸等构成的生化屏障。新生儿和婴幼儿皮肤角质层薄嫩，易破损，屏障作用差。肠壁通透性高，胃酸较少，杀菌力低，细菌和毒素易穿过肠壁进入血液。血－脑屏障、淋巴结功能尚未成熟，屏障作用较差，呼吸道纤毛发育不完善，这些均导致新生儿及婴儿非特异性免疫功能差。

（二）细胞吞噬系统

血液中具有吞噬功能的单核/巨噬细胞和中性粒细胞功能发育不完善。

（三）补体系统

由于母体的补体不能传给胎儿，故新生儿补体经典途径成分（CH_{50}、C_3、C_4、C_5）活性是其母亲的 50%～60%，生后 3～6 个月达到成人水平。旁路途径的各种成分发育更为落后。未成熟儿补体经典和旁路途径均低于成熟儿。

【特异性免疫】

特异性免疫是后天获得的，这种免疫只对机体接触过的抗原或半抗原物质有免疫作用，故称为特异性免疫。特异性免疫包括细胞免疫和体液免疫。

（一）细胞免疫（T 细胞免疫）

细胞免疫是由 T 淋巴细胞介导的一种特异性免疫反应。胎儿的细胞免疫功能尚未成熟，对胎内病毒（如巨细胞病毒）感染还不能产生足够的免疫力，故胎儿期可长期带病毒，甚至引起胎儿宫内发育畸形。足月儿出生时 T 淋巴细胞发育已完善，数量已达成人水平，也已具有免疫应答能力，故新生儿的皮肤迟发型超敏反应在出生后不久即可形成，如新生儿接种卡介苗数周后，结核菌素试验即可呈阳性反应。早产儿和小于胎龄儿的 T 淋巴细胞数量较少。

（二）体液免疫（B 淋巴细胞）

体液免疫是指 B 淋巴细胞在抗原刺激下转化成浆细胞并产生特异性抗体，即免疫球蛋白，特异性地与相应抗原在体内结合而引起免疫反应。

1. IgG 唯一能通过胎盘的免疫球蛋白，来自母亲的 IgG 出生后 3～4 个月最低，在 6 个月时消失，3 个月后自身合成的逐渐增多，6～7 岁接近成人水平。

2. IgM 个体发育最早的免疫球蛋白，不能通过胎盘，胎儿和新生儿 B 淋巴细胞对抗原刺激可产生相应的 IgM 类抗体，故新生儿脐血 IgM 过高提示宫内感染，出生后 3～4 个月为成人的 50%，1 岁时为 75%，于 6～8 岁达成人水平。IgM 是抗革兰阴性杆菌的主要抗体，新生儿容易发生革兰阴性杆菌感染。

3. IgA 不能通过胎盘，个体发育最迟，12 岁才达成人水平。分泌型 IgA（SIgA）具有黏膜局部抗感染作用，新生儿和婴幼儿由于 SIgA 少，最易发生呼吸道和胃肠道感染。

> **考点提示**
>
> 婴幼儿易发生呼吸道和胃肠道感染的原因。

4. IgD 不通过胎盘，含量极低，功能至今尚不清楚。

5. IgE 与速发型变态反应有关，新生儿期很低，7 岁左右达成人水平。

PPT

第二节　原发性免疫缺陷病

原发性免疫缺陷病（primary immunodeficiency diseases，PID），是免疫系统先天发育不全引起免疫功能低下的一组临床综合征，婴幼儿多见。临床以抗感染能力低下、易反复发生严重感染为特征，同时伴有自身稳定和免疫监视功能异常，易发生自身免疫性疾病、过敏性疾病和恶性肿瘤。

病因尚不明确，这类疾病的表现多种多样，很可能是多种因素所致，遗传或宫内感染（风疹病毒、巨细胞病毒）等因素在众多原发性免疫缺陷病中起作用。

【护理评估】

（一）健康史

询问患儿有无反复不明原因的感染史，了解家族中有无感染致早年死亡的成员，有无过敏性疾病、自身免疫性疾病和肿瘤患者。

（二）身体状况

1. 共同表现 由于免疫功能缺陷的不同，临床表现差异很大，但共同表现非常一致，主要如下。

（1）反复和慢性感染　感染是免疫缺陷最常见的表现，40% 的病例起病于 1 岁以内。以呼吸道感染最多见，其次是胃肠道和皮肤感染，也可为全身感染。抗体缺陷时容易发生化脓性感染，T 淋巴细胞缺陷时容易发生病毒或其他细胞类微生物感染。感染多迁延不愈或反复发作。

（2）易发生自身免疫性疾病。

（3）部分病例可合并淋巴系统肿瘤，原发性免疫缺陷病患儿由于年龄增长易发生肿瘤，尤其是淋巴系统肿瘤，以淋巴瘤最常见。

2. 特殊表现　不同类型的免疫缺陷病有不同的特征，如胸腺发育不全表现为难以控制的低钙抽搐、先天性心脏病、面部畸形（人中短、眼距宽、下颌发育不良、耳廓低位并有切迹等）；毛细血管扩张性共济失调综合征以毛细血管扩张和进行性小脑共济失调为特征。

（三）心理社会状况

因本病的患儿反复发生感染，应了解患儿及其家长对本病的认识程度，有无焦虑、担忧、自卑或自责等心理。

（四）辅助检查

1. 胸部 X 线摄片　缺乏胸腺影提示 T 淋巴细胞功能缺乏，但胸腺可因深藏于纵隔中而无法看到。

2. 血清免疫球蛋白测定　含量降低可以判断抗体缺陷。

3. 皮肤迟发型超敏反应和淋巴细胞转化试验　可以测定细胞免疫功能。

4. 基因测定　能提高诊断准确率，提供遗传咨询和产前诊断。

【治疗要点】

本病的治疗原则有防治感染、实施保护性隔离、替代治疗、免疫重建与基因治疗。

【护理问题】

1. 有感染的危险　与免疫功能缺陷有关。

2. 焦虑（家长）　与患儿反复感染、预后较差有关。

【护理措施】

护理的重点是采用多种措施预防感染。

> **考点提示**
>
> 预防感染的措施。

1. 一般护理

（1）实施保护性隔离，避免与感染性疾病患儿接触，保持室内空气新鲜，经常通风，避免受凉，防止发生呼吸道感染。医护人员要严格执行消毒隔离制度和无菌操作，加强患儿口腔和皮肤的护理，避免感染发生。

（2）合理喂养　选择易消化且有足够能量、蛋白质和维生素的食物。小婴儿尽量母乳喂养，合理添加辅食，食具要定期消毒。

2. 治疗配合　遵医嘱使用丙种球蛋白、胸腺素、转移因子等替代治疗的药物。

3. 密切观察病情　若合并感染，应按医嘱给予抗生素。使用免疫球蛋白时注意患儿反应，警惕变态反应的发生。

4. 心理护理　评估家长和年长儿的心理状况，了解其对疾病的认知程度，倾听其心声，及时给予心理支持。

5. 健康教育　向家长介绍疾病的特点、治疗进展及预后，强调预防和控制感染的重要性，并教授其相关技巧，避免接种活疫苗或菌苗，以防发生严重感染，指导合理喂养，改善营养状况，纠正营养不良。

PPT

第三节 风湿性疾病

一、风湿热

▶▶ 情境导入 ▶▶

情境：患儿，男，8岁6个月。因反复发热、左膝关节疼痛10天入院。患儿近10天以来，反复发热，体温37.8～38.3℃，四肢关节疼痛、肿胀，以左膝关节为主。既往有扁桃体炎的病史。家族中无遗传病。体格检查：体温38.2℃，脉搏98次/分，呼吸22次/分，咽部充血，扁桃体Ⅱ度肿大，心音有力，未闻及心脏杂音，腹软，肝脾未及，左膝关节红、肿、热、痛，有压痛，活动受限。实验室检查：白细胞9.8×10^9/L，中性粒细胞0.83，淋巴细胞0.17，红细胞沉降率80mm/h，C反应蛋白阳性，抗链球菌溶血素"O"阳性。

思考：1. 该患儿的主要护理问题是什么？

2. 如何对本案例的患儿及家长实施整体护理？

风湿热（rheumatic fever，RF）是A组乙型溶血性链球菌感染引起的全身结缔组织的非化脓性炎性疾病。临床主要表现为心脏炎、游走性关节炎、舞蹈病、环形红斑和皮下小结，可反复发作。以心脏炎最多见、最严重，反复发作可导致永久性心脏瓣膜病变。3岁以下少见，好发于6～15岁。冬春季节、寒冷潮湿地区多见。近年来风湿热的发病率有回升的趋势。

【病因】

多数认为风湿热是A组乙型溶血性链球菌感染引起的自身免疫性疾病，该菌所致咽峡炎患儿，在发病1～4周后发生风湿热。

【病理及发病机制】

> ☀ **考点提示**
>
> 风湿热的主要病因。

1. 病理 病变过程分三期，可交错存在，持续6～8个月。

（1）变性渗出期（1个月左右） 发生于心脏、关节、皮肤，病理改变为组织水肿、变性或坏死，炎症细胞浸润，纤维素及浆液渗出。

（2）增生期（3～4个月） 风湿小体的形成是其特点。发生在心肌和心瓣膜，还可分布于肌肉及结缔组织，风湿小体是风湿热的病理诊断依据。

（3）硬化期（2～3个月） 风湿小体中央变性和坏死物质被吸收，炎症细胞减少，纤维组织增生和瘢痕形成。二尖瓣最常受累，其次为主动脉瓣，很少累及三尖瓣。

2. 发病机制 尚不完全清楚，主要认为与A组乙型溶血性链球菌感染后发生的两种免疫反应有关。

（1）变态反应 有些抗链球菌抗体可与人体的心脏、背侧丘脑和背侧丘脑下核等组织发生交叉反应，导致Ⅱ型变态反应性损伤。链球菌菌体成分及其产物与相应抗体形成免疫复合物，沉积于关节、心肌、心瓣膜，导致Ⅲ型变态反应性组织损伤。

（2）自身免疫反应 风湿性心脏炎患儿可出现抗心肌抗体，损伤心肌组织发生心脏炎。

【护理评估】

（一）健康史

询问患儿发病前1~4周有无上呼吸道感染的表现，有无发热、关节痛、皮疹，有无精神异常或不自主的动作。既往有无关节炎或心脏病病史。家族成员中有无其他的疾病，家庭居住环境、气候等。

（二）身体状况

1. 一般表现　半数以上患儿病前1~4周有上呼吸道感染史，急性起病者表现为高热，体温达38~40℃，2周后低热；隐匿起病者可见低热或无热。有的伴有关节痛、贫血、鼻衄、腹痛。

> **考点提示**
>
> 风湿热的主要表现。

2. 主要表现

（1）**心脏炎**　是本病最严重的表现，是风湿热引起的唯一的持续性器官损害。小儿风湿热以心脏炎起病者占40%~50%。年龄越小，心脏受累的概率越高。心肌、心内膜、心包均可受累，以心肌炎和心内膜炎多见。

1）**心肌炎**　表现为心动过速，第一心音减弱，心脏扩大，心尖搏动弥散，可闻及奔马律，心尖部可闻及Ⅱ~Ⅵ级收缩期吹风样杂音或主动脉瓣区舒张中期杂音。

2）**心内膜炎**　主要侵犯二尖瓣，其次是主动脉瓣。二尖瓣区出现Ⅱ~Ⅵ级全收缩期杂音，心尖区有柔和、短促的舒张中期杂音，主动脉瓣区舒张期叹气样杂音，反复发作可造成永久性瓣膜损害。

3）**心包炎**　表现为心前区疼痛、呼吸困难及端坐呼吸，有心包摩擦音、心音遥远、心前区搏动消失，心包填塞的表现为颈静脉怒张、肝大。一旦有心包炎表现，易发生心力衰竭。

（2）**关节炎**　年长儿多见，发生率为50%~60%，典型病例为多发性、游走性大关节炎，主要累及膝、踝、肩、肘、腕等大关节。典型关节炎表现有红、肿、热、痛和功能障碍，非典型关节炎仅表现关节痛，发病很少超过1个月，愈后不留畸形。

（3）**舞蹈病**　是一种锥体外系受累的风湿性神经系统疾病，发生率为3%~10%，8~12岁的女孩多见。表现为不自主、突发、无目的的快速运动，在兴奋和注意力集中时加剧，睡眠时消失，可累及全身肌肉，以面部和上肢肌肉为主，有自限性，病程平均3个月。

（4）**皮肤症状**　具体如下。

1）**环形红斑**　少见，表现为环形或半环形边界清楚的淡色红斑，时隐时现，可持续数周（图15-1）。

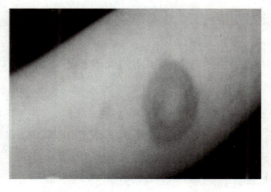

图15-1　环形红斑

2）**皮下小结**　发生于大关节伸面及枕、额、脊突处，直径0.1~1cm，质硬不痛，2~4周消失。

3）其他皮疹 包括荨麻疹、结节性红斑、多形红斑等。

（5）其他 包括风湿性肺炎、胸膜炎、肾炎、脑炎等。

（三）心理社会状况

因本病可能反复发作，甚至导致风湿性心脏病，严重影响患儿生活质量，应了解患儿及其家长对本病的认识，有无焦虑、担忧及自卑或自责等心理。了解患儿家庭环境及经济状况，既往有无住院的经历。

（四）辅助检查

1. 链球菌感染证据 咽拭子培养出 A 组乙型溶血性链球菌，抗链球菌溶血素"O"（ASO）、抗脱氧核糖核酸酶 B（ADB）、抗链球菌激酶（ASK）、抗透明质酸酶（AH）升高。

2. 风湿热活动指标 红细胞沉降率增快，C 反应蛋白和黏蛋白增多。

3. 心脏损害依据 ①X 线检查：严重者出现心胸比例增大。②心电图检查：常见 P－R 间期延长，可出现 ST 段改变及心律失常。③超声心动图检查：可显示有无瓣膜增厚、水肿、狭窄和关闭不全、心脏增大及心包积液。

【治疗要点】

卧床休息，保护心脏功能；用大剂量青霉素抗链球菌感染；抗风湿治疗，用水杨酸制剂如阿司匹林；如有心脏炎宜早期用糖皮质激素如泼尼松，以减轻心脏损害；有心力衰竭时加用强心、利尿药；患舞蹈病时可用镇静剂如苯巴比妥等。

【护理问题】

1. 心输出量减少 与心脏受损有关。

2. 疼痛 与关节受累有关。

3. 体温过高 与感染、风湿活动有关。

4. 焦虑 与疾病的严重程度及预后有关。

5. 潜在并发症 可出现药物不良反应。

6. 知识缺乏 与患儿及家长缺乏对本病的治疗、预防、护理知识的认知有关。

【护理目标】

1. 患儿保持充足的心输出量，表现为生命体征稳定。

2. 患儿疼痛减轻并能自由活动。

3. 患儿能维持正常体温。

4. 患儿及其家长情绪稳定，积极配合治疗护理。

5. 没有发生并发症或发生后得到及时处理。

6. 患儿及其家长能说出风湿热用药、如何预防复发等相关知识。

【护理措施】

1. 一般护理

（1）卧床休息 无心脏炎者 2 周，有心脏炎时轻者卧床 4 周，重者 6～12 周，伴心力衰竭者待心功能恢复后再卧床 3～4 周，血沉接近正常时方可下床活动

（2）饮食护理 给予易消化、高蛋白、高维生素食品，有心力衰竭者适当地限制盐和水，少量多餐，并保持大便通畅。

> 💡 **考点提示**
>
> 心脏炎的护理措施。

2. 特殊护理

（1）减轻关节疼痛　患儿保持舒适的体位，避免痛肢受压，移动肢体时动作轻柔。活动受限时，予以适当保护和固定。用热水袋热敷局部关节，以减轻疼痛。

（2）监测体温　根据体温采用物理和药物降温。

3. 治疗配合　遵医嘱正确用药，观察药物不良反应，如阿司匹林引起胃肠道反应、肝功能损害和出血，饭后服用或同服氢氧化铝可减少对胃肠道的刺激，加用维生素 K 可防止出血。服药后易出汗，应及时更换衣服以防受凉。注意观察患儿的食欲、大便性状、颜色及有无胃痛、呕吐等。激素可引起满月脸、肥胖、消化道溃疡、骨质疏松、精神症状、血压增高、电解质紊乱、免疫抑制等不良反应，应在饭后服用，减少消化道不良反应。注意补充钙剂及维生素 D，防止骨质疏松，遵医嘱用药。

4. 观察病情　注意患儿面色、心率、心律、心音及呼吸的变化，有无烦躁不安、面色苍白、多汗、气急等心力衰竭表现。有心力衰竭者遵医嘱加用洋地黄制剂，同时给予吸氧、利尿，维持水、电解质平衡等治疗，严格控制输液速度，适当地限制盐和水，详细记录出入水量。

5. 心理护理　主动关心爱护患儿，向患儿及家长耐心解释各项检查、治疗、护理措施的意义，取得家长及患儿的合作。及时解除患儿的各种不适感，如发热、出汗、疼痛等，增强其战胜疾病的信心。

6. 健康教育

（1）向家长及患儿讲解疾病的有关知识和护理方法，学会观察病情。

（2）教会家长及年长儿合理安排日常生活，及时添加衣服，防止受寒和感冒，改善居住环境，避免潮湿，加强体育锻炼，增强抵抗力，但应避免剧烈运动，适当限制活动。

（3）强调预防复发的重要性，预防用药首选肌内注射长效青霉素 120 万 U，每 3~4 周 1 次，至少 5 年，有风湿性心脏病者宜终身药物预防。

（4）指导定期到门诊复查。

【护理评价】

1. 患儿心功能是否恢复，生命体征是否稳定。
2. 关节疼痛是否减轻或消失，能否运用减轻疼痛的技巧，是否可以活动。
3. 患儿体温是否恢复正常。
4. 家长心情是否放松，患儿感觉是否舒适。
5. 能否正确应用药物，是否学会观察病情及药物作用并积极配合治疗护理。
6. 家长及患儿能否说出风湿热用药、如何预防复发等相关知识。

> **知识链接**
>
> ### 风湿热与风心病的关系
>
> 风湿热是与 A 族乙型溶血性链球菌密切相关的免疫性疾病，是导致风心病的直接原因。如果风湿热反复发作侵犯到心脏，引起心脏瓣膜永久性瘢痕从而出现瓣膜狭窄或关闭不全，称为风湿性心脏瓣膜病，简称"风心病"。因此，要预防"风心病"，必须要控制风湿热的复发。

二、过敏性紫癜

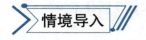

情境： 患儿，女，8 岁。上呼吸道感染后持续 2 周，下肢及臀部皮肤反复出现紫红色紫癜与皮

疹。腹痛、恶心、呕吐，足、踝关节及其周围呈游走性肿、痛，影响活动。医生诊断为过敏性紫癜而收入院。

  思考： 1. 根据资料，该患儿主要的护理问题有哪些？

      2. 针对护理问题，你可以制定哪些护理措施？

  过敏性紫癜（anaphylactoid purpura）是以小血管炎为主要病变的血管炎综合征。主要表现为皮肤紫癜，可伴消化道、关节、肾脏受累。3 岁以上儿童多见，男孩多于女孩，四季均可，春秋季多见。病情有时迁延反复，但预后大多良好。

  本病病因不明，可能与致敏因素引起免疫异常有关，如某些药物、食物、花粉、虫咬、疫苗接种及病原体感染（细菌、病毒、支原体、寄生虫）等致敏因素作用于具有遗传易感性的个体，激发 B 淋巴细胞克隆扩增，导致 IgA 介导的系统性血管炎。其病理基础是全身广泛的小血管无菌性炎症、纤维素样坏死、血小板堵塞微血管、红细胞外溢。

【护理评估】

（一）健康史

  询问患儿是否是过敏体质，既往是否有类似发作。发病前是否接触过变应原，发病前1～3周是否有上呼吸道感染史。

（二）身体状况

  1. 前驱症状 发病前 1～3 周常有上呼吸道感染史，常有低热、全身不适等症状。

  2. 皮肤紫癜 常为首发症状，反复出现皮肤紫癜为本病特征（图 15 - 2）。起病突然，以下肢和臀部多见，对称分布，伸侧为多，分批出现，严重时累及上肢和躯干。开始为紫红色斑丘疹，大小不等，高出皮面，压之不褪色，数日后转为暗紫色，最终呈

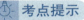
考点提示
过敏性紫癜皮疹的特点。

棕褐色而消退。有的呈渗出性红斑，伴荨麻疹、多形红斑、血管神经性水肿。少数重症患儿紫癜可大片融合形成大疱伴出血性坏死。一般在 46 周后消退，部分患儿间隔数周、数月后复发。

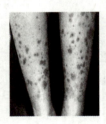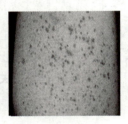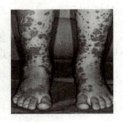

图 15 - 2 皮肤紫癜

  3. 消化道症状 约 2/3 患儿可出现消化道症状，以脐周或下腹部阵发性腹痛为主，伴有恶心、吐血或血便。偶可发生肠套叠、肠梗阻等并发症。

  4. 关节症状 约 1/3 患儿出现多关节受累，以膝、踝、肘等关节肿痛和活动受限多见，呈游走性，数日内可消失，不遗留关节畸形。

  5. 紫癜性肾炎 1/3～2/3 患儿出现血尿、蛋白尿、管型尿，伴血压升高和水肿，称紫癜性肾炎，少数为肾病综合征表现。多在病程 2～4 周内出现。

  6. 其他 少数患儿可有出血倾向，如颅内出血、牙龈出血、鼻出血。偶尔累及循环系统发生心肌炎和心包炎，累及呼吸系统发生喉头水肿，哮喘、肺出血等。

（三）心理社会状况

家长及患儿对本病的认识程度各不相同，会有焦虑、恐惧心理。

（四）辅助检查

白细胞正常或轻度增高，血小板正常或升高，出血和凝血时间正常，血块退缩试验正常。尿常规检查可见血尿、蛋白尿、管型尿。血清 IgA 升高，IgG、IgM 升高或正常。

【治疗要点】

本病无特殊治疗方法，主要采取支持和对症治疗。急性发作期卧床休息，寻找和去除变应原，积极抗过敏、抗感染。消化道出血时禁食，给予大剂量维生素 C 改善血管通透性。使用肾上腺糖皮质激素可改善腹部和关节疼痛，重者加用免疫抑制剂。

【护理问题】

1. 皮肤完整性受损　与变态反应性血管炎有关。

2. 疼痛　与关节、消化道变态反应性炎症有关。

3. 潜在并发症　可并发消化道出血、紫癜性肾炎。

4. 焦虑　与对本病的知识缺乏有关。

【护理措施】

1. 一般护理　注意卧床休息，避免与变应原接触。消化道出血患儿急性期应禁食，通过静脉补充营养，出血减轻后给予无渣流质。保持皮肤完好，保持皮肤清洁、干燥，防止抓伤和感染。

2. 特殊护理　每日观察并记录皮疹的分布、形态、颜色等变化情况。协助患儿保持关节功能位，选择合适的理疗方法。疼痛剧烈时，通知医生，合理服药。腹痛应卧床休息，并遵医嘱用药缓解疼痛。

3. 治疗配合　按医嘱使用抗过敏药物、大剂量维生素 C 或肾上腺糖皮质激素，观察药物的疗效和不良反应。

4. 观察病情　观察腹痛及便血情况并及时报告医生，腹部禁止热敷。观察尿色、尿量，定时尿常规检查。

5. 心理护理　本病给患儿及家长带来不安，应告知本病一般预后良好，大多痊愈，树立信心。

6. 健康教育　本病可反复发作，应予解释，并讲授有关知识，尽量避免接触变应原，合理调配饮食。教会观察病情，指导患儿定期来院复查。

知识链接

过敏性紫癜的诊断标准（EULAR/PRINTO/PRES，2010）

（1）皮肤紫癜　分批出现的可触性紫癜，或下肢明显的瘀点，无血小板减少。

（2）腹痛　急性弥漫性腹痛，可出现肠套叠或胃肠道出血。

（3）组织学检查　以 IgA 免疫复合物沉积为主的白细胞碎裂性血管炎，或 IgA 沉积为主的增殖性肾小球肾炎。

（4）关节炎或关节痛　①关节炎：急性关节肿胀或疼痛伴有活动受限。②关节痛：急性关节疼痛不伴有关节肿胀或活动受限。

（5）肾脏受累　①蛋白尿：>0.3g/24h，或晨尿样本白蛋白肌酐比>30mmol/mg。②血尿，红细胞管型；每高倍视野红细胞>5个，或尿潜血≥2＋，或尿沉渣见红细胞管型。

三、川崎病

▷▷▷ **情境导入** ◁◁◁

情境：患儿，男，9岁。因双下肢反复皮疹4天，呕吐、腹痛、便血1天就诊。

体格检查：神清，痛苦面容，腹痛剧烈，生命体征平稳，双下肢见密集的大小不等的红色皮疹，呈对称分布，压之不褪色，高出皮面。门诊医生以"川崎病"收治入院。

思考：1. 提出患儿存在的护理诊断有哪些？

　　　2. 作为护士对患儿进行哪些护理措施？

川崎病（Kawasaki's disease，KD）又称皮肤黏膜淋巴结综合征（mucocutaneous lymph node syndrome，MCLS），是一种以全身中、小血管炎为主要病变的急性发热出疹性疾病。主要表现为发热、皮肤黏膜损害和淋巴结肿大。最严重的是冠状动脉损伤所致的心肌梗死和冠状动脉瘤，是本病死亡的主要原因。

本病以婴幼儿多见，80%～85%患儿在4岁以内。男孩多于女孩，一年四季均可发病。病因未明，推测与感染有关，目前认为可能是多种病原体诱导易感宿主发生免疫介导的全身血管炎。

【护理评估】

（一）健康史

询问发病前有无感染征象，发热程度及持续时间，抗生素治疗是否有效，有无麻疹接触史及最近服药史等。

（二）身体状况

1. 主要表现

（1）发热　为最早出现的症状，体温38～40℃，呈稽留热或弛张热，持续1～2周或更久，抗生素治疗无效。

（2）皮肤表现　具体如下。

1）皮疹　在发热或发热后出现，呈向心性、多形性，常见麻疹样、猩红热样、多形红斑样皮疹。持续4～5天左右消退。

> 💡 **考点提示**
>
> 川崎病最早的表现。

2）手足硬肿　为本病的典型临床特征。发热早期掌、跖部出现大片红斑，手足呈硬性水肿（图15-3），指（趾）呈梭形肿胀。恢复期掌、跖部大片脱皮，指（趾）末端甲周处开始膜状脱皮（图15-4）。

> 💡 **考点提示**
>
> 川崎病特征性的表现。

（3）黏膜表现　双侧球结膜充血，无脓性分泌物。口唇潮红、干燥、皲裂、出血或结痂（图15-5）。口腔咽部黏膜弥漫性充血，舌乳头突起、充血呈草莓舌。

（4）淋巴结肿大　多为单侧颈部淋巴结肿大，质地较硬，有触痛，表面不红，无化脓。

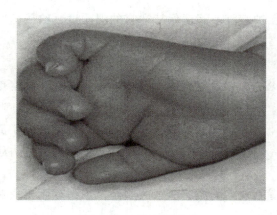

图 15 – 3 手硬性水肿

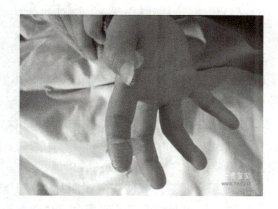

图 15 – 4 膜状脱皮

2. 心脏表现 是本病最严重的表现。可在发病后 1 ~ 6 周出现心肌炎、心包炎和心内膜炎。冠状动脉损害多发生于 2 ~ 4 周，心肌梗死和冠状动脉瘤破裂可导致心源性休克甚至猝死。可在急性期发生，也可在病后数月或数年发生。

3. 其他 可有间质性肺炎、无菌性脑膜炎、消化道症状、关节疼痛和肿胀。

（三）心理社会状况

本病是自限性疾病，但病程长，少数患儿可有心脏损害，应注意评估家长对该病的了解程度，有无焦虑、恐惧心理。

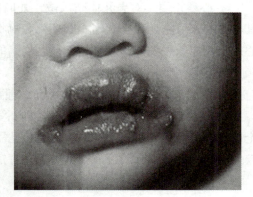

图 15 – 5 口唇干、红、皲裂

（四）辅助检查

1. 血液检查 可见轻度贫血，白细胞计数增高，以中性粒细胞增多为主，伴有核左移现象。血小板增多，红细胞沉降率增快，C 反应蛋白增多，IgG、IgM、IgA 和 IgE 增多。

> ☀ **考点提示**
>
> 川崎病最严重的表现。

2. 心血管系统检查 心脏受损者可见心电图和超声心动图改变。心电图可出现 ST 段和 T 波改变、P – R 间期和 Q – T 间期延长、低电压、心律失常等，超声心动图可出现冠状动脉扩张及冠状动脉瘤，必要时可做冠状动脉造影以准确定位冠状动脉瘤。

【治疗要点】

尽早使用阿司匹林和丙种球蛋白，以控制炎症、预防或减轻冠状动脉病变。阿司匹林为本病首选药物，病情严重者可用肾上腺糖皮质激素。

> ☀ **考点提示**
>
> ①治疗川崎病使用丙种球蛋白的作用。②治疗川崎病首选的药物是阿司匹林。

【护理问题】

1. 体温过高 与感染、免疫反应等因素有关。

2. 皮肤黏膜完整性受损 与小血管炎有关。

3. 潜在并发症 可导致心脏受损。

4. 口腔黏膜改变 与小血管炎有关。

【护理措施】

1. 一般护理 绝对卧床休息，降低机体耗氧量，保护心脏。病房保持适宜的温湿度，给予营养丰富、清淡易消化的流质或半流质饮食。

2. 特殊护理

（1）发热护理 每 4 小时测 1 次体温，体温超过 38.5℃给予物理降温，如：头部冷敷、温水擦浴等；必要时遵医嘱给予药物降温。

（2）皮肤黏膜护理 每天口腔护理 2～3 次，晨起、睡前、餐前、餐后漱口，饮食宜流质或半流质，食物宜温凉，同时观察口腔黏膜有无糜烂、溃疡等。口唇皲裂者涂鱼肝油。出现脱皮时，告诉患儿及家长不要撕拉，应让受损皮肤自行脱落。

3. 治疗配合 遵医嘱使用阿司匹林，为了减轻对胃黏膜的刺激，应饭后服药，观察有无出血和肝功能损害。使用大剂量丙种球蛋白，观察有无过敏反应。

4. 病情观察 密切观察患儿的面色、精神状态、心率、心律、心音、心电图等。

5. 心理护理 对患儿体贴入微，并向家属耐心详细介绍本病的特点、病程、治疗和预后等，让其与医护人员密切配合。因心肌梗死和冠状动脉瘤破裂可引起猝死，家长会产生紧张、恐惧、焦虑的心理，故应给予安慰，鼓励树立战胜疾病的信心。

6. 健康教育

（1）向家长介绍本病有关知识和护理要点，让他们学会观察病情。

（2）对无冠状动脉病变的患儿，告诉家长在出院后 1 个月、3 个月、6 个月和 1 年分别进行 1 次全面检查。对有残留冠状动脉病变的患儿需密切随访，每 3～6 个月做 1 次超声心动图检查。多发或较大冠状动脉瘤尚未闭塞者不宜参加体育活动。

⋯⋯ 目标检测

答案解析

一、选择题

A1／A2 型题

1. 确诊风湿热的主要表现，以下各项中错误的是（ ）

    A. 心脏炎　　　　　　　B. 游走性多发性关节炎　　　　C. 舞蹈病

    D. 发热　　　　　　　　E. 环形红斑

2. 关于过敏性紫癜患儿皮肤紫癜的特点，以下内容错误的是（ ）

    A. 多见于下肢和臀部　　B. 非对称分布　　　　　　　　C. 分批出现

    D. 高出皮肤　　　　　　E. 压之不褪色

3. 能通过胎盘屏障的免疫球蛋白是（ ）

    A. IgA　　　　　　　　　B. IgM　　　　　　　　　　　C. IgG

    D. IgD　　　　　　　　　E. IgE

4. 川崎病最早出现的症状是（ ）

    A. 皮疹　　　　　　　　B. 肢端变化　　　　　　　　　C. 淋巴结肿大

    D. 发热　　　　　　　　E. 口唇皲裂

5. 原发性免疫缺陷病的护理重点是（ ）

    A. 合理喂养　　　　　　B. 健康教育　　　　　　　　　C. 病情观察

    D. 预防感染　　　　　　E. 加强锻炼

A3/A4 型题

（6~8 题共用题干）

患儿，男，3 岁，因发热 5 天伴皮疹 1 天入院。体格检查：体温 38~40℃，弛张热，躯干、四肢见猩红热样皮疹，双眼球结膜充血，唇红干裂，口腔黏膜弥漫性充血，呈"杨梅舌"，手足硬肿，颈部淋巴结肿大，心尖部可闻及收缩期杂音，并伴有心音低钝、心律不齐。

6. 根据症状和体征，初步诊断是（ ）

    A. 败血症   B. 幼年类风湿关节炎   C. 猩红热

    D. 风湿热   E. 皮肤黏膜淋巴结综合征

7. 危害最严重的是（ ）

    A. 球结膜充血   B. 冠状动脉瘤破裂   C. 手足硬肿

    D. 口腔黏膜弥漫性充血   E. 淋巴结肿大

8. 确诊冠状动脉瘤形成的检查项目是（ ）

    A. 心电图   B. C 反应蛋白   C. 心肌酶增高

    D. 超声心动图   E. 脑脊液

二、案例分析题

患儿，女，10 岁。因低热 4 周，游走性关节肿痛 2 周入院。体格检查：神志清，面色苍白，T 37.8℃，P 136 次/分，R 24 次/分。躯干、四肢可见环形红斑疹。心尖部闻及Ⅱ级收缩期杂音，肝脾未触及。初步诊断：风湿热。

请思考：

1. 患儿的主要护理问题有哪些？

2. 针对患儿有哪些护理措施？

（王敏敏）

书网融合……

    重点小结   微课   习题

第十六章 遗传及代谢紊乱患儿的护理 微课

遗传性疾病是人体遗传物质结构或功能改变所导致的疾病，简称遗传病。遗传物质包括细胞中的染色体及染色体上的基因。人类细胞染色体数为23对（46条），其中22对为常染色体，一对为性染色体。基因是能够表达和产生一定功能产物的核酸序列，具有自体复制、决定性状、发生突变的基本特性。遗传性疾病可分为三类，即基因病、染色体病和体细胞遗传病，其中基因病又可分为单基因病、线粒体病、分子病、多基因遗传病。遗传性疾病的遗传方式主要有常染色体显性遗传、常染色体隐性遗传及伴性遗传。

第一节 21-三体综合征

21-三体综合征（trisomy 21 syndrome）又称先天愚型或down syndrome，是小儿染色体病中最常见的一种，活产婴儿中发生率为1/（600~800），母亲年龄愈大，本病的发病率愈高。

【病因】

导致染色体不分离的因素较为复杂，母亲年龄是影响发病率的重要原因，其他可能病因为病毒感染、母体接触放射线、孕前或妊娠时服用某些药物、化学毒物以及遗传倾向等。本病预后不良，产前70%发生流产，平均寿命短，生后第一年死亡率最高，以后随年龄增长而降低，约30%死于1岁内，50%死于5岁前。寿命取决于是否有合并症，先天性心脏病是致死的主要原因，其次为消化道畸形、感染。手术矫正畸形可延长寿命。

【病理及发病机制】

细胞遗传学特征是第21号染色体呈三体征，其发生主要是由于生殖细胞在减数分裂形成配子时，或受精卵在有丝分裂时，21号染色体发生不分离，使胚胎体细胞内存在一条额外的21号染色体。根据第21对染色体核型，本病分为标准型、异位型和嵌合型。

【护理评估】

（一）健康史

应仔细评估母亲妊娠时的年龄（随母亲年龄增长发病率亦增高）、有无家族史、孕期是否用过化学药物及受射线照射、孕母有否患自身免疫性疾病（如慢性甲状腺炎）及病毒感染（如传染性单核细胞增多症、流行性腮腺炎、病毒性肝炎、风疹等）。

（二）身体状况

1. 诊断 21 - 三体综合征患儿的主要特征为智力低下、体格发育迟缓和特殊面容。

（1）智力低下 绝大多数患儿都有不同程度的智力发育障碍，年龄越大越明显。

（2）体格发育迟缓 身材矮小，头围小于正常，骨龄常落后于实际年龄，出牙延迟且常错位；头发细软而较少；四肢短，韧带、关节松弛，手指粗短，小指向内弯曲；肌张力低，腹膨隆，常伴有脐疝。

> **考点提示**
>
> 21 - 三体综合征的表现。

（3）特殊面容 患儿眼距宽，鼻梁低平，眼裂小，眼外眦上斜，内眦赘皮；外耳小，硬腭窄小，舌常伸出口外，流涎多；头小而圆，前囟大，闭合延迟（图 16 - 1）。

（4）皮肤纹理特征 通贯手，atd 角增大，第 5 指只有 1 条指褶纹等（图 16 - 2）。

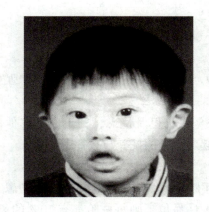

图 16 - 1 21 - 三体综合征特殊面容

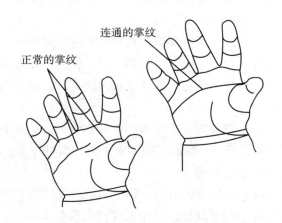

正常的掌纹 连通的掌纹

图 16 - 2 正常掌纹与连通掌纹对比

（5）其他 常伴有其他畸形，如先天性心脏病、消化道畸形、先天性甲状腺功能减退症、急性白血病、斜视、近视、眼球震颤，白内障的发生率明显高于正常人群；由于免疫力低下，易患各种感染性疾病。如存活至成人期，常在 30 岁以后出现阿尔茨海默病的症状。

根据典型的面容特征，结合智力低下及皮肤纹理等表现，典型病例可确诊；对于嵌合型患儿或症状不典型的智力低下患儿，外周血细胞染色体分析为确诊的唯一方法。

2. 鉴别诊断 本病应与先天性甲状腺功能减退症鉴别，后者出生后即可有嗜睡、哭声嘶哑、喂养困难、腹胀、便秘、舌大而厚等症状，但无本病的特殊面容，检测血清 TSH、T_4 和核型分析可进行鉴别。

（三）心理社会状况

患儿家长往往产生焦虑感，对患儿失去信心，表现为沮丧，而患儿由于智力低下及特殊面容，失去正常生活能力，甚至生活不能自理，不能正常入学接受教育，易受到同龄伙伴的嘲笑，如此会加重患儿及家长的自卑感。由于患儿免疫力低下，易患病及伴发畸形，不断求医又加重了患儿家庭的经济负担，这些都使患儿家长的心理及社会负担过重，甚至有的家长不能承受此种压力而遗弃患儿。

（四）辅助检查

1. 染色体检查 可确诊本病。

2. 生化检查 白细胞中碱性磷酸酶增高，T 淋巴细胞转化反应受抑制，胸腺因子水平和丙种球蛋白含量均低。

【护理问题】

1. 自理缺陷　与智力低下有关。

2. 有感染的危险　与免疫力低下有关。

3. 焦虑　与家长担心患儿今后生活有关。

【护理措施】

1. 加强生活护理，培养自理能力

（1）应耐心细致地照顾患儿，协助患儿进食、穿衣、沐浴等，注意防止意外伤害。

（2）患儿可长期流涎，应注意及时擦干，保持下颌及颈部的干燥、清洁，可涂护肤油脂保护皮肤，防止皮肤糜烂。

（3）协助家长制订适宜的教育、训练计划，促进患儿智力发展，逐步掌握生活自理方法，进行简单的劳动，提高生活质量。

2. 预防感染的护理

（1）患儿居室要阳光充足，定时通风换气，保持室内空气新鲜。

（2）注意个人卫生，勤沐浴，保持口腔、鼻腔清洁。

（3）加强营养，保证能量供给，按时进行各种预防接种，进行适宜的活动和锻炼，增强机体抵抗力。

3. 心理护理　家长得知患儿病情后，会表现出自责、失望、自卑及忧虑，护士应理解他们的心情，耐心开导，帮助他们消除焦虑，面对现实，勇敢地承担起对孩子的抚养与教育责任。

4. 健康指导

（1）提供遗传咨询　标准型的再发风险率为1%，母亲年龄愈大，风险率愈高。易位型患儿的双亲应进行核型分析，以便发现平衡易位携带者，如母方为 D/G 易位，则每一胎都有10%的风险率；如父方 D/G 易位，则风险率为4%；绝大多数 G/G 易位病例均为散发，父母亲核型大多正常；母亲为21q22q 平衡易位携带者，子代发病风险率为100%。对高龄产妇及有遗传家族史者，及早进行核型检查。

（2）孕期避免接触大量 X 线，不要滥用药物，预防各种病毒感染。

（3）指导家长喂养技术，为患儿提供足够的营养，促进发育，提高抵抗力，预防感染。以成功病例帮助家长树立信心，坚持不懈地教育和训练。

【护理评价】

1. 患儿智力水平有明显提高，生活自理能力增强。

2. 患儿能摄入足够的营养。

3. 未发生感染。

第二节　苯丙酮尿症

PPT

苯丙酮尿症（phenylketonuria，PKU）是苯丙氨酸（phenylalanine，Phe）代谢过程中酶缺陷所致的遗传性代谢缺陷病。临床主要表现为智力低下、惊厥发作和色素减少。本病属常染色体隐性遗传，发病率随种族而异，我国为 1 : 16500。

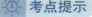 **考点提示**

苯丙酮尿症所缺乏的物质。

【病因及发病机制】

苯丙氨酸是人体必需氨基酸之一，食入体内的 Phe 一部分用于蛋白质的合成，另一部分通过苯丙氨酸羟化酶（phenylalanine hydroxylase，PAH）作用转变为酪氨酸，仅有少量的 Phe 经过次要代谢途径在转氨酶的作用下转变成苯丙酮酸。

人类苯丙氨酸羟化酶基因位于第 12 号染色体上（12q22～12q24），基因全长约 90kb，有 13 个外显子和 12 个内含子，成熟的 mRNA 约 2.4kb，编码 451 个氨基酸。通过对中国人群中 PKU 患者进行基因分析，已经发现了 70 种以上基因突变。

PKU 是由于患儿肝细胞缺乏苯丙氨酸羟化酶，不能将苯丙氨酸转化为酪氨酸，导致苯丙氨酸在血液、脑脊液、各种组织中的浓度极度增高，通过旁路代谢产生大量苯丙酮酸、苯乙酸、苯乳酸和对羟基苯乙酸。高浓度的 Phe 及其代谢产物能导致脑组织损伤。

苯丙氨酸的代谢还需要辅酶四氢生物蝶呤（tetrabiopterin，BH_4）参与，人体内的 BH_4 来源于鸟苷三磷酸环化水解酶（GTP－CH）、6－丙酮酰四氢蝶呤合成酶（6－PTPS）和二氢生物蝶呤还原酶（DHPR）的催化。上述酶的编码基因缺陷都有可能造成相关酶的活力缺陷，导致血苯丙氨酸升高。BH_4 是苯丙氨酸、酪氨酸和色氨酸等芳香氨基酸在催化过程中所必需的共同辅酶，缺乏时不仅苯丙氨酸不能氧化成酪氨酸，而且多巴胺、5－羟色胺等重要神经递质的合成也受阻，加重了神经系统的功能损害。

根据统计，在新生儿筛查中发现的高苯丙氨酸血症大多数为 PKU，10%～15% 为 BH_4 缺乏症，国内目前发现全部是 6－PTPS 缺乏类型。

【护理评估】

（一）健康史

了解家族中是否有类似疾病；询问父母是否近亲结婚；评估患儿是否有智力低下及体格发育落后；了解患儿喂养情况、饮食结构及小便气味等。

（二）身体状况

一般患儿出生时尚正常，3～6 个月时开始出现症状，后逐渐加重。

1. 特殊外貌　因黑色素合成不足，生后数月毛发、皮肤和虹膜颜色变浅，皮肤干燥，常伴湿疹。

2. 神经系统表现　早期主要为神经行为异常，出现兴奋不安、多动或嗜睡、萎靡，少数肌张力增高、腱反射亢进，甚至发生惊厥（约 25%），继之智力发育落后日渐明显，80% 有脑电图异常。BH_4 缺乏型患儿神经系统症状出现较早且较严重，常见肌张力减低、嗜睡、惊厥，如不及时治疗，常在幼儿期死亡。

3. 其他表现　常有喂养困难、呕吐，尿和汗液中排出苯乙酸而有特殊的鼠尿臭味。

> ☀ **考点提示**
>
> 　苯丙酮尿症的特殊外貌及神经系统症状。

（三）心理社会状况

由于患儿智力低下，外观异常，家长不能接受，加之周围人异样相待，可使患儿家长产生焦虑心理及无助感。对本病缺乏了解，担心患儿预后，可使患儿家长产生负罪感。疾病治疗需求及患儿饮食的特殊要求，使家庭经济负担加重，会加重家长的焦虑及无助心理。

（四）辅助检查

1. 新生儿期筛查　新生儿喂奶 3 天后，采集足跟末梢血，吸在厚滤纸上，晾干后交筛查中心。

采用 Guthrie 细菌生长抑制试验半定量测定血液中苯丙氨酸的浓度，早期发现患儿。

2. 尿三氯化铁试验 用于较大婴儿和儿童的筛查，测定尿中苯丙氨酸的浓度。

3. 血浆氨基酸分析和尿液有机酸分析 为本病提供生化诊断依据，也可用于鉴别氨基酸、有机酸代谢病。

【护理问题】

1. 生长发育迟缓 与高浓度的苯丙氨酸导致脑细胞受损有关。

2. 有皮肤完整性受损的危险 与异常分泌物刺激皮肤有关。

3. 焦虑 与家长缺乏本病的相关知识有关。

【护理目标】

1. 患儿不发生智力低下。

2. 患儿不发生皮肤黏膜损伤。

【护理措施】

1. 调整饮食、促进生长 新生儿期一经确诊，立即开始控制饮食，给予低苯丙氨酸饮食，保证摄入苯丙氨酸的量满足患儿机体生长发育和体内代谢的最低需要，且维持血中苯丙氨酸的浓度在 2～10mmol/dl。饮食治疗的早晚和是否成功，直接影响到患儿的智力发育和体格发育，应尽量在 3 个月以前开始。如超过 1 岁，虽能改善神经症状，但智力低下不可逆转。可根据不同时期，选择特制的低苯丙氨酸奶粉、淀粉类、蔬菜和水果等低蛋白质食物（表 16－1），饮食控制至少持续到青春期以后。

表 16－1 常见食物的蛋白质和苯丙氨酸含量（每 100g 食物）

食物	蛋白质（g）	苯丙氨酸（mg）	食物	蛋白质（g）	苯丙氨酸（mg）
水果	1.0	–	籼米	7.0	352
藕粉、小麦淀粉	0.8	4	北豆腐	10.2	507
胡萝卜	0.9	17	小米	9.3	510
母乳	1.3	36	小麦粉	10.9	514
白薯	1.0	51	豆腐干	15.8	691
土豆	2.1	70	瘦牛肉	19.0	700
牛奶	2.9	113	鸡蛋	14.7	715
南豆腐	5.5	266	瘦猪肉	17.3	805

2. 预防皮肤完整性受损的护理 保持皮肤清洁、干燥，勤换尿布，对皮肤皱褶处如腋下、腹股沟应勤清洗，涂油膏保持清洁，面部湿疹应及时治疗。

3. 健康指导

（1）向患儿家长介绍本病的相关知识，强调控制饮食的重要性，协助家长制订适宜的饮食治疗方案，指导家长不要过度限制饮食，否则不仅影响患儿生长发育，还可使体内组织分解，增加血中苯丙氨酸的浓度。

（2）患儿应定期进行复诊，了解小儿生长发育情况，复查血苯丙氨酸浓度，指导治疗。

（3）提供遗传咨询，对有本病家族史的夫妇，采用 DNA 分析或羊水检测，对胎儿进行产前诊断。

答案解析

目标检测

一、选择题

A1/A2 型题

1. 苯丙酮尿症开始出现症状一般多在（ ）

    A. 新生儿期　　　　　　　B. 生后 2 个月　　　　　　C. 生后 3~6 个月

    D. 生后 1 年左右　　　　　E. 生后 2~3 岁

2. 典型苯丙酮尿症的发生是由于体内缺乏（ ）

    A. 酪氨酸酶　　　　　　　B. 谷氨酸脱羧酶　　　　　C. 羟苯丙酮酸氧化酶

    D. 胃蛋白酶　　　　　　　E. 苯丙氨酸羟化酶

3. 苯丙酮尿症患儿血液中降低的是（ ）

    A. 对羟基苯丙氨酸　　　　B. 酪氨酸　　　　　　　　C. 苯丙酮酸

    D. 苯乙酸　　　　　　　　E. 苯丙氨酸

4. 21 - 三体综合征的主要特征为（ ）

    A. 身材矮小，智力落后，皮肤粗糙

    B. 特殊面容，智力落后，发育迟缓和多发畸形

    C. 发黄，眼蓝色，惊厥，智能落后

    D. 面容丑陋，耳聋，多发骨畸形

    E. 肥胖，身材矮小，肝大，低血糖

5. 21 - 三体综合征发病与下列因素中无关的是（ ）

    A. 应用某些致畸药物　　　B. 孕期接受放射线　　　　C. 病毒感染

    D. 苯丙氨酸羟化酶缺乏　　E. 孕母年龄

A3/A4 型题

（6~8 题共用题干）

患儿，男，3 岁，出生时正常母乳喂养，5 个月后智力渐落后，头发变黄、肤色变白，有时发生抽搐，肌张力较高。

6. 临床上应首先考虑的诊断是（ ）

    A. 21 - 三体综合征

    B. 先天性甲状腺功能减退症

    C. 癫痫

    D. 维生素 D 缺乏性手足抽搐症

    E. 苯丙酮尿症

7. 为协助诊断应选择的检查是（ ）

    A. 血钙、磷测定　　　　　B. 血 T_3、T_4、TSH 测定　　　C. 尿三氯化铁试验

    D. 脑电图检查　　　　　　E. 染色体核型分析

8. 假如该患儿刚出生不久，为早期诊断应选择的检查项目是（ ）

    A. 染色体核型　　　　　　B. 血 T_3、T_4、TSH 测定　　　C. 尿三氯化铁试验

    D. Guthrie 细菌生长抑制试验　　E. 尿 24 - 二硝基苯肼试验

二、案例分析题

患儿，男，9岁，因"行为异常、皮肤白皙、鼠尿臭味9年"入院。患儿自1岁左右出现行为异常，表现为兴奋不安、忧郁、多动、孤僻等，头发变黄，尿液及汗液有浓烈鼠尿臭味，常伴有皮肤湿疹、癫痫小发作，无体重低下、体型瘦小，无长期流涎、张口伸舌等症状，刚开始时患儿家长认为患儿只是性格不一样，但随年龄增长性格行为越来越异常，时有伤人和自残行为，现患儿家长为求治疗，遂带入我院门诊就诊，门诊以"苯丙酮尿症"收入院治疗。

体格检查：T 36.5℃，P 100次/分，R 20次/分，体重36kg，发育正常，体型中等，智力落后，精神亢奋，检查不配合。全身皮肤白皙，部分皮肤可见少许湿疹，毛发发黄。头颅正常，双侧瞳孔等大等圆，对光反射灵敏，唇红，咽充血，扁桃体无肿大。颈软，气管居中，甲状腺无肿大，胸廓对称，双肺呼吸音清晰，未闻及干湿性啰音。心率100次/分，律齐，心音有力，心脏听诊未闻及明显杂音。腹软，肝、脾肋下未触及，肠鸣音正常。四肢肌张力正常，神经系统检查：生理反射存在，病理反射未引出。

请思考：

1. 根据患儿目前身体状况，列出其主要的护理诊断。

2. 对患儿应采取哪些护理措施？

3. 如何对家长及患儿进行人文关怀护理？

（吴湘杰）

书网融合……

重点小结　　　　　　　微课　　　　　　　习题

第十七章　传染性疾病患儿的护理

学习目标

知识目标： 通过本章的学习，掌握传染性疾病患儿的护理评估及护理要点；熟悉常见传染性疾病的流行病学及临床分期；了解常见传染性疾病病因及发病机制。

能力目标： 能运用有关传染性疾病的知识、技能对患儿进行护理评估、提出护理问题、制订并实施相应的护理措施；运用传染性疾病的防治知识对小儿、家庭及社区提供预防保健指导与卫生宣教。

素质目标： 通过本章的学习，帮助学生树立科学防护意识和专业责任感，培养学生人文关怀和应急处理能力。

第一节　麻　疹

PPT

情境导入

情境： 患儿，女，7 个月，因发热咳嗽 4 天，面部及躯干皮疹 1 天入院。体温最高达到 39.2℃，咳嗽、不喘、鼻塞流涕、皮疹渐及全身，一般情况可，双肺呼吸音粗，可闻及细湿啰音。辅助检查：WBC 1.2×10^{12}/L，N 30%，L 68%。

思考： 1. 患儿最有可能的临床诊断是什么？
　　　　2. 为明确诊断还需要做什么辅助检查？
　　　　3. 患儿主要的护理问题有哪些？

麻疹是麻疹病毒所致的一种急性出疹性呼吸道传染性疾病。临床以发热、流涕、咳嗽、眼结合膜炎、麻疹黏膜斑（科氏斑）及全身皮肤斑丘疹、疹退后糠麸样脱屑并留有色素沉着为特征。麻疹传染性极强，易并发肺炎等多种严重并发症。病后大多可获得终身免疫。随着我国 1965 年开始接种麻疹疫苗以来，麻疹发病率大幅度下降，目前我国的发病率低于 0.1%。

【流行病学】

1. 传染源　麻疹患者是唯一的传染源，传染期自出疹前 5 天至出疹后 5 天；合并肺炎时，可延长至出疹后 10 天。

2. 传播途径　患儿口、鼻、咽、气管和眼的分泌物均含有麻疹病毒，主要在咳嗽、打喷嚏、说话时通过飞沫传播，即呼吸道传播。

3. 易感人群　未接种过麻疹疫苗的儿童及成年人接触麻疹病毒均可发病。

4. 发病季节　春季高发，发病高峰在 2~5 月。

【病因及发病机制】

病原体是麻疹病毒，为 RNA 病毒，属副黏液病毒，只有一个血清型，抗原性稳定。人是其唯一宿主。麻疹病毒侵入呼吸道上皮细胞和局部淋巴结，在这些部位繁殖，少量病毒侵入血液，形成第一次毒血症；此后病毒在单核－巨噬细胞系统中大量复制、繁殖，病毒再次大量侵入血液，引起第二次毒血症，此时引起全身广泛性损害，临床表现为高热和出疹，且传染性最强。

麻疹病毒

麻疹病毒在外界生活能力不强，不耐热，对日光和消毒剂都很敏感，在55℃时经15分钟就可被破坏，在流通的空气或日光中30分钟失去活力。在室温下仅存活2小时，在低温下能长期存活。

【护理评估】

（一）健康史

了解患儿是否接种过麻疹疫苗，是否接触过麻疹患者，既往有无麻疹病史。

（二）身体状况

本病好发于6个月至5岁的小儿。临床经过可分为4期，常见的并发症有肺炎、喉炎、中耳炎、气管及支气管炎、心肌炎、脑炎、营养不良和维生素A缺乏症。

1. 潜伏期 一般为6~18天（平均10天），在潜伏期末有精神萎靡、轻度发热、全身不适等。

2. 前驱期（发疹前期） 一般3~4天，主要表现类似上呼吸道炎症。发热为首发症状，多为中度以上，热型不一。同时出现咳嗽、流涕、喷嚏、畏光、流泪、结膜充血、眼睑浮肿等卡他症状。麻疹黏膜斑一般在出疹前24~48小时出现，是麻疹早期的特征性体征，开始位于上下磨牙对应的颊黏膜处，直径约1.0mm，为灰白色小点，周围有红晕，在1~2天内迅速增多并融合，可累及整个黏膜或蔓延至唇黏膜，出疹后1~2天迅速消失。

考点提示

麻疹黏膜斑的表现及意义。

3. 出疹期 第3~4天左右开始出疹，一般持续3~5天。皮疹首先见于耳后、发际，渐延及额、面、颈部、躯干及四肢，最后到手掌和足底。皮疹为斑丘疹，略高出皮肤，压之褪色，直径2~4mm，疹间皮肤正常。初为淡红色，继之颜色加深至鲜红，最后呈暗红色。皮疹由稀疏逐渐增多密集，可融合成片。此期全身中毒症状及咳嗽加剧，体温增高至40~40.5℃，可见嗜睡或烦躁不安，甚至谵妄、抽搐，多有畏食、呕吐、腹泻，肺部闻及少量啰音，可见面部浮肿，眼分泌物增多，眼睑不易睁开，甚至粘连，流脓涕，称为麻疹面容。此期易并发肺炎、喉炎等并发症。

考点提示

麻疹皮疹的特点。

4. 恢复期 出疹3~5天后体温下降，皮疹出齐后按出疹顺序消退，可留有糠麸样脱屑及淡褐色色素沉着，1~2周后消退。体温随之下降，全身情况好转。

IgG抗体

IgG抗体可以透过胎盘，因此6个月内的小儿较少患传染性疾病。如果母亲未感染过麻疹病毒，只接种过麻疹疫苗，则体内麻疹抗体较自然感染者低，因此生下婴儿的免疫力也低。6个月内婴儿，即使母亲未患过麻疹其也可能患病，麻疹流行期也要注意预防。

（三）心理社会状况

麻疹大多预后良好，若治疗护理不当则可能并发肺炎、喉炎、脑炎等，使原有疾病恶化，甚至危及生命。应注意了解家长对疾病病程及转归的认识程度、护理知识的了解程度，评估患儿家长对麻疹的传染性、隔离预防知识的了解程度和护理能力，评估家长是否存在忧虑和恐惧心理。

（四）辅助检查

1. 血常规检查 血白细胞计数减低，淋巴细胞相对增多。继发细菌感染时，中性粒细胞增多。

2. 血清学检查 皮疹出现 3~5 天内，血清中可检出特异性 IgM 抗体，有早期诊断价值。

3. 病原学检查 感染早期可从鼻、咽分泌物中分离出麻疹病毒。

【治疗要点】

目前尚无特异性药物治疗，主要是支持和对症治疗、中药治疗及防治并发症。

1. 对症治疗

（1）高热 对于超高热患儿，可给予适当降温，但应避免急骤退热，可给小剂量退热剂，如对乙酰氨基酚、布洛芬等。

（2）咳嗽 咳嗽剧烈时予以镇咳药，如非麻醉镇咳药口服或雾化吸入等。

（3）体质虚弱 体弱病重患儿可早期予丙种球蛋白肌内注射，少量多次输血或血浆。世界卫生组织推荐给麻疹患者补充维生素 A，1 次 20 万~40 万 U 口服，每日 1 次，连服 2 剂。可减轻病情，使病死率下降。

（4）食欲下降 可适当补充液体及电解质，保持水电解质和酸碱平衡。

2. 中医中药治疗 前驱期初热时，可用辛凉透表方法，透邪外出；出疹期宜清热解毒透疹，虚弱者用补中益气法；恢复期宜养阴清热。

3. 并发症治疗

（1）肺炎 按一般肺炎处理，继发细菌感染选用抗生素，重症者可短期应用肾上腺皮质激素。

（2）喉炎 保持室内适宜的湿度，蒸气吸入以稀释痰液。应用 1~2 种抗生素，重症可加地塞米松静脉滴注。喉梗阻进展迅速者应及早考虑气管插管或行切开手术。

（3）脑炎 处理同病毒性脑炎，对症治疗，惊厥时用止惊药。

【护理问题】

1. 体温过高 与病毒血症及继发感染有关。

2. 皮肤完整性受损 与麻疹病毒感染及继发细菌感染有关。

3. 营养失调：低于机体需要量 与食欲缺乏、摄入量少、机体消耗增加有关。

4. 潜在并发症 可并发肺炎、喉炎、脑炎、心肌炎等。

5. 有传播感染的危险 与呼吸道排出麻疹病毒有关。

6. 焦虑 与家长对麻疹的相关知识缺乏有关。

【护理措施】

1. 维持正常体温 卧床休息至皮疹消退、体温正常为止。在前驱期及出疹期不宜过度降温。处理麻疹患儿发热时不宜用物理及药物方法强行降温，禁用冷敷或酒精擦浴，以免皮肤血管收缩及末梢循环障碍，使皮疹不易透发或突然隐退。如体温升至 40℃以上，可温水擦浴或遵医嘱用小剂量退热镇静剂，避免出现高热惊厥。患儿衣被合适，勿捂汗，保持干燥。鼓励多饮水，以利于退热、排毒、透疹。

> **考点提示**
>
> 麻疹患儿体温升高的护理措施。

2. 保持皮肤黏膜完整性

（1）皮肤黏膜护理 保持皮肤清洁，勤换内衣、床单、被单；勤剪指甲，防止患儿抓伤皮肤造成皮肤损伤和感染。如透疹不畅，可用鲜芫荽煎水服用并拭身使疹出透。

（2）眼部黏膜护理　病室保持光照，避免强光刺激。为预防眼干燥症，遵医嘱加服维生素 A，遵医嘱用生理盐水清洗双眼，再用抗生素眼膏或眼药水保护眼。

（3）口腔、鼻腔黏膜护理　保持口腔清洁，每日清洗口腔 2～3 次，多饮开水，常用生理盐水或 2% 硼酸溶液漱口。如有口疮应加强口腔护理，或用 3% 过氧化氢溶液清洗口腔。及时清除鼻腔分泌物，保持鼻腔通畅。

3. 饮食护理　宜予易消化、清淡、富含热量和维生素的流质或半流质饮食，少食多餐。保证营养供应，患麻疹期间无需忌口。

4. 观察病情　密切观察病情，及时发现麻疹并发症。如果患儿出现高热不退、呼吸困难、鼻翼扇动、口唇发绀、咳嗽频繁闻及湿啰音提示并发肺炎（临床最常见）；出现咳嗽加重、声音嘶哑、犬吠样咳声、呼吸气促，呈吸气性呼吸困难，提示并发喉炎；患儿出现高热、嗜睡、惊厥甚至昏迷、脑膜刺激征，提示并发脑炎。当出现以上情况，要及时报告医生，并做好抢救准备，积极配合抢救与治疗。

> 🔆 **考点提示**
>
> 麻疹并发症的观察。

5. 预防感染的传播　病室每天通风换气，进行紫外线消毒，患儿衣物、玩具每日要暴晒 2 小时；隔离患儿从治疗至出疹后 5 天，有并发症患者应住院隔离治疗，隔离期延长至出疹后 10 天。减少不必要的探视，正确处理患儿分泌物、排泄物。密切接触的易感儿，需隔离观察 3 周。

> 🔆 **考点提示**
>
> 麻疹患儿的隔离时间。

6. 心理护理　耐心向家长介绍本病防治知识，解答家长的询问，关爱体贴患儿，减轻家长及患儿的担心、焦虑、恐惧心理，积极配合治疗，预防并发症。

7. 健康指导

（1）宣传控制传染性疾病的知识，向家长及社区介绍麻疹的病因、传染源、传播途径、病程、早期症状等知识，做好传染性疾病的隔离，阻断传染性疾病的传播。

（2）指导家长保持室内温暖及空气流通，进行紫外线消毒。患儿的被褥、衣服、玩具要在阳光下暴晒；减少不必要的探视，麻疹流行期间避免探访亲友。

（3）指导家长隔离患儿，告知呼吸道隔离时间。

（4）解释重点的护理措施，及时评估透疹情况，指导家长密切观察病情，及时发现麻疹并发症。

（5）麻疹流行期易感儿应尽量避免去公共场所。8 个月以上未患过麻疹者应接种麻疹减毒活疫苗，7 岁时复种。在接触患者后 5 天内注射人血丙种球蛋白可防止发病。

第二节　水　痘

PPT

>> **情境导入**

情境：患儿，女，4 岁，因发热 1 天伴发皮疹入院。体格检查：体温 38.7℃，躯干、四肢可见散在小水疱，周围有红晕，疱液透明并有瘙痒，拟诊为水痘。

思考：1. 患儿要隔离至何时？

　　　2. 如何做好该患儿的皮肤护理？

水痘是水痘 - 带状疱疹病毒感染所致的一种传染性极强的急性出疹性疾病。其临床特征为全身症状轻微，皮肤黏膜相继出现并同时存在斑疹、丘疹、疱疹和结痂等各类皮疹。患儿感染水痘后可获得持久性免疫，但成年后潜伏再发则表现为带状疱疹。

【流行病学】

1. 传染源　水痘患儿是唯一的传染源。传染期自出疹前 1~2 天至疱疹结痂为止，为 7~8 天。

2. 传播途径　病毒存在于患儿鼻、咽分泌物及疱疹液中，主要通过飞沫或直接接触传播。

3. 易感人群　主要为儿童，2~6 岁为发病高峰。

4. 发病季节　一年四季均可发生，冬末、初春季节多发。

考点提示

水痘的病原体、传染源、传播途径。

【病因及发病机制】

病原体为水痘－带状疱疹病毒，其在体外抵抗力弱，不耐碱、不耐酸，对乙醚敏感，在痂皮中不能存活。病变主要损害皮肤，偶尔累及其他脏器。水痘－带状疱疹病毒经口、鼻、眼结膜侵入，在局部黏膜和淋巴组织内繁殖，2~3 天后进入血液，形成第一次病毒血症；如患儿免疫系统不能清除病毒，病毒可在单核－巨噬细胞系统内大量复制、繁殖，再次大量侵入血液，引起第二次病毒血症，造成各器官病变。临床表现为水痘分批出现，与间歇性毒血症有关。皮疹出现 1~4 天后，产生特异性细胞免疫和抗体，病毒血症消失，症状缓解。

【护理评估】

（一）健康史

了解患儿近期有无水痘或带状疱疹患者接触史，有无长期使用肾上腺糖皮质激素及免疫抑制剂，是否接种过水痘－带状疱疹病毒减毒活疫苗。

（二）身体状况

本病临床经过可分为 3 期，常见并发症为继发性皮肤细菌感染，少数患儿可并发水痘脑炎、肺炎和心肌炎等。

1. 潜伏期　10~21 天，一般 2 周左右。

2. 前驱期　仅 1 天，表现为发热、头痛不适、咳嗽流涕、食欲缺乏等类似上呼吸道感染的症状，常在当日或次日出现皮疹。

3. 出疹期　皮疹按红斑疹、丘疹、疱疹、脓疱、结痂顺序演变。水痘皮疹的特点如下。

（1）皮疹分批出现，每批历时 1~2 天。先为红色斑疹或斑丘疹，迅速发展为清亮、椭圆形、周围有红晕、3~5mm 小水疱，经 24 小时，水疱内容物变浑浊，此时疱疹出现脐凹，水疱易破溃，常伴瘙痒，疱疹持续 2~3 天，然后从中心开始干缩，迅速

考点提示

水痘的皮疹特点。

结痂。斑疹、丘疹、疱疹和结痂同时存在是水痘皮疹重要特征。由于皮肤病变仅限于表皮棘细胞层，脱痂后一般不留瘢痕。

（2）皮疹呈向心性分布，集中在皮肤受压或易受刺激处。先从躯干开始，以后至面部、头皮，四肢末梢较少。

（3）黏膜疱疹可发生在口腔、咽、结膜、生殖器等处，易破溃形成浅溃疡，疼痛明显。轻型水痘为自限性疾病，10 天左右自愈。偶见重型水痘，多并发于恶性肿瘤或免疫功能低下患儿，可因播散性、出血性、坏死性皮疹继发败血症而死亡。孕妇在妊娠早期感染水痘，可导致胎儿多发性先天畸形；若孕母发生水痘后数天分娩可致新生儿水痘，死亡率较高。

（三）心理社会状况

水痘发病率极高，传染性极强，预后大多良好。应注意了解家长对疾病的认识程度和护理能力，避免不良的生活习惯导致疾病加重和传播。

（四）辅助检查

1. 血常规检查　白细胞计数一般正常，继发细菌感染者白细胞计数增高。

2. 疱疹刮片检查　刮取新鲜疱疹基底组织涂片，查找核内包涵体，可供快速诊断。

3. 血清学检查　血清水痘病毒特异性 IgM 抗体检测有助于早期诊断。补体结合抗体高滴度或双份血清抗体滴度 4 倍以上可明确病原体。

【治疗要点】

该病的治疗要点为对症治疗和抗病毒治疗，预防皮肤感染。

1. 对症治疗　高热时可用物理降温或遵医嘱使用退热药。止痒可外用炉甘石洗剂，破溃皮疹或继发感染处可外用抗生素软膏，如红霉素软膏或莫匹罗星软膏等。

2. 抗病毒治疗　首选阿昔洛韦，水痘发病 24 小时内使用有效，疗程为 7 天或至无新皮疹出现后 48 小时。

【护理问题】

1. 皮肤完整性受损　与水痘 – 带状疱疹病毒感染及继发感染有关。

2. 体温过高　与病毒血症有关。

3. 有传播感染的危险　与患儿呼吸道及疱疹液排出病毒有关。

4. 潜在并发症　脑炎、肺炎、败血症。

【护理措施】

1. 一般护理　保持室内温暖及空气流通，给予清淡富含营养的饮食，多饮水，保证足够的营养。

2. 对症护理

（1）减轻皮损，恢复皮肤完整性　勤换内衣，保持皮肤清洁、干燥；剪短指甲，戴连指手套，避免抓伤；皮肤瘙痒时，可用温水洗浴，局部涂炉甘石洗剂或 5% 碳酸氢钠溶液。遵医嘱使用抗病毒药物、维生素 B_{12} 等。疱疹破溃可涂 1% 甲紫，或用抗生素软膏预防继发感染。

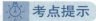
考点提示

水痘的药物护理。

（2）降低体温　中低度发热一般不用药物降温，高热时可用物理降温或药物降温。忌用阿司匹林，以免增加瑞氏综合征的危险。

3. 药物护理　发热时忌用阿司匹林，出疹期禁用肾上腺皮质激素。

4. 预防感染传播　将患儿收治在传染性疾病隔离病室或者在家隔离，隔离患儿至皮疹全部结痂为止；住院患儿减少不必要的探视；易感儿接触后应隔离观察 3 周。正确处理患儿分泌物、排泄物。

5. 心理护理　耐心向家长解释本病防治知识，解答家长的询问，以解除其焦虑情绪。告知家长及患儿水痘病情及继发细菌感染的危害；水痘传染性强，注意预防传染。

考点提示

水痘的隔离时间。

6. 健康指导

（1）宣传控制传染性疾病的知识　水痘传染性极强，应隔离患儿至皮疹全部结痂为止；易感儿接触后应隔离观察 3 周。及时发现患者，做好疫情报告。

（2）指导家长护理患儿　隔离期间注意休息，保证充足的营养，给予清淡饮食，多饮水。为家长示范皮肤护理方法，避免继发感染。

（3）指导切断传播途径的方法　室内通风换气，减少不必要的探视；托幼机构在水痘流行季节宜加强晨检，室内采用紫外线进行空气消毒，防止扩散。易感儿在流行期间避免到公共场所。

（4）增强免疫力，保护易感者　①主动免疫：水痘减毒活疫苗能有效预防水痘，不良反应少，接触水痘患儿后立即使用，预防发病。②被动免疫：对正在使用大剂量激素、免疫功能受损、恶性病患儿，在接触水痘 72 小时内肌内注射水痘 – 带状疱疹免疫球蛋白（VZIG），可以起到减轻症状或预防作用。易感孕妇在妊娠早期患水痘，终止妊娠是最佳选择；在分娩前 5 天感染水痘的孕妇或分娩后 2 天内感染水痘的新生儿，推荐使用水痘 – 带状疱疹免疫球蛋白。

PPT

第三节　流行性腮腺炎

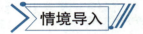

情境：患儿，男，6 岁，发热伴右耳下疼痛 3 天，腹痛半天入院。体格检查：体温 40℃，右腮腺肿胀压痛明显，右上腹压痛，无反跳痛。

思考：1. 该患儿最可能是什么诊断？

　　　2. 护理措施有哪些？

流行性腮腺炎是腮腺炎病毒引起的急性呼吸道传染性疾病，临床特征为发热、腮腺肿大及疼痛，可累及其他腺体组织（如舌下腺、颌下腺）及器官（如胰腺、睾丸或卵巢），系非化脓性炎症。

【流行病学】

1. 传染源　早期患者和隐性感染者是本病的传染源，唾液、尿液和血液中均含有病毒。腮腺肿大前 1 天至腮腺消肿后 3 天有高度传染性。

2. 传播途径　主要通过直接接触、呼吸道飞沫、唾液污染的食物或玩具等传播。

3. 易感人群　人类对该病毒普遍易感，最常见 5～15 岁小儿，一次感染后获终身免疫。

4. 发病季节　四季均可发病，冬、春季为高峰。在儿童集体机构中易出现暴发流行。

【病因及发病机制】

病原体为腮腺炎病毒，属副黏病毒科，为 RNA 病毒。人是自然界中的唯一宿主，其主要存在于患者的唾液、血液、尿液及脑脊液中。加热至 55～60℃ 20 分钟便失去感染性，紫外线或 35%～40% 甲醛溶液可将其杀灭，但在低温下可存活较久。

> **考点提示**
>
> 引起流行性腮腺炎的病原体。

腮腺炎病毒通过唾液飞沫吸入，侵入口腔和鼻黏膜，在上呼吸道上皮组织繁殖，形成病毒血症，再侵入腮腺、颌下腺、舌下腺、胰腺、性腺等腺体，也可累及神经组织及其他器官。

腮腺炎病理表现为非化脓性炎症改变。腺体及其周围组织充血、肿胀、水肿，被膜上可见点状出血，腺泡细胞呈浑浊肿胀或坏死，腺体间质有浆液纤维素性渗出物和淋巴细胞、单核细胞及少量中性粒细胞浸润。腮腺管水肿，管腔内有坏死脱落的上皮细胞堆积，阻碍唾液排出，唾液滞留在腺体内，其中的淀粉酶经淋巴系统流入血液，因此血液中的淀粉酶含量增高，并从尿中排出。

【护理评估】

（一）健康史

了解有无腮腺炎疫苗接种史，近期有无接触腮腺炎患者史，既往有无腮腺炎或急、慢性传染性疾病史。

（二）身体状况

本病的临床经过可分为3期，常见并发症为脑膜脑炎、睾丸炎、胰腺炎、卵巢炎、心肌炎、甲状腺炎和肾炎等。

1. 潜伏期 14~25天，平均为18天。

2. 前驱期 很短，症状较轻，表现为发热、乏力、食欲缺乏、头痛、肌痛等。有的患儿可没有前驱期。

3. 临床症状期 首发症状为腮腺肿大、疼痛，常先一侧腮腺肿大，2~3天内波及对侧，也有两侧同时肿大或始终局限一侧。肿大以耳垂为中心，向前、后、下发展，边缘不清，局部不红，有压痛，进食时疼痛加重。腮腺肿大3~5天达高峰，疼痛也最为明显，7天左右逐渐消退。唾液因潴留而排出减少时有口干感。肿大的腺体表面皮肤局部发热、不红，触之有弹性感、有触痛，腮腺管口早期常有红肿，压之无脓性分泌物。有时可累及其他腺体组织或器官，如颌下腺、舌下腺、胰腺、性腺等。

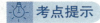

考点提示
腮腺炎的并发症。

（三）心理社会状况

预后大多良好，但有部分患儿可并发脑膜炎、胰腺炎、睾丸炎、卵巢炎等，家长可因担心留下神经系统后遗症或不育，产生焦虑、恐惧和悲观心理。

考点提示
腮腺炎的首发症状。

（四）辅助检查

1. 血常规检查 外周血白细胞计数正常或稍降低，淋巴细胞相对增多。

2. 血清学检查 检测血清中特异性IgM抗体有助于近期感染的诊断。

3. 血清和尿淀粉酶检查 90%患儿病程早期血清和尿液淀粉酶增高，增高程度与腮腺肿大程度成正比，第1周达高峰，2周左右恢复正常。

【治疗要点】

本病为自限性疾病，无特殊治疗，主要为对症治疗，防治并发症。

1. 一般治疗 应卧床休息，进易消化、清淡饮食，避免酸性食物，保持口腔清洁，预防细菌感染。

2. 抗病毒治疗 发病早期可遵医嘱给予抗病毒治疗，选用利巴韦林、干扰素或中药制剂等。利巴韦林每天15mg/kg，静脉滴注，疗程5~7天。中药口服普济消毒饮加减，清热解毒。

3. 对症治疗 腮腺肿胀、疼痛较重时，可适当应用镇痛药，局部涂敷中药，醋调如意金黄散、紫金锭或青黛散。也可用仙人掌除刺或鱼腥草捣烂外敷。高热时可用物理降温或口服退热药，保证液体入量。

【护理问题】

1. 疼痛 与腮腺炎肿胀有关。

2. 体温过高 与病毒感染有关。

3. 潜在并发症 有并发脑膜炎、胰腺炎、睾丸炎的可能。

4. 有传播感染的可能 与病毒排出有关。

【护理措施】

1. 一般护理 注意休息，保持病室空气流通，给予富有营养、易消化的半流质或软食。

2. 对症护理

（1）减轻疼痛 忌食酸、辣、硬而干燥的食物，避免引起唾液分泌增多及咀嚼过多使腺体肿痛加剧。保持口腔清洁，应经常用温盐水漱口。婴幼儿应帮助其多饮水。冷敷腮腺局部，使血管收缩，可减轻炎症充血程度及疼痛。也可用中药湿敷，如用如意金黄散调食醋敷于腺体肿胀处，并保持局部药物湿润，以发挥药效，防止干裂引起疼痛。

（2）降温 高热可采用头部冷敷、温水或酒精浴进行物理降温或遵医嘱应用退热药，同时鼓励患儿多饮水。发热伴有并发症者应卧床休息至体温正常。

知识链接

腮腺炎并发生殖腺炎症临床表现

腮腺炎可以并发睾丸炎和卵巢炎，常见于青春期和成年人，一般发生在腮腺炎后7天。10岁后男孩患腮腺炎时约20%并发睾丸炎，多为单侧受累，即使双侧受累，也很少发生双侧睾丸完全萎缩，只有双侧睾丸完全萎缩，才可影响生殖功能，因此发生腮腺炎很少影响生殖能力。7%青春期后女性患腮腺炎可并发卵巢炎，表现为下腹疼痛，病程平均4天，但一般也不影响生殖功能。

3. 病情观察 密切观察病后1周左右，男孩有无睾丸肿大、触痛等睾丸炎症状；女孩是否有下腹疼痛，警惕卵巢炎；患儿有无持续高热、剧烈头痛、呕吐、颈强直、嗜睡、烦躁等脑膜炎症状。出现上述情况应及时报告医生做相应处理。

4. 预防感染传播 发现患儿立即隔离，以免传染，无并发症的患儿要隔离至腮腺肿大完全消退后3天，有并发症的患儿隔离直至并发症完全痊愈。易感儿接触后应观察3周，也可接种减毒腮腺炎活疫苗。对患儿口、鼻分泌物及污染物进行消毒，患儿的

> **考点提示**
>
> 流行性腮腺炎隔离的时间。

居室经常通风换气，用甲酚皂、甲醛或紫外线消毒，切断呼吸道传播途径。对于餐具、用具等用品化学消毒，避免接触传播。

5. 心理护理 无并发症的腮腺炎患儿可在家里接受治疗，向家长讲解本病防治知识，耐心解答家长的咨询。告知家长流行性腮腺炎大多预后良好，减轻家长的心理负担，缓解紧张、焦虑情绪。

6. 健康指导

（1）向家长讲解流行性腮腺炎的有关知识，流行期间避免接触患儿，尽量避免带孩子去公共场所，居室内要经常通风，空气要新鲜。

（2）指导家长做好生活护理，急性期卧床休息，多饮水，进食清淡、易消化的半流质食物或软食，避免干、硬、酸、辣的刺激性食物。教会家长观察病情，发现并发症及时就诊。

（3）腮腺炎流行期间可对易感儿接种腮腺炎减毒活疫苗或麻疹-风疹-腮腺炎三联疫苗，90%可产生抗体。被动免疫可给予腮腺炎免疫球蛋白。

第四节　猩红热

PPT

情境导入
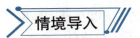

情境：患儿，男，10岁，发热3日，扁桃体肥大Ⅱ度，针尖样大小充血性皮疹，摩擦呈紫红色

线状。辅助检查：咽拭子分泌物培养检测到溶血性链球菌。

　　思考：1. 根据以上情况首先考虑的诊断是什么？

　　　　　2. 如何做好健康指导？

　　猩红热是 A 组乙型溶血性链球菌所致的急性呼吸道传染性疾病，临床以发热、"杨梅舌"、咽峡炎、全身弥漫性鲜红色皮疹和退疹后片状脱屑为特征。少数患儿病后 2～3 周可并发急性肾小球肾炎和风湿热。

【流行病学】

1. 传染源　不典型病例和带菌者是主要的传染源，若将急性患儿及时隔离，传播机会较少。

2. 传播途径　主要通过飞沫传播，也可经食物、玩具、衣服等物品或创口、产道感染传播。从发病前 1 天至疾病高峰时传染性最强。

3. 易感人群　人群普遍易感，5～15 岁儿童发病率高。

4. 发病季节　冬、春为发病高峰期。

【病因及发病机制】

　　病原体为 A 组乙型溶血性链球菌，革兰染色阳性，该菌产生的侵袭力很强的红疹毒素是导致猩红热的主要原因。A 组乙型溶血性链球菌在外界生存能力较强，0℃环境中可存活几个月，在痰液、脓液和渗出物中可存活数周。对热敏感，55℃处理 30 分钟可全部灭活，也可被一般消毒剂杀灭。

　　A 组乙型溶血性链球菌从呼吸道侵入咽、扁桃体，引起局部炎症，表现为咽峡及扁桃体急性充血、水肿，可为卡他性、脓性或膜性，并可向邻近组织器官扩散，也可通过血液扩散。能产生抗原性不同的毒素，包括致热性外毒素（即红疹毒素）和溶血素。红疹毒素能致发热，使皮肤血管充血水肿，上皮细胞增生，白细胞浸润，形成猩红热样皮疹；还能通过增强机体对链球菌各种产物的超敏反应引起致热反应及皮肤红斑反应。溶血素可溶解红细胞、杀伤白细胞、血小板以及损伤心脏等。毒素入血后，引起全身毒血症表现，如发热、头晕、头痛等。毒素产生的链激酶、透明质酸酶等，致使宿主组织和细胞破坏、炎症扩散并引起组织坏死。

【护理评估】

（一）健康史

　　了解有无猩红热患者接触史，既往有无猩红热发病史以及当地的疾病流行情况。

（二）身体状况

　　本病的临床经过可分为 4 期，并发症多在病程的 2～3 周出现，主要有急性肾炎、风湿热等。

1. 潜伏期　1～7 天，通常为 2～3 天。

2. 前驱期　一般不超过 24 小时，少数可达 2 天。多为持续性发热起病，热度高低不等，伴头痛、恶心、呕吐、咽痛等症状。体温一般 5～7 天降至正常，用抗生素后 24 小时即可恢复正常；检查可见咽部和扁桃体红肿，有脓性分泌物，伴颈部及颌下淋巴结肿大，有压痛。

3. 出疹期　皮疹多在发热后 1～2 天出现。自耳后、颈部开始，迅速扩展到胸、背、腹及上肢，最后到下肢，24 小时波及全身。皮疹特点如下。①皮肤弥漫性充血，其上出现分布均匀的针尖大小的丘疹，疹间无正常皮肤，伴有痒感，扪之粗糙，用手按压红色可暂时消退数秒，出现苍白手印，称为贫血性皮肤划痕，是猩红热特征之一。②皮疹在腋窝、肘窝、腹股沟等皮肤皱褶处，皮疹密集成线，因皮肤摩擦有皮下出血点形成，压之不褪色，称帕氏线。③面部潮红，有少量皮疹，但口唇周围无皮疹，呈苍白，称为口周苍白圈。④病初舌被白苔覆

> **考点提示**
>
> 　　猩红热皮疹特点。

盖，2～3 天后白苔由边缘开始脱落，舌面光滑呈绛红色，舌乳头红肿明显，突出于舌面上，称"杨梅舌"。

4. 恢复期 体温降至正常，一般情况好转。皮疹于 3～5 天后颜色转暗，按出疹时顺序消退。病后 1 周末开始糠皮样脱屑，重者手足可大片脱皮，呈手套、袜套状。无色素沉着。

（三）心理社会状况

由于猩红热皮疹明显，发热等症状重，患儿常有焦虑、烦躁不安，应注意评估患儿及家长的心理状况及应对方式。

（四）辅助检查

1. 血常规检查 白细胞计数增高，可达（10～20）×10^9/L，中性粒细胞占 80% 以上。

2. 血清学检查 用免疫荧光法检测咽拭子涂片快速诊断。

3. 病原学检查 咽拭子或其他病灶分泌物培养可得到乙型溶血性链球菌。

【治疗要点】

1. 一般治疗 做好隔离工作，避免传染其他人。供给充分的营养和热量。发热、咽痛的患儿给予流质或半流质饮食。高热患儿给予物理降温或遵医嘱给予药物降温。

2. 抗菌治疗 尽早使用抗生素，可预防并发症发生。青霉素是治疗的首选药物，青霉素进入体内，可迅速杀灭病原菌，小儿每日每千克体重 1 万～5 万 U，分 2 次肌内注射，7～10 天。严重感染者，给予青霉素每日每千克体重 10 万～20 万 U 静脉滴注。青霉素过敏的患儿改用红霉素，每日剂量为 20～40mg/kg，分次口服，7～10 天。有并发症者，抗生素应用至病灶痊愈为止。

3. 激素治疗 中毒症状重或伴休克症状者，给予肾上腺皮质激素等治疗。

【护理问题】

1. 体温过高 与链球菌感染、毒血症有关。

2. 皮肤完整性受损 与毒素导致皮疹、脱皮有关。

3. 潜在并发症 有发生急性肾小球肾炎、风湿热的危险。

4. 有传播感染的可能 与细菌排出有关。

【护理措施】

1. 维持正常体温 监测体温变化，高热时选择物理降温，如头部冷敷、温水擦浴，忌用冷水或酒精擦浴。必要时遵医嘱使用退热药。室内保持空气流通，温湿度适宜。急性期给予营养丰富、易消化的流质、半流质饮食，多饮水。

2. 保持皮肤完整性 保持皮肤清洁，衣被勤换洗，可用温水清洗皮肤，禁用刺激性强的肥皂水或沐浴液。用温生理盐水或稀释 2～5 倍的复方硼砂含漱液漱口，每天 4～6 次，以避免口腔黏膜损伤。告知患儿尽量避免抓挠皮肤，皮肤瘙痒可涂炉甘石洗剂。剪短患儿指甲，避免抓伤皮肤而感染。脱皮时涂凡士林或液体石蜡，用消毒剪刀修剪，不宜人为剥离。

> 💡 **考点提示**
>
> 猩红热的皮肤护理。

3. 观察病情 注意观察血压变化，如有血压升高、眼睑水肿、尿量减少及血尿等提示并发肾炎；如有皮下结节、心肌炎、环形红斑的表现提示并发急性风湿热。及时报告医生，并配合医生做好相关护理。

> 💡 **考点提示**
>
> 猩红热的隔离时间。

4. 预防感染传播 明确诊断后及时隔离，患儿呼吸道隔离至症状消失后 1 周，最好隔离至连续 3

次咽拭子培养阴性后。接触者隔离观察 7 天。用含氯消毒液消毒患儿的分泌物、排泄物及各种用品。

5. 心理护理 耐心向患儿及家长介绍本病防治知识，解答家长的疑问，关爱、体贴患儿，减轻患儿及家长的担心、焦虑和恐惧心理。

6. 健康指导

（1）积极宣传控制猩红热的知识，明确患儿呼吸道隔离时间，不需住院患儿需在家中做好隔离。易感儿在疾病流行期间避免到公共场所，对密切接触患儿的易感儿童可应用青霉素预防。

（2）指导家长护理患儿，急性期要绝对卧床休息，保证充足的营养，给予清淡的饮食，多饮水。为家长示范皮肤护理方法，避免继发感染。

（3）室内通风换气或用紫外线照射进行消毒，保持室内空气新鲜。患儿的分泌物或污染物要及时消毒。

（4）加强卫生宣教，平时注意个人卫生，勤晒被褥。加强体育锻炼，增强机体免疫力。

PPT

第五节　中毒型细菌性痢疾

情境导入

情境：患儿，男，5 岁。3 天前因突然高热、惊厥 1 次入院。体格检查：体温 39.5℃，面色苍白，四肢厥冷，意识模糊。

思考：1. 最可能的诊断是？临床分型是？

2. 做什么检查能进一步确诊？

细菌性痢疾是痢疾杆菌引起的肠道传染性疾病，中毒型细菌性痢疾是急性细菌性痢疾的危重型，简称毒痢，临床分为休克型、脑型、肺型和混合型。起病急骤，突发高热、嗜睡、反复惊厥，或体温不升，出现循环衰竭和（或）呼吸衰竭，迅速发生休克和昏迷，病死率高。以 2~7 岁体质较好的儿童多见。

【流行病学】

1. 传染源 患者和带菌者是传染源。

2. 传播途径 主要经粪－口途径传播，受污染的食物、玩具等也可传播。苍蝇是传播媒介之一。

3. 易感人群 人群普遍易感，以 2~7 岁体质较好的儿童多见。

4. 发病季节 全年均可发病，主要流行于夏、秋季，7~9月为发病高峰。

> **考点提示**
>
> 中毒型细菌性痢疾的传播途径。

【病因及发病机制】

病原菌为痢疾杆菌，属志贺菌属，为革兰阴性杆菌。痢疾杆菌对外界环境抵抗力较强，耐寒、耐湿，但不耐热和阳光，加热到 60℃时 10 分钟可灭活，对各种化学消毒剂均敏感。

痢疾杆菌经口进入体内，经消化道进入结肠，侵入结肠上皮细胞并生长繁殖，释放大量内毒素和少量外毒素。内毒素是引起

> **考点提示**
>
> 引起中毒型细菌性痢疾的病原体。

全身中毒症状的主要原因，内毒素进入血液循环，机体对其产生一系列强烈反应，致使全身小血管内皮细胞肿胀、血浆渗出、周围组织水肿，可引起周身和（或）脑的急性微循环障碍，产生休克和（或）脑病。外毒素具有细胞毒性（可使肠黏膜细胞坏死）、神经毒性（吸收后产生神经系统表现）和肠毒性（使肠内分泌物增加）。上述病变在脑组织中最为明显，可发生脑水肿甚至脑疝，是中毒型细菌性痢疾死亡的主要原因。

【护理评估】

（一）健康史

了解患儿平时健康状况，有无不洁饮食史、痢疾患者接触史、腹泻史。

（二）身体状况

潜伏期一般为 1～2 天，起病急骤，体温突然升高到 40℃ 以上，常在肠道症状出现前发生惊厥，数小时内可出现严重的全身中毒症状。并发症有呼吸衰竭、心力衰竭、弥散性血管内凝血（DIC）等。临床按其主要症状和体征分为如下四型。

1. 休克型　主要表现为感染性休克，以周围循环衰竭为主，多见于年幼或平素体弱儿。患儿面色苍白、四肢厥冷、脉搏细速、呼吸急促、血压正常或下降，随着病情发展，出现唇指发绀、肢端湿冷、皮肤花纹、血压明显降低或测不出、心音低钝、少尿或无尿，出现不同程度的意识障碍，后期可伴心、肺、肾等多脏器功能障碍。

2. 脑型　以颅内压增高、脑水肿、脑疝和呼吸衰竭为主，多见于年长及平素体格健壮儿。此型大多数患儿无肠道症状而突然起病，早期即出现剧烈的头痛、呕吐、嗜睡、面色苍白、血压增高、心率相对缓慢、肌张力增高、反复惊厥、意识障碍甚至昏迷。严重者出现呼吸节律不整、两侧瞳孔不等大、对光反射迟钝或消失，常因呼吸骤停而死亡。

3. 肺型　以呼吸窘迫综合征（RDS）为主，常由休克型或脑型发展而来，导致肺微循环障碍。患儿表现为突然呼吸加深、加快，呈进行性呼吸困难，直至呼吸停止。病情严重，病死率高。

4. 混合型　同时或先后出现以上两型或三型表现，病情危重，预后最差，病死率很高。

（三）心理社会状况

本病起病急骤、病情危重，患儿就诊时多处于昏迷或休克状态，家长容易出现恐慌。及时了解家长对本病的认知程度，对病情的承受能力，恐惧、焦虑的程度；评估家长对本病的治疗、预后、转归等的了解程度。

（四）辅助检查

1. 血常规检查　周围血白细胞计数和中性粒细胞增高。

2. 便常规检查　大便呈黏液脓血样，镜检可见大量分散的红细胞、成堆脓细胞和巨噬细胞。怀疑为本病但尚未排便者，可用冷盐水灌肠取便，必要时重复进行。

> **考点提示**
>
> 大便培养出痢疾杆菌是确诊最直接的依据。

3. 大便培养　培养出痢疾杆菌，为确诊最直接的依据。

4. 免疫学检查　采用免疫荧光抗体试验检测粪便细菌抗原，有助于早期诊断。

【治疗要点】

积极采取抗感染和对症治疗。

1. 抗感染治疗　为迅速控制感染，选用强力、有效、敏感的抗杆菌药物，如阿米卡星、头孢噻肟钠、头孢曲松钠等，静脉用药。病情好转后改为口服，用药持续 4～7 天，以减少恢复期带菌。

2. 对症治疗 高热时选用物理降温或遵医嘱应用药物降温，必要时可用亚冬眠疗法。反复惊厥者可用地西泮、10%水合氯醛和苯巴比妥钠镇静止惊。

知识链接

亚冬眠疗法

亚冬眠疗法适用于各种原因引起的一般治疗无效的高热、超高热。方法为用氯丙嗪、异丙嗪各0.5～1mg/kg，加入5%～10%葡萄糖2～10ml/kg中静脉滴注，用一次体温不退，可间隔4小时重复，用一次后热退则不必重复。如患儿需保持在安静入睡状态则可每4小时给1次，连续用1～2天。冬眠前须下胃管，冬眠过程中禁食，以防止胃、食管反流物吸入。采用亚冬眠疗法时要加强护理，保持气道通畅，保证充分换气。冬眠前后每10～15分钟准确记录体温、呼吸、心率、血压1次。仔细观察患儿病情变化，如神志、面色、指甲颜色、呼吸及心音变化、肌力、肌张力、出凝血功能等。

3. 防治脑水肿及呼吸衰竭 保持呼吸道通畅，给氧。20%甘露醇静脉注射，每次0.5～1.0g/kg，每6～8小时1次，应用3～5天，或与利尿剂交替使用降低颅内压。必要时用东莨菪碱或酚妥拉明等改善脑微循环，使用呼吸兴奋剂或辅以机械通气等。

4. 防治循环衰竭 迅速扩充血容量，纠正酸中毒，维持水、电解质平衡。及早使用肾上腺皮质激素，对纠正休克、减轻脑水肿均有帮助。

【护理问题】

1. 体温过高 与脓毒血症有关。

2. 组织灌注量改变 与机体高敏状态和微循环障碍有关。

3. 排便异常 腹泻，与肠内痢疾杆菌感染有关。

4. 有传播感染的可能 与病原体排出有关。

5. 潜在并发症 可并发脑水肿、呼吸衰竭。

6. 焦虑 与病情危重有关。

> ☼ **考点提示**
>
> 中毒型细菌性痢疾的护理问题。

【护理措施】

1. 一般护理 保证室内空气流通，温湿度适宜，绝对卧床休息，监测体温变化。能进食者给予营养丰富、易消化的流质或半流质食物，食物宜少渣、不易引起胀气。多饮水，促进毒素的排出。

2. 降低体温 综合使用物理和药物降温，争取在短时间内将体温控制在36～37℃。对持续高热甚至惊厥不止的患儿，可应用亚冬眠疗法，以防高热惊厥致脑缺氧、脑水肿加重。

3. 控制惊厥 惊厥发作时遵医嘱给予镇静药（详见第十三章第四节）。

4. 维持有效血液循环 休克患儿取平卧位、注意保暖，密切监测病情，迅速建立并维持有效的静脉通道。注意调节输液速度，速度过慢休克难以纠正，过快则导致心衰、肺水肿。明显少尿者不宜立即使用肾毒性药物，注意观察药物的不良反应。

> ☼ **考点提示**
>
> 采集大便标本（在使用抗生素前并取脓血部分）送检。

5. 腹泻护理 记录大便次数、性状及量，正确估算水分丢失量作为补液参考。勤换尿布，便后及时清洗，防止臀红发生。及时准确采集大便标本（在使用抗生素前并取脓血部分）送检，对于无大便排出者可用取便器或肛门拭子采集标本。

> ☼ **考点提示**
>
> 中毒型细菌性痢疾患儿隔离的时间。

6. 预防感染传播 患儿采取肠道隔离至临床症状消失后1周

或 3 次粪便培养阴性。要加强患儿粪便、便器及尿布的消毒处理。及时向家长强调隔离消毒的重要性，并具体指导消毒方法，使其自觉配合遵守医院的各项隔离消毒制度。有密切接触者应医学观察 1 周。易感儿在疾病流行期间可口服痢疾减毒活菌苗预防。

7. 密切观察病情　专人监护，密切观察生命体征、神志、面色、瞳孔、呼吸节律、末梢循环的变化。详细观察并记录输入液体量及排泄量（尿量、呕吐量以及大便的量、次数和性状）。及时发现并发症，立即报告医生，并准备好急救物品，以便急救处理。

8. 心理护理　本病发生突然、进展快、病情危重，宜主动向患儿和家长解释病情，给予必要的心理支持，消除紧张和顾虑，配合治疗、充分休息。经常巡视病房，及时解决患儿的问题。保持环境安静，护理患儿时细致、耐心，减轻家长焦虑心理。

9. 健康指导

（1）对家长及患儿进行卫生教育，患儿及家长能说出饮食卫生的重要性，讲究饮食卫生，养成饭前、便后洗手的良好卫生习惯。不喝生水、不食变质食品，提高保健意识，养成良好习惯。

（2）指导家长和患儿学会观察大便的性状、量，以及伴随症状，及时发现病情变化。

（3）指导家长和患儿正确用药，使其自觉遵守、密切配合医疗工作。

（4）及时向患儿家长强调隔离消毒的重要性，患儿要采取肠道隔离至临床症状消失后 1 周或 3 次便培养阴性。尤其要加强患儿粪便、便器及尿布的消毒处理。

（5）餐饮工作者及托幼机构工作人员定期做大便培养，及时发现带菌者。

第六节　结核病

PPT

>>> **情境导入** ///

情境： 患儿，男，10 岁。因"低热、干咳、乏力、食欲减退 1 月余"入院。患儿精神倦怠，1 月余前无明显诱因出现中午后发热，夜间多汗，食欲减退，咳嗽、无痰，活动后气促。患儿未接种卡介苗，妈妈为主要照顾者，为肺结核患者。

体格检查： T 38.0℃，P 84 次/分，R 20 次/分，BP 92/60mmHg。

辅助检查： 结核菌素试验阳性。

思考： 1. 该患儿最可能的临床诊断及诊断依据是什么？

2. 如何对该患儿做好消毒隔离工作？

一、概述

结核病（tuberculosis）是结核分枝杆菌引起的慢性感染性疾病。各脏器均可受累，但以肺结核最常见。近年来，结核病的发病率有上升趋势。多药耐药性结核菌株（MDR－TB）的产生，已成为防治结核病的严重问题。

【流行病学】

1. 传染源　开放性肺结核患者是主要传染源，正规化疗 2～4 周后，随着痰菌排量减少而传染性降低。

2. 传播途径　呼吸道为主要传播途径，小儿吸入带结核分枝杆菌的飞沫或尘埃后即可引起感染，形成肺部原发病灶。少数经消化道感染者，产生咽部或肠道原发病灶；经皮肤或胎盘感染者少见。

3. 易感人群 生活贫困、居住拥挤、营养不良、社会经济落后等是结核病高发的原因。新生儿对结核分枝杆菌非常易感。儿童发病与否主要取决于以下因素。①结核分枝杆菌的毒力及数量。②机体抵抗力的强弱：麻疹、百日咳、白血病、淋巴瘤或获得性免疫缺陷综合征等患儿由于免疫功能受抑制和接受免疫抑制剂治疗尤其好发结核病。③遗传因素：与本病的发生有一定关系。单卵双胎儿结核病的一致性明显高于双卵双胎儿；亚洲人种（主要为菲律宾）发病率最高，白种人最低；身材瘦长者较矮胖者易感。另外，经研究发现组织相容性抗原（HLA）与结核病密切相关，特别是有HLA - BW35 抗原者发生结核病的危险性比一般小儿高 7 倍。

【病因及发病机制】

结核分枝杆菌属于分枝杆菌属，具有抗酸性，为需氧菌，革兰染色阳性，抗酸染色呈红色。结核分枝杆菌可分为 4 型：人型、牛型、鸟型和鼠型，对人类致病的主要为人型和牛型，其中人型是人类结核病的主要病原体。

小儿初次接触结核分枝杆菌后是否发展为结核病，主要与机体的免疫力、细菌的毒力和数量有关，尤其与细胞免疫力强弱相关。机体在感染结核分枝杆菌后，在产生免疫力的同时，也发生变态反应，均为致敏 T 淋巴细胞介导，是同一细胞免疫过程的两种不同表现。

> 考点提示
> 结核分枝杆菌初次侵入人体产生细胞免疫和变态反应的时间。

结核分枝杆菌初次侵入人体，4～8 周后产生细胞免疫，通过细胞免疫应答，T 淋巴细胞致敏。若再次接触结核分枝杆菌或代谢产物时，致敏的淋巴细胞释放一系细胞因子，激活巨噬细胞，吞噬或杀灭结核分枝杆菌。当细菌量少而组织敏感性高时，形成肉芽肿；细菌量多而组织敏感性高时，则形成干酪样改变；细菌量多而组织敏感性低时，可出现感染播散和局部组织坏死。

感染结核分枝杆菌后机体可获得免疫力，90% 可终身不发病；5% 因免疫力低下当即发病，即为原发性肺结核；另 5% 仅于日后机体免疫力降低时才发病，称为继发性肺结核，是成人肺结核的主要类型。

【辅助检查】

1. 结核菌素试验 小儿感染结核分枝杆菌 4～8 周后，结核菌素试验呈阳性反应。结核菌素反应属于迟发型变态反应。

（1）方法 常用结核菌素纯蛋白衍生物（PPD）制品（每 0.5ml 含 5 个结核菌素单位），在左前臂掌侧面中下 1/3 交界处皮内注射，形成直径 6～10mm 的皮丘。

> 考点提示
> 结核菌素试验观察反应结果的时间。

（2）结果判断 48～72 小时观察反应结果，以局部硬结毫米数（先写横径，后写纵径）来判断反应程度。硬结平均直径不足 5mm 为阴性，5～9mm 为阳性（＋）；10～19mm 为中度阳性（＋＋），≥20mm 为强阳性（＋＋＋），局部除硬结外，还有水疱、破溃、淋巴管炎及双圈反应等为极强阳性反应（＋＋＋＋）。目前，临床在硬结处做 B 超，厚度超过 5mm 为阳性。

若患儿结核变态反应强烈，如患疱疹性结膜炎、结节性红斑或一过性多发性结核过敏性关节炎等，宜用 1 个结核菌素单位的 PPD 试验，以防局部过度反应及可能的病灶反应。

（3）临床意义 阳性反应见于以下几种情况。①接种卡介苗后。②年长儿无明显临床症状仅呈一般阳性反应，表示曾感染过结核分枝杆菌。③婴幼儿尤其是未接种卡介苗者，阳性反应多表示体内有新的结核病灶。年龄愈小，活动性结核可能性愈大。④强阳性

>  考点提示
> 结核菌素试验的临床意义。

反应，表示体内有活动性结核病。⑤由阴性反应转为阳性反应，或反应强度由原来小于10mm增至大于10mm，且增幅超过6mm时，表示新近有感染。接种卡介苗后与自然感染阳性反应的主要区别见表17-1。此外，非结核分枝杆菌感染也可致PPD皮试阳性。

表 17-1 接种卡介苗与自然感染阳性反应的主要区别

	接种卡介苗后	自然感染
硬结直径	多为 5~9mm	多为 10~15mm
硬结颜色	浅红	深红
硬结质地	较软、边缘不整	较硬、边缘清楚
阳性反应持续时间	较短，2~3 天即消失	较长，可达 7~10 天以上
阳性反应的变化	有较明显的逐年减弱倾向，一般于 3~5 年内逐渐消失	短时间内反应无减弱倾向，可持续若干年，甚至终身

阴性反应见于以下几种情况。①未感染过结核分枝杆菌。②结核迟发性变态反应前期（初次感染后 4~8 周内）。③假阴性反应，为机体免疫功能低下或受抑制所致，如部分危重结核病；急性传染性疾病如麻疹、水痘、风疹、百日咳等；体质极度衰弱者如重度营养不良、重度脱水、重度水肿等，应用糖皮质激素或其他免疫抑制剂治疗时；原发或继发免疫缺陷病。④技术误差或结核菌素失效。

2. 实验室检查

（1）结核分枝杆菌检查　从痰、胃液（婴幼儿可抽取空腹胃液）、脑脊液、浆膜腔液中找到结核分枝杆菌是重要的确诊手段。

（2）免疫学及分子生物学检查　①酶联免疫吸附试验（ELISA）：用于检测结核患者血清、浆膜腔液、脑脊液等的抗结核分枝杆菌抗体。②分子生物学检测：如核酸杂交、聚合酶链反应（PCR）能快速检测标本中结核分枝杆菌核酸物质。

（3）红细胞沉降率　多增快，反映结核病的活动性。

3. 影像学检查

（1）X 线检查　除拍摄正前位胸片外，还应拍摄侧位片。可检出结核病灶的范围、性质、类型、活动或进展情况。重复检查有助于结核与非结核病的鉴别，亦可观察治疗效果。

（2）CT 检查　胸部 CT 检查对肺结核的诊断及鉴别诊断很有意义，有利于发现隐蔽区病灶。特别是高分辨薄切 CT 可显示早期（2 周内）粟粒性肺结核和≥4mm 的肺门纵隔淋巴结。淋巴结的钙化显示率也高于 X 线检查。

4. 其他

（1）纤维支气管镜检查　有助于支气管内膜结核及支气管淋巴结结核的诊断。

（2）周围淋巴结穿刺液涂片检查　可发现特异性结核改变，如结核结节或干酪性坏死，有助于结核病的诊断和鉴别诊断。

（3）肺穿刺活体组织检查或胸腔镜取肺活体组织检查　为病理和病原学检查，对特殊疑难病例确诊有帮助。

【治疗要点】

1. 一般治疗　注意营养，选择富含蛋白质和维生素的食物。有明显结核中毒症状及高度衰弱者应卧床休息。居住环境应阳光充足，空气流通。预防麻疹、百日咳等传染性疾病。一般原发型结核病可在门诊治疗，但要填报疫情，治疗过程中应定期复查随诊。

2. 抗结核药物治疗

（1）治疗目的　杀灭病灶中的结核分枝杆菌，防止血行播散。

（2）治疗原则　早期治疗、适宜剂量、联合用药、规律用药、坚持全程、分段治疗。

（3）常用药物使用方法　目前常用的抗结核药物可分为两类。①杀菌药物：包括全杀菌药，如异烟肼（isoniazid，INH 或 H）和利福平（rifampin，RFP 或 R），以及半杀菌药，如链霉素（streptomycin，SM 或 S）和吡嗪酰胺（pyrazinamide，PZA 或 Z）。②抑菌药物：常用乙胺丁醇（ethambutol，EMB 或 E）及乙硫异烟胺（ethionamide，ETH）。

针对耐药菌株的新型抗结核药可分为三类。①老药的复合剂型：如利福平和异烟肼合剂（rifamate）（内含 INH 150mg 和 RFP 300mg）、卫非特（rifater）（内含 INH、RFP 和 PZA）等。②老药的衍生物：如利福喷汀（rifapentine）。③新的化学制剂：如帕司烟肼（dipasic）。

小儿抗结核药物使用方法见表 17 - 2。

表 17 - 2　小儿抗结核药物使用方法

药物名称	剂量	给药途径	主要不良反应
异烟肼	10mg（≤300mg/d）	口服（可肌内注射、静脉滴注）	肝毒性，末梢神经炎，过敏，皮疹和发热
利福平	10mg（≤450mg/d）	口服	肝毒性，恶心、呕吐和流感样症状
链霉素	20～30mg（≤0.75g/d）	肌内注射	第Ⅷ对脑神经损害，肾毒性，过敏，皮疹和发热
吡嗪酰胺	20～30mg（≤0.75g/d）	口服	肝毒性，高尿酸血症，关节痛，过敏和发热
乙胺丁醇	15～25mg	口服	皮疹，视神经炎
乙硫异烟胺、丙硫异烟胺	10～15mg	口服	胃肠道反应，肝毒性，末梢神经炎，过敏，皮疹，发热
卡那霉素	15～20mg	肌内注射	肾毒性，第Ⅷ对脑神经损害
对氨柳酸	150～200mg	口服	胃肠道反应，肝毒性，过敏，皮疹和发热

（4）治疗方案　包括以下几种。

1）标准疗法　一般用于无明显自觉症状的原发型肺结核。每日服用 INH、RFP 和（或）EMB，疗程 9～12 个月。

2）两阶段疗法　用于活动性原发型肺结核、急性粟粒性结核病及结核性脑膜炎。①强化治疗阶段：联用 3～4 种杀菌药物。目的在于迅速杀灭敏感菌及生长繁殖活跃的细菌与代谢低下的细菌，防止或减少耐药菌株的产生，为化疗的关键阶段。长程疗法时此阶段一般需 3～4 个月，短程疗法时一般为 2 个月。②巩固治疗阶段：联用 2 种抗结核药物，目的在于杀灭持续存在的细菌以巩固疗效，防止复发。长程疗法时此阶段可长达 12～18 个月，短程疗法时一般为 4 个月。

3）短程疗法　为结核病现代疗法的重大进展，直接监督下服药与短程疗法是世界卫生组织治愈结核病的重要策略。短程疗法的作用机制是快速杀灭机体内处于不同繁殖速度的细胞内、外结核分枝杆菌，使痰菌早期转阴并持久阴性，且病变吸收消散快，远期复发少。可选用以下几种 6～9 个月短程治疗方案：2HRZ/4HR（数字为月数，以下同）、2SHRZ/4HR、2EHRZ/4HR。若无 PZA 则将疗程延长至 9 个月。

二、原发性肺结核

原发性肺结核是结核分枝杆菌初次侵入人体后发生的原发感染，为小儿肺结核的主要类型。包括原发综合征与支气管淋巴结结核，两者除 X 线表现不同外，临床上难以区别，故两者常并为一型，统称原发性肺结核。此病一般预后良好，严重病例可继续

> 🔆 **考点提示**
>
> 　原发性肺结核是小儿肺结核的主要类型。

发展，引起血行播散，导致干酪性肺炎、粟粒性结核和结核性脑膜炎，使死亡率升高。

【流行病学】

1. 传染源 结核病患者是传染源，主要是开放性肺结核患者。

2. 传播途径 主要通过呼吸道传播，少数也可经消化道传播，经皮肤或胎盘传染者较少。

3. 易感人群 0～14 岁小儿结核平均感染率为 9.0%。

【病因及发病机制】

病原体为结核分枝杆菌，我国儿童结核病大多数为人型结核分枝杆菌引起。

☀ 考点提示

开放性肺结核患者是主要传染源。

知识链接

结核分枝杆菌的生物特性

结核分枝杆菌含有蛋白质、类脂质和多糖体。结核分枝杆菌蛋白质能使机体致敏，发生变态反应而致病。类脂质对细菌具有保护性，因此其对酸、碱、消毒剂的耐受力较强，冷冻 1 年半仍保持活力；但其对湿热敏感，在干热 100℃ 条件下，20 分钟可灭活，湿热 65℃ 条件下 30 分钟即可灭活；痰液内结核分枝杆菌用 5% 苯酚或 20% 漂白粉须经 24 小时处理才能杀灭。

原发综合征由肺部原发病灶、支气管淋巴结病灶和与两者相连的淋巴管炎组成。支气管淋巴结结核以胸腔内肿大的淋巴结为主，查不出肺部原发病灶和淋巴管炎。临床上以后者多见。肺部原发病灶多位于胸膜下、肺上叶底部和肺下叶的上部，右侧较为多见。其基本的病变为渗出、增生、坏死。渗出性病变以炎症细胞、单核细胞以及纤维蛋白为主要成分；增生改变以结核结节和结核性肉芽肿为主；坏死的特征性改变为干酪样病变。结核性炎症的主要特征为上皮样细胞结节和朗格汉斯细胞浸润。

【护理评估】

（一）健康史

详细询问患儿家中有无肺结核患者，有无开放性肺结核患者的密切接触史，了解患儿卡介苗的接种史，有无疱疹性结膜炎、结节性红斑等结核过敏史。了解既往麻疹、百日咳等急性传染性疾病史，有无营养不良、过度疲劳，有无糖皮质激素或其他免疫抑制剂长期应用史。询问患儿的生活营养状况和居住环境。

（二）身体状况

1. 症状 原发性肺结核一般起病缓慢，症状轻重不一。轻者可无任何症状，仅在体检时才发现。可有低热、干咳、食欲缺乏、疲劳、盗汗等中毒症状，多见于年长儿。重者或婴幼儿可急性起病，高热，体温 39～40℃，但一般情况尚可，持续 2～3 周转为低热，并伴有轻咳、盗汗、乏力、食欲缺乏、消瘦等结核中毒症状，婴儿可表现为体重不增、生长发育障碍。部分患儿出现结核变态反应表现（疱疹性结膜炎、皮肤结节性红斑、关节炎等）。胸内肿大淋巴结压迫气管支气管分叉处，会出现百日咳样痉挛性咳嗽、喘鸣、肺气肿、肺不张等。

2. 体征 可见周围淋巴结不同程度肿大，而肺部体征不明显，与肺内病变不一致。婴儿可伴有肝脾大。

（三）心理社会状况

了解家长对本病的病情、检查、隔离、治疗、预后及护理知识的认知程度。了解患儿及家长的心理状态，患儿是否因治疗时间长、学习中断而产生焦虑情绪，评估家长因预后或本病的传染性而产生的担忧、焦虑、恐惧心理。

（四）辅助检查

1. 结核菌素试验 呈强阳性或由阴性转为阳性。

2. 胸部 X 线检查 是诊断肺结核的重要方法。要同时拍摄正、侧位胸片。

（1）原发综合征 X 线胸片表现为原发病灶、淋巴管炎和肺门淋巴结炎组成的哑铃形双极影（现典型的哑铃形双极影已少见）。

（2）支气管淋巴结结核 在儿童原发型肺结核 X 线胸片中最为常见，呈炎症型、结节型和微小型阴影改变。

3. 结核分枝杆菌检查 是确诊的重要手段。从痰、胃液、脑脊液或浆膜腔液中找结核分枝杆菌。

4. CT 检查 对疑似肺结核但胸部 X 线检查无异常病例，有利于发现隐蔽区病灶。

5. 红细胞沉降率 增快反映结核病的活动性增强。

> 💡 **考点提示**
>
> 结核分枝杆菌检查是确诊结核病的重要手段。

【治疗要点】

主要应用抗结核药物治疗。用药原则是早期治疗、适宜剂量、联合用药、规律用药、坚持全程、分段治疗。为有效地控制结核分枝杆菌生长繁殖，直至完全杀死达到持久治愈。小儿结核病需要较长时期的抗结核治疗。

1. 一般治疗 加强营养，选用富含蛋白质、维生素的食物。注意休息，中毒症状明显者或极度衰弱者宜卧床休息。预防麻疹、百日咳等传染性疾病。

> 💡 **考点提示**
>
> 治疗结核病的常用药物。

2. 抗结核治疗

（1）无明显症状的原发性肺结核 每日服用 INH、RFP 和（或）EMB，疗程 9～12 个月。

（2）活动性原发性肺结核 ①强化治疗阶段：联合应用 3～4 种杀菌药物，如 INH、RFP、PZA 或 SM，迅速杀灭敏感菌，防止或减少耐药菌株产生，需 3～4 个月，短程疗法为 2～3 个月。②巩固治疗阶段：联合应用 2 种抗结核药物，以杀灭持续存在的细菌，巩固维持治疗。长程疗法为 12～18 个月，短程疗法为 4 个月。常用方案为 2HRZ/4HR。

【护理问题】

1. 营养失调：低于机体需要量 与食欲缺乏、疾病消耗过多有关。

2. 活动无耐力 与结核中毒症状有关。

3. 有传播感染的可能 与呼吸道排出结核分枝杆菌有关。

4. 潜在并发症 使用抗结核药物可出现副作用。

5. 知识缺乏 家长及患儿缺乏隔离及服药的知识。

【护理措施】

1. 保证营养供给 肺结核是一种高消耗性疾病，加强营养尤为重要。供给高能量、高蛋白、高维生素、富含钙质的饮食，如牛奶、鸡蛋、鱼、瘦肉、新鲜的水果和蔬菜等。注意食品的调剂，增强患儿食欲。鼓励患儿进食，并宣传营养对疾病恢复的重要性。

2. 建立合理生活制度 注意呼吸道隔离，防止传染，病室每天要进行空气消毒。保持室内空气流通、阳光充足，定时通风换气；环境要清洁、舒适、安静；患儿容易出汗，尤其夜间，应勤沐浴、勤换衣，保持皮肤清洁干燥。由于机体消耗增加，容易疲劳，患儿应注意休息。重症患儿要绝对卧床休息，其他患儿可适当活动，以增加机体抵抗力。积极防治各种传染性疾病，避免受凉引起上呼吸道感染，以防止病情恶化。

3. 观察药物不良反应 抗结核药物多有胃肠道反应，要注意观察患儿食欲的变化。有些药物具有肝、肾毒性，须定期检查肝功能、肾功能及尿常规等，以便及时发现肝、肾损伤。使用链霉素的患儿，要密切观察有无听神经损害，发现异常及时报告医生，并协助处理。

> 💡 **考点提示**
>
> 抗结核药物的不良反应。

4. 预防感染传播 肺结核活动期的患儿需要进行呼吸道隔离，对患儿的分泌物、餐具等进行消毒。避免与其他传染性疾病、开放性结核病患者接触，以免加重病情。对原发性肺结核要早诊断、早治疗、合理治疗。

> 💡 **考点提示**
>
> 预防肺结核流行的措施。

5. 观察病情 密切观察体温、呼吸、脉搏及神志变化，并准确记录。注意观察咳嗽的性质、咽部有无充血化脓等变化。如出现烦躁、头痛、呕吐、嗜睡、惊厥等脑膜炎症状，应立即通知医生，及时处理。

6. 对症护理 高热患儿给予物理降温或遵医嘱使用药物降温。对呼吸气促、喘憋、发绀、呼吸困难的患儿，要保持呼吸道通畅，必要时应给予吸氧、吸痰等。定时翻身拍背，有利于痰液排出。

7. 心理护理 结核病病程长，治疗时间也长，且治疗时常需远离家属，给患儿带来较大的影响。要对患儿关怀体贴，操作动作轻柔，及时解除患儿痛苦。耐心解答家长的问询，给予家长心理上的支持，使其克服焦虑心理，密切配合治疗、护理。

8. 健康教育

（1）向家长及患儿说明结核病的特点、药物治疗及护理的注意事项。积极防治各种急性传染性疾病，防治佝偻病。最有效的预防措施是接种卡介苗。

（2）指导家长做好患儿的日常护理、饮食护理、消毒隔离及预防各种传染性疾病。最好让患儿独居一室，室内保持通风换气。注意餐具、玩具、痰具、便盆的消毒，被褥、书籍、玩具在阳光下暴晒6小时以上。注意劳逸结合，加强营养，外出时要戴口罩。

（3）告知家长治疗结核病的药物有可能出现的不良反应，指导家长观察患儿的变化，如出现异常，及时就诊。强调坚持规律、全程、合理用药的重要性，避免擅自停药。

（4）定期复查，及时调整治疗方案。

三、结核性脑膜炎

▷▷ **情境导入** ◁◁

情境：患儿，男，2岁，因咳嗽、发热10天、头痛、呕吐3天入院。10天前，无明显诱因出现咳嗽、发热，伴有消瘦、乏力、盗汗，曾不规则服用多种抗生素，治疗无效。3天前出现头痛，呕吐呈喷射状。体格检查：体温38.5℃，神志清，精神萎靡，营养差，颈抵抗（＋），双肺呼吸音粗，心脏无异常，脑膜刺激征阳性。胸部X线摄片：肺门淋巴结核。

思考：1. 该患儿还需做什么检查明确诊断？

2. 该患儿护理问题有哪些？

3. 说出该患儿的健康教育内容。

结核性脑膜炎简称结脑，是结核分枝杆菌侵犯脑膜引起的炎症，常为全身性粟粒性结核的一部分，通过血行播散而来，是小儿结核病中最严重的类型。常在结核原发感染后1年内发生，尤其是3~6个月时最易发生，病死率及后遗症发生率均较高。由于卡介苗的广泛接种及结核病防治工作的开展，其发病率已明显减少。一年四季均可发病，但以冬春季为多。

【病因及发病机制】

结核分枝杆菌侵入淋巴系统进入局部淋巴结，细菌经血行播散进入脑膜和脑实质，并在此复制。当宿主免疫功能降低时，病灶内的结核分枝杆菌激活，侵入蛛网膜下隙，随脑脊液播散，经数天至数周可引起结核性脑膜炎。

脑膜出现结核性炎症反应，大量炎性渗出物因重力作用积聚于脑底部，包围挤压脑神经而引起损伤，临床上会出现神经障碍的症状；脑底部渗出物如果发生机化、粘连、堵塞，脑脊液循环受阻，可导致脑积水；炎症也可累及脑干、脊髓、神经根，导致截瘫或盆腔功能障碍；脑部血管病变为动脉炎，后期出现栓塞性动脉内膜炎，引起组织缺血、梗死、软化，导致偏瘫。

【护理评估】

（一）健康史

了解患儿有无原发性结核病或粟粒性结核病的病史，了解卡介苗接种史，近期是否患过麻疹、百日咳、水痘等急性传染性疾病。

（二）身体状况

多慢性起病，婴儿可以骤起高热或以惊厥起病。结核性脑膜炎临床分3期，根据患儿病情所处时期，评估患儿症状、体征等。

1. 早期（前驱期）　1~2周。主要发生性格改变，表现为精神呆滞、对周围事物不感兴趣、烦躁好哭、少言懒动、易倦易激惹，伴有低热、盗汗、畏食、消瘦、便秘等。年长儿可诉头痛。

2. 中期（脑膜刺激期）　1~2周。主要表现为颅内压增高，如持续性头痛、喷射性呕吐、感觉过敏、两眼凝视、嗜睡或惊厥及脑膜刺激征阳性，也可出现面神经、动眼神经与外展神经瘫痪。婴儿可表现为前囟隆起、颅缝裂开。眼底检查可见视神经盘水肿、脉络膜粟粒状结核结节等。

3. 晚期（昏迷期）　1~3周。上述症状加重，并且由意识模糊逐渐进入半昏迷、昏迷状态，痉挛性或强直性惊厥频繁发作，伴极度消瘦，常出现水、电解质代谢紊乱。最终因颅内压急剧增高发生脑疝死亡。

（三）心理社会状况

本病病情严重、预后不良，住院时间长，需长期治疗，费用高。了解患儿家长对本病病情、治疗、预后的认识程度。注意评估家长有无担忧、焦虑、恐惧的心理反应。评估家庭的经济承受能力及社会支持系统，少数家长由于经济、预后差等原因会做出弃婴的行为，引发社会问题。

（四）辅助检查

1. 脑脊液检查　对本病的诊断极为重要。脑脊液压力增高，外观透明或呈毛玻璃状，可呈黄色。白细胞计数增高，为（50~500）×10^6/L，以淋巴细胞占多数；蛋白含量增高，糖、氯化物含量减少（典型改变），脑脊液静置12~24小时后，可见网状薄膜，取之涂片可查到结核分枝杆菌。脑脊液结核分枝杆菌培养阳性可确诊。

> ☀ **考点提示**
>
> 结核性脑膜炎脑脊液的改变。

2. 胸部X线检查　80%~90%有原发性肺结核X线胸片改变。

3. 结核菌素试验 早期呈阳性对诊断有帮助，晚期可呈假阴性。

4. 眼底 脉络膜边缘可有粟粒状结节病变。

【治疗要点】

一是抗结核治疗，早期、规律、联合、适量、全程、分段应用抗结核药；二是降低颅内压（脱水剂、利尿剂或手术），并做好对症治疗等。

1. 抗结核治疗

（1）强化治疗 联合应用易透过血 – 脑屏障的抗结核药物，如 INH、RFP、PZA、SM，疗程 3 ~ 4 个月。

（2）巩固治疗 继续用 INH、RFP 或 EMB 9 ~ 12 个月。

抗结核治疗疗程不少于 12 个月，或到脑脊液恢复正常后再治疗 6 个月。

> **考点提示**
>
> 结核性脑膜炎的疗程。

2. 降低颅内压

（1）脱水剂 用 20% 甘露醇，每次 0.5 ~ 1g/kg，30 分钟内滴入，4 ~ 6 小时 1 次。脑疝时可每次 2g/kg。

（2）利尿剂 7 ~ 10 天停用甘露醇，此前 1 ~ 2 天加用乙酰唑胺口服，以减少脑脊液生成。根据颅内压情况，可服用 1 ~ 3 个月或更长。

（3）其他 发生急性脑水肿而其他降低颅内压方法无效或有脑疝形成时，可采用侧脑室穿刺引流；颅内压难以控制或脑脊液蛋白量过高时，可采用腰椎穿刺减压和鞘内药物注射。

3. 糖皮质激素治疗 早期应用糖皮质激素可减轻炎症反应，降低颅内压，减少粘连，防止或减少脑积水的产生。一般使用泼尼松，每天 1 ~ 2mg/kg，1 个月后逐渐减量，疗程 8 ~ 12 周。

4. 对症治疗 惊厥的患儿给予止惊药，积极纠正水、电解质紊乱等。

5. 随访观察 停药后随访观察 3 ~ 5 年，凡临床症状消失、脑脊液正常、疗程结束后 2 年无复发者，方可认为治愈。

【护理问题】

1. 存在潜在并发症 可并发颅内高压症，水、电解质紊乱等。

2. 营养失调：低于机体需要量 与呕吐、摄入不足及疾病消耗有关。

3. 有皮肤完整性受损的危险 与长期卧床、排泄物刺激有关。

4. 有传播感染的可能 与排出结核分枝杆菌有关。

5. 焦虑 与病情重、病程长、后遗症发生率高有关。

【护理目标】

1. 患儿不出现颅内高压症，水、电解质紊乱等。

2. 患儿能摄入一定的营养素和能量，体重无减轻。

3. 患儿不出现皮肤完整性受损。

4. 不出现疾病传播感染。

5. 患儿恢复心理健康，焦虑减轻或消失。

【护理措施】

1. 维持生命体征，避免颅内压增高 保持患儿安静，头部处于正中位。护理动作要轻柔，不可猛力转动患儿头部和翻身，抬高床头 30°左右。密切观察患儿神志、瞳孔大小、体温、呼吸节律、脉搏、血压及尿量的变化，及时发现颅内压增高或脑疝，立即报告医生并积极配合抢救。如患儿有颅内高压，遵医嘱使用脱水剂、利尿剂、肾上腺皮质激素等，注意液体的滴速。使用甘露醇时，若有结晶可将药瓶放入热水中浸泡，待结晶消失后再用，注意不可与其他药液混合静脉滴注。有惊厥者，避免一切不必要的刺激，保持呼吸道通畅。疑有脑疝者宜平卧。遵医嘱应用止惊药等。配合做好腰椎穿刺术或侧脑室引流术，以降低颅内压，做好术后护理。定期复查脑脊液。

2. 饮食护理 改善患儿营养状况，应给予高热量、高蛋白质及高维生素的流质或半流质，保证机体营养以增强机体抵抗力；昏迷不能吞咽的患儿，可遵医嘱进行鼻饲或静脉高营养，鼻饲速度不宜过快，压力不宜过大，防止引起呕吐；必要时遵医嘱输新鲜全血或血浆，以维持水、电解质、酸碱平衡。

3. 用药护理 遵医嘱合理使用抗结核药物，控制颅内感染，但要注意药物的不良反应。

知识链接

常用抗结核药物

临床上常用的抗结核药物有异烟肼、利福平、吡嗪酰胺和乙硫异烟胺。异烟肼主要在肝内代谢，可引起肝细胞损害、转氨酶升高等；利福平也主要在肝中代谢，如果两药合用，肝毒性更大；吡嗪酰胺的主要不良反应是肝损害、转氨酶升高等；乙硫异烟胺的不良反应以胃肠道反应最常见，但也容易损害肝，导致转氨酶升高等。因此抗结核治疗的患儿，需每月检查 1 次肝功能。

4. 保持皮肤、黏膜的完整性 保持床单清洁、干燥、平整，大小便后及时更换尿布，清洗会阴、臀部，防止压疮和继发感染。呕吐者要做好口腔护理，每天清洁 2~3 次，呕吐后及时清理颈部、耳部残留的呕吐物。昏迷及瘫痪患儿，每 2 小时翻身、拍背 1 次，防止压疮和坠积性肺炎；骨突出部位可垫软垫，防止压疮发生。昏迷眼不能闭合患儿，用盐水纱布覆盖，并涂以消毒眼膏保护角膜。

5. 消毒隔离 因大部分患儿伴有肺部结核病灶，应采取呼吸道隔离。病房要每天进行紫外线消毒，餐具、玩具要严格消毒处理，痰液、呕吐物及排泄物，用 5% 苯酚或 20% 漂白粉严格处理。

6. 心理护理 结核性脑膜炎病情严重、预后差，住院时间长、治疗费用高，疾病和治疗给患儿带来很大痛苦。根据患儿及家长存在的心理问题，应耐心解答本病有关知识，提供优质服务，缓解家长的担忧、焦虑、恐惧心理。护理过程中要处处关心体贴患儿，态度和蔼，动作轻柔，及时解除患儿不适。增加医患双方的信任感，增强患儿战胜疾病的信心，积极配合治疗和护理工作。

7. 健康指导

（1）大力宣传结核病的防治知识，有针对性地进行卫生知识宣教。

（2）嘱患儿及家长要有长期治疗的心理准备。坚持按医嘱全程、合理应用抗结核药，并注意观察药物不良反应。定期门诊复查。说明结核病复发的时间多在停药后 2~3 年，复发的危险因素有营养不良、使用免疫抑制剂等。

（3）为患儿制订合理的作息制度，保证休息，适当进行户外活动。加强患儿的营养供给，增强机体的抵抗力。

（4）避免与开放性结核患者接触，以防重复感染，加重病情。积极预防、治疗各种急性传染性疾病。

（5）对留有肢体瘫痪后遗症的患儿，指导家长帮助患肢进行被动活动，也可以进行理疗、按摩、针灸等治疗，帮助肢体功能恢复，防止肌肉萎缩。对留有失语和智力低下者，应进行语言功能训练等。

【护理评价】

1. 患儿是否出现颅内高压症，水、电解质紊乱等并发症，出现后是否得到及时处理。

2. 患儿能否摄入一定的营养素和能量，体重有无减轻。

3. 患儿皮肤是否具有完整性。

4. 是否出现传播感染。

5. 患儿是否恢复心理健康，焦虑有无减轻或消失。

第七节 手足口病 e微课

PPT

情境：患儿，男，3 岁，体温 38.0℃。手掌、足底可见大小不等的斑丘疹，口腔黏膜充血，可见米粒大小的红色疱疹。

思考：1. 患儿最有可能的诊断是什么？

2. 患儿主要的护理问题有哪些？

手足口病（hand，foot and mouth disease，HFMD）是肠道病毒引起的急性传染性疾病。临床以手、足、口腔、臀等部位的斑丘疹、疱疹或溃疡为表现特征。少数患儿可出现心肌炎、脑炎、肺水肿等严重表现，致死原因主要为脑干脑炎及神经源性肺水肿。

【流行病学】

1. 传染源 人类是已知的人肠道病毒的唯一宿主，患者和隐性感染者为主要传染源。

2. 传播途径 主要为粪 – 口途径传播，其次是飞沫传播或密切接触传播。

3. 易感人群 人群普遍易感，绝大多数为隐性感染。本病多发生于学龄前儿童，尤以 3 岁以下发病率最高。本病流行期间常出现托幼机构暴发流行。

> 🔆 **考点提示**
>
> 手足口病的流行病学。

【病因及发病机制】

引起手足口病的病原体为肠道病毒，为 RNA 病毒，以肠道病毒 71 型、柯萨奇 A 组 16 型多见。各种肠道病毒均对紫外线、高温及一般消毒剂敏感，但能抵抗 70% 乙醇和弱酸。加热至 50℃时，肠道病毒可被迅速灭活。

发病机制目前还不完全清楚。肠道病毒感染人体后，主要在咽部和肠道黏膜或淋巴组织中增殖，由此进入血液循环导致病毒血症，并随血液播散，在皮肤及黏膜、神经系统、呼吸系统、心脏等组织继续复制，引起相应组织和器官发生一系列炎症性病变，出现相应的临床表现。

【护理评估】

（一）健康史

护士应评估患儿发病前有无与手足口病患者的接触史，居住区域是否有手足口病暴发流行。

（二）身体状况

护士应评估患儿的临床类型、起病急缓，有无发热，手、足、口、臀等部位皮疹和口痛表现，有无神经系统症状、呼吸系统症状、循环系统症状等。

1. 潜伏期 手足口病的潜伏期为 2 ~ 10 天，平均为 3 ~ 7 天。

2. 出疹期 根据临床表现，可将手足口病分为轻、重两型。

（1）轻型手足口病 患儿常急性起病，主要表现为发热，手、足、口、臀等部位皮疹和口痛。口腔黏膜疹出现较早，开始为粟粒样斑丘疹或水疱，周围有红晕，舌及两颊、唇齿侧亦常出现。手足等远端部位出现斑丘疹或疱疹，5天左右斑丘疹逐渐变暗，然后消退；疱疹扁平凸起，内有少量浑浊液体。可伴有咳嗽、流涕、食欲缺乏等症状。部分患儿仅表现为皮疹或疱疹性咽峡炎。预后良好，无后遗症。

（2）重型手足口病 少数患儿病情进展迅速，多发生在病程2～5天，病死率10%～25%，死因主要为脑水肿、脑疝、中枢性呼吸衰竭、循环衰竭。

> **考点提示**
>
> 手足口病的临床特点。

1）神经系统症状 患儿表现为精神差、嗜睡、头痛、呕吐、烦躁、肢体无力等，体格检查可见脑膜刺激征。危重病例可表现为频繁抽搐、昏迷、脑水肿和脑疝。

2）呼吸系统症状 患儿表现为呼吸浅快，呼吸节律改变，口唇发绀，咳白色、粉红色或血性泡沫痰，肺部可闻及痰鸣音或湿啰音，严重可发生呼吸衰竭。

3）循环系统症状 患儿表现为出冷汗，皮肤花纹，四肢发凉，指（趾）端发绀，血压升高或下降，心动过速或过缓，脉搏浅速、减弱甚至消失，持续血压降低或休克。

手足口病可随着体温的降低逐渐好转，神经系统受累症状和心肺功能逐渐恢复，少数可遗留神经系统后遗症。

（三）心理社会状况

患儿可因进食困难、皮肤改变和各系统表现、隔离等而出现烦躁、焦虑等情绪。家长因患儿病情变化、担心预后等可出现焦虑、恐惧。护士应评估患儿及家长的心理情况。

（四）辅助检查

1. 血常规检查 患儿的白细胞计数正常或降低，病情危重者白细胞计数可明显升高。

2. 脑脊液检查 患儿的脑脊液外观清亮，压力增高，白细胞计数增多，蛋白含量正常或轻度增多，糖和氯化物含量正常。

3. 血清学检查 肠道病毒特异性 IgM 抗体升高 4 倍以上，具有诊断意义。

> **知识链接**
>
> **手足口病实验室检测方法**
>
> （1）病毒分离培养法 采集患者粪便、肛拭子、咽拭子、咽喉洗液或疱疹液等制成悬液后接种于敏感细胞中进行培养，一般需要 7～14 天。
>
> （2）血清学分析法 常用的包括中和抗体检测法、酶联免疫吸附试验、补体结合试验等。
>
> （3）核酸检测 相较于传统的血清学检测方法具有快速、特异、敏感的优点。目前，常用于 HFMD 病原体鉴定的核酸检测技术主要包括基于聚合酶链反应原理的逆转录聚合酶链反应、实时定量逆转录聚合酶链反应及以核酸杂交技术为基础的基因芯片技术等分子诊断方法。

【治疗要点】

目前，手足口病尚无特异性治疗药物，治疗以对症治疗、加强护理、预防并发症为主。

1. 轻型手足口病 无须住院治疗，家长应注意做好家中隔离，嘱患儿适当休息，做好口腔和皮肤护理。对发热、咳嗽等症状应给予相应处理。

> **考点提示**
>
> 手足口病的治疗要点。

2. 重型手足口病 可使用甘露醇等脱水利尿剂降低颅内压；适当控制液体入量；及时应用血管活性药物，同时给予氧疗和呼吸支持；酌情应用丙种球蛋白、糖皮质激素；根据病情应用呼吸机，进行正压通气或高频通气。有后遗症的患儿应积极进行康复治疗。

【护理问题】

1. 体温过高 与肠道病毒感染有关。

2. 皮肤完整性受损 与病毒感染引起的皮肤损害有关。

3. 潜在并发症 脑膜炎、肺水肿、呼吸衰竭、心力衰竭等。

4. 有传播感染的危险 与病毒播散有关。

【护理措施】

1. 维持体温正常 护士应密切监测患儿的体温变化，体温过高时应进行物理降温或药物降温。护士应保持室内温、湿度适宜，避免患儿衣被过厚，及时帮助其更换汗湿的衣被。护士应鼓励患儿多饮水，以利于散热。

2. 保持皮肤完整性

（1）口腔护理 患儿可因进食口痛而出现拒食、流涎。护士应给予患儿营养丰富、易消化的流质或半流质食物，以减少食物对口腔黏膜的刺激。护士应保持患儿口腔清洁，嘱其进食前后用生理盐水漱口。有口腔溃疡的患儿可涂鱼肝油或金霉素软膏减轻疼痛，促进溃疡面愈合。

> **🔅 考点提示**
>
> 手足口病患儿的皮肤黏膜护理。

（2）皮肤护理 护士应保持患儿皮肤清洁、干燥。患儿的衣被应清洁，衣着宽松、舒适。护士应为患儿剪短指甲，必要时为其戴手套，以免抓破皮肤，引起感染。对臀部有皮疹的患儿，护士应保持其臀部清洁、干燥，及时清理患儿的大小便。手足部皮疹未破溃处可涂炉甘石洗剂或5%碳酸氢钠溶液，疱疹已破溃、有继发感染者可局部用抗生素软膏。

3. 病情观察 护士应密切观察患儿的生命体征，尤其是体温的变化，注意观察患儿皮疹变化情况。患儿出现烦躁不安、嗜睡、肢体抖动、呼吸及心率增快等表现提示有神经系统受累或心肺功能衰竭，护士应立即通知医生并配合处理。使用脱水剂、糖皮质激素等药物治疗时，护士应注意观察药物的疗效及不良反应。

4. 预防感染传播 以呼吸道隔离为主，接触隔离为辅。护士应将患儿隔离至体温正常、皮疹消退、疱疹结痂。隔离期约为2周。病房每天开窗通风2次，定时消毒病房内空气。医护人员接触患儿前后均要消毒双手。应尽量减少家属的探视，对患儿的分

> **🔅 考点提示**
>
> 手足口病的隔离时间。

泌物及用物进行消毒处理。目前尚无可供预防的疫苗。对密切接触患儿可以肌内注射丙种球蛋白，提高机体抵抗力。

5. 心理护理 护士应多与患儿沟通交流，允许患儿发泄情绪。护士应耐心地向患儿解释隔离及各项护理操作原因，取得患儿的配合，缓解患儿的焦虑情绪。护士应向家长介绍本病的治疗、护理、病情变化及预后等相关知识，特别是对病情严重患儿的家长，要增强其对疾病恢复的信心，缓解其焦虑、恐惧情绪。

6. 健康指导

（1）护士应向家长介绍手足口病的流行特点、临床表现及预防措施。不需要住院治疗的患儿可在家中隔离，护士应教会家长做好口腔护理、皮肤护理及病情观察；嘱其发现病情变化时及时到医院就诊。

（2）护士应做好预防手足口病的宣传工作，做好儿童个人、家庭、托幼机构的卫生工作。消毒是预防手足口病的关键。护士应指导家长在手足口病流行期间避免带婴幼儿到人群密集的场所，外出时戴口罩。宣传洗手的重要性，做到随时洗手，避免污染的手接触口、眼、鼻。护士应指导患儿自幼养成良好的卫生和生活习惯，改掉吸吮手指的不良习惯。

目标检测

答案解析

一、选择题

A1／A2 型题

1. 麻疹出疹期典型皮疹出疹的顺序是（　　）

    A. 躯干→四肢→手掌→足底

    B. 耳后、发际→额面→颈→躯干→四肢→手掌、足底

    C. 额面→颈→躯干→四肢

    D. 耳后、发际→躯干→四肢→手掌、足底

    E. 面→颈→耳后→躯干→四肢

2. 流行性腮腺炎无并发症患儿应隔离至（　　）

    A. 体温恢复正常

    B. 腮腺肿大完全消退

    C. 腮腺肿大完全消退后 3 周

    D. 并发症完全痊愈

    E. 腮腺肿大完全消退后 3 天

3. 猩红热首选的治疗药物是（　　）

    A. 青霉素　　　　　　　B. 氯霉素　　　　　　　C. 红霉素

    D. 克林霉素　　　　　　E. 氨苄青霉素

4. 确诊中毒型痢疾的主要依据是（　　）

    A. 黏液脓血便　　　　　B. 腹泻、呕吐　　　　　C. 惊厥，昏迷

    D. 大便检查发现痢疾杆菌　　E. 夏秋季急性起病，高热

A3／A4 型题

（5~7 题共用题干）

患儿，7 岁，女，1 个月来午后低热、食欲缺乏、消瘦、盗汗、乏力。体格检查：体温 38℃，颈部淋巴结肿大，心肺（-），肝肋下 1cm。

5. 如要明确诊断，还需做的检查是（　　）

    A. 结核菌素试验　　　　　　　　　　B. 结核分枝杆菌检查

    C. 红细胞沉降率　　　　　　　　　　D. 胸部 X 线检查

    E. 血常规

6. 如要预防此病流行，最主要的措施是（　　）

    A. 不要随地吐痰　　　　　　　　　　B. 减少人群聚集

    C. 提高生活质量　　　　　　　　　　D. 全面接种卡介苗

    E. 发现患者立即离开

7. 如果患儿出现头痛、呕吐、嗜睡、颈项强直、脑脊液检查压力增高、细胞数增高、蛋白含量增高、糖含量下降，应考虑此患儿为（　　）

  A. 原发性肺结核   B. 化脓性脑膜炎

  C. 病毒性脑膜炎   D. 流行性乙型脑炎

  E. 结核性脑膜炎

二、案例分析题

  患儿，女，3 岁，因发热、口腔及掌心皮疹 2 天就诊，不咳嗽，无呕吐及腹泻。体格检查：T 38.6℃，P 120 次/分，R 30 次/分，一般情况好，呼吸平稳，口唇部发绀，咽部充血，上颚见多个白色疱疹，周围有红晕，手部及臀部可见红色丘疹，周围有红晕，无破溃及渗出。

  辅助检查：血 WBC 4.2×10^{12}/L，N 53%，L 39%。

  请思考：

  1. 患儿最有可能的临床诊断是什么？

  2. 患儿主要的护理问题有哪些？

  3. 患儿的皮肤黏膜护理应该注意什么？

（郭晓敏）

书网融合……

重点小结

微课

习题

附　录

附录一　2015 年中国九市儿童体格发育测量值

附表 1–1　2015 年九市 3 岁以下儿童体格发育测量值（$\bar{x} \pm s$）

年龄（月龄）		体重（kg）		身长（cm）		头围（cm）	
		男	女	男	女	男	女
城区	初生	3.4 ± 0.4	3.3 ± 0.4	50.4 ± 1.6	49.8 ± 1.6	34.0 ± 1.4	33.7 ± 1.3
	1 ~ <2	5.0 ± 0.6	4.6 ± 0.6	56.3 ± 2.1	55.2 ± 2.0	37.7 ± 1.2	37.0 ± 1.2
	2 ~ <3	6.2 ± 0.7	5.7 ± 0.6	60.2 ± 2.2	58.9 ± 2.1	39.5 ± 1.1	38.6 ± 1.1
	3 ~ <4	7.1 ± 0.8	6.5 ± 0.7	63.4 ± 2.1	61.9 ± 2.2	40.9 ± 1.3	39.9 ± 1.2
	4 ~ <5	7.8 ± 0.9	7.1 ± 0.8	65.8 ± 2.2	64.1 ± 2.1	41.9 ± 1.3	40.9 ± 1.2
	5 ~ <6	8.3 ± 0.9	7.6 ± 0.9	67.7 ± 2.3	66.1 ± 2.3	42.9 ± 1.3	41.8 ± 1.2
	6 ~ <8	8.7 ± 0.9	8.0 ± 0.9	69.5 ± 2.3	67.9 ± 2.3	43.8 ± 1.3	42.6 ± 1.2
	8 ~ <10	9.4 ± 1.0	8.7 ± 1.0	72.5 ± 2.4	70.9 ± 2.6	45.0 ± 1.3	43.9 ± 1.3
	10 ~ <12	9.9 ± 1.1	9.2 ± 1.1	75.1 ± 2.6	73.7 ± 2.7	45.7 ± 1.4	44.7 ± 1.3
	12 ~ <15	10.3 ± 1.1	9.7 ± 1.1	77.6 ± 2.7	76.2 ± 2.7	46.3 ± 1.3	45.3 ± 1.3
	15 ~ <18	11.1 ± 1.2	10.5 ± 1.2	81.4 ± 3.0	80.1 ± 3.0	47.0 ± 1.3	46.1 ± 1.3
	18 ~ <21	11.5 ± 1.3	10.9 ± 1.2	84.0 ± 3.0	82.8 ± 3.0	47.6 ± 1.3	46.6 ± 1.3
	21 ~ <24	12.4 ± 1.4	11.7 ± 1.3	87.3 ± 3.1	86.1 ± 3.1	48.1 ± 1.3	47.1 ± 1.3
	24 ~ <30	13.0 ± 1.5	12.4 ± 1.4	90.6 ± 3.6	89.3 ± 3.6	48.5 ± 1.4	47.5 ± 1.4
	30 ~ <36	14.3 ± 1.7	13.6 ± 1.7	95.6 ± 3.8	94.2 ± 3.8	49.1 ± 1.4	48.2 ± 1.4
郊区	初生	–	–	–	–	–	–
	1 ~ <2	5.0 ± 0.6	4.7 ± 0.6	56.3 ± 2.2	55.3 ± 2.1	37.8 ± 1.2	37.1 ± 1.2
	2 ~ <3	6.3 ± 0.8	5.8 ± 0.7	60.5 ± 2.3	59.0 ± 2.2	39.7 ± 1.3	38.8 ± 1.2
	3 ~ <4	7.1 ± 0.8	6.5 ± 0.7	63.3 ± 2.3	61.8 ± 2.2	41.0 ± 1.3	39.9 ± 1.2
	4 ~ <5	7.8 ± 0.9	7.1 ± 0.9	65.6 ± 2.3	64.0 ± 2.2	42.1 ± 1.3	41.0 ± 1.3
	5 ~ <6	8.2 ± 1.0	7.6 ± 0.9	67.5 ± 2.3	65.9 ± 2.3	43.0 ± 1.3	41.9 ± 1.3
	6 ~ <8	8.7 ± 1.1	8.1 ± 1.0	69.4 ± 2.6	67.8 ± 2.5	43.8 ± 1.3	42.8 ± 1.3
	8 ~ <10	9.2 ± 1.1	8.6 ± 1.0	72.2 ± 2.6	70.7 ± 2.5	44.9 ± 1.3	43.8 ± 1.3
	10 ~ <12	9.8 ± 1.1	9.1 ± 1.1	74.8 ± 2.7	73.3 ± 2.6	45.7 ± 1.3	44.6 ± 1.3
	12 ~ <15	10.3 ± 1.2	9.7 ± 1.1	77.5 ± 2.8	76.1 ± 2.7	46.3 ± 1.3	45.2 ± 1.3
	15 ~ <18	10.9 ± 1.2	10.3 ± 1.2	81.1 ± 2.8	79.7 ± 3.0	46.9 ± 1.3	45.9 ± 1.3
	18 ~ <21	11.5 ± 1.3	10.8 ± 1.3	83.6 ± 3.2	82.3 ± 3.1	47.4 ± 1.3	46.4 ± 1.3
	21 ~ <24	12.3 ± 1.4	11.7 ± 1.3	86.7 ± 3.3	85.5 ± 3.2	48.0 ± 1.3	47.0 ± 1.3
	24 ~ <30	13.0 ± 1.5	12.3 ± 1.5	90.6 ± 3.6	89.1 ± 3.5	48.4 ± 1.4	47.4 ± 1.4
	30 ~ <36	14.1 ± 1.7	13.6 ± 1.6	95.1 ± 3.8	94.1 ± 3.7	49.0 ± 1.4	48.1 ± 1.4

附表 1-2　2015 年九市 3~<7 岁儿童体格发育测量值（$\bar{x} \pm s$）

年龄（岁）		体重（kg）		身高（cm）		坐高（cm）		胸围（cm）		腰围（cm）		BMI	
		男	女	男	女	男	女	男	女	男	女	男	女
城区	3.0 ~ <3.5	15.5±2.0	14.9±1.8	99±4	98±4	58.0±2.5	57.0±2.4	51.1±2.7	50.0±2.5	48.4±3.3	47.6±3.0	15.58±1.35	15.34±1.28
	3.5 ~ <4.0	16.6±2.2	16.0±2.0	103±4	102±4	59.6±2.5	58.7±2.4	52.4±2.7	51.0±2.6	49.7±3.4	48.6±3.2	15.57±1.33	15.29±1.30
	4.0 ~ <4.5	17.8±2.5	16.9±2.2	107±4	105±4	61.1±2.5	60.1±2.4	53.4±3.0	51.8±2.7	50.7±3.8	49.3±3.3	15.56±1.51	15.18±1.34
	4.5 ~ <5.0	19.0±2.8	18.1±2.5	110±5	109±4	62.6±2.6	61.8±2.6	54.6±3.2	52.8±3.1	51.7±4.1	50.0±3.7	15.63±1.57	15.26±1.50
	5.0 ~ <5.5	20.4±3.1	19.5±2.9	114±5	113±5	64.2±2.6	63.4±2.5	55.6±3.5	54.0±3.3	52.3±4.3	51.0±4.1	15.57±1.66	15.25±1.62
	5.5 ~ <6.0	21.7±3.5	20.7±3.2	117±5	116±5	65.5±2.7	64.8±2.5	56.7±3.8	55.0±3.7	53.4±4.7	51.6±4.4	15.77±1.85	15.35±1.69
	6.0 ~ <7.0	23.7±4.0	22.3±3.6	122±5	120±5	67.4±2.8	66.5±2.7	58.3±4.3	56.1±3.9	54.7±5.3	52.5±4.7	15.91±1.98	15.39±1.81
郊区	3.0 ~ <3.5	15.4±1.9	14.8±1.9	99±4	98±4	57.8±2.5	56.9±2.5	51.2±2.6	49.9±2.5	48.5±3.3	47.7±3.3	15.68±1.30	15.41±1.30
	3.5 ~ <4.0	16.5±2.1	15.8±2.0	103±4	102±4	59.4±2.5	58.5±2.4	52.3±2.6	50.9±2.7	49.4±3.3	48.4±3.3	15.58±1.30	15.32±1.40
	4.0 ~ <4.5	17.6±2.4	16.9±2.3	106±4	105±4	61.0±2.5	60.0±2.5	53.2±2.9	51.8±2.9	50.4±3.7	49.2±3.6	15.51±1.38	15.27±1.37
	4.5 ~ <5.0	18.7±2.8	17.9±2.3	109±5	109±4	62.4±2.6	61.6±2.4	54.2±3.2	52.6±2.8	51.0±4.1	49.7±3.6	15.55±1.52	15.18±1.52
	5.0 ~ <5.5	20.0±3.1	19.1±2.7	113±5	112±5	63.8±2.7	63.1±2.5	55.2±3.5	53.5±3.2	51.9±4.6	50.5±4.0	15.58±1.70	15.17±1.52
	5.5 ~ <6.0	21.3±3.3	20.3±3.2	115±5	115±5	65.3±2.6	64.4±2.7	56.3±3.6	54.4±3.6	52.8±4.8	51.1±4.5	15.68±1.75	15.25±1.72
	6.0 ~ <7.0	23.3±4.0	22.0±3.5	120±5	120±5	67.2±2.8	66.4±2.7	57.9±4.1	55.8±3.7	54.2±5.4	52.0±4.7	15.80±1.96	15.24±1.74

附录二 中国儿童膳食营养素参考摄入值

1. 能量和蛋白质的推荐摄入量（RNIs）及脂肪供能比（附表2-1）

附表2-1 能量和蛋白质的推荐摄入量及脂肪供能比

年龄（岁）	能量 RNI（kcal/d）		蛋白质 RNI（g/d）		脂肪占能量百分比（%）
	男	女	男	女	
0～	95kcal/（kg·d）	95kcal/（kg·d）	1.5～3g/（kg·d）	1.5～3g/（kg·d）	45～50
0.5～	95kcal/（kg·d）	95kcal/（kg·d）	1.5～3g/（kg·d）	1.5～3g/（kg·d）	35～40
1～	1100	1050	35	35	30～35
2～	1200	1150	40	40	30～35
3～	1350	1300	45	45	25～30
4～	1450	1400	50	50	25～30
5～	1600	1500	55	55	25～30
6～	1700	1600	55	55	25～30
7～	1800	1700	60	60	25～30
8～	1900	1800	65	65	25～30
9～	2000	1900	65	65	25～30
10～	2100	2000	70	65	25～30
11～	2400	2200	75	75	25～30
14～17	2900	2400	80	80	25～30

2. 几种常量和微量元素的 RNIs 或适宜摄入量（AIs）（附表2-2）

附表2-2 几种常量和微量元素的 RNIs 或 AIs

年龄（岁）	钙 AI（mg）	铁（AI）（mg）		碘 RNI（μg）	锌 RNI（mg）	
		男	女		男	女
0～	300	0.3	0.3	50	1.5	1.5
0.5～	400	10	10	50	8.0	8.0
1～	600	12	12	50	9.0	9.0
4～	800	12	12	90	12.0	12.0
7～	800	12	12	90	13.5	13.5
11～	1000	16	18	120	18.0	15.0
14～	1000	20	25	150	19.0	15.5
18～	800	15	20	150	15.0	11.5

3. 脂溶性和水溶性维生素的 RNIs 或 AIs（附表 2 – 3）

附表 2 – 3　脂溶性和水溶性维生素的 RNIs 或 AIs

年龄（岁）	维生素 A（μg RE）		维生素 D RNI（μg）	维生素 E AI（mg α – TE）	维生素 B₁（mg）		维生素 B₂（mg）		维生素 B₁₂ AI（μg）	维生素 C RNI（mg）	叶酸（μgDEF）	烟酸（mgNE）	
	男	女			男	女	男	女				男	女
0 ~	400（AI）	400（AI）	10	3	0.2（AI）	0.2（AI）	0.4（AI）	0.4（AI）	0.4	40	65（AI）	2（AI）	2（AI）
0.5 ~	400（AI）	400（AI）	10	3	0.3（AI）	0.3（AI）	0.5（AI）	0.5（AI）	0.5	50	80（AI）	3（AI）	3（AI）
1 ~	500（RNI）	500（RNI）	10	4	0.6（RNI）	0.6（RNI）	0.6（RNI）	0.6（RNI）	0.9	60	150（RNI）	6（RNI）	6（RNI）
4 ~	600（RNI）	600（RNI）	10	5	0.7（RNI）	0.7（RNI）	0.7（RNI）	0.7（RNI）	1.2	70	200（RNI）	7（RNI）	7（RNI）
7 ~	700（RNI）	700（RNI）	10	7	0.9（RNI）	0.9（RNI）	1.0（RNI）	1.0（RNI）	1.2	80	200（RNI）	9（RNI）	9（RNI）
11 ~	700（RNI）	700（RNI）	5	10	1.2（RNI）	1.2（RNI）	1.2（RNI）	1.2（RNI））	1.8	90	300（RNI）	12（RNI）	12（RNI）
14 ~	800（RNI）	700（RNI）	5	14	1.5（RNI）	1.2（RNI）	1.5（RNI）	1.2（RNI）	2.4	100	400（RNI）	15（RNI）	12（RNI）
18 ~	800（RNI）	700（RNI）	5	14	1.4（RNI）	1.3（RNI）	1.4（RNI）	1.2（RNI）	2.4	100	400（RNI）	14（RNI）	13（RNI）

参考文献

[1] 毛萌. 儿童保健学 [M]. 3 版. 北京：人民卫生出版社，2015.

[2] 黎海芪. 实用儿童保健学 [M]. 北京：人民卫生出版社，2016.

[3] 崔焱，仰曙芬. 儿科护理学 [M]. 7 版. 北京：人民卫生出版社，2021.

[4] 王卫平. 儿科学 [M]. 9 版. 北京：人民卫生出版社，2018.

[5] 王卫平，孙锟，常立文. 儿科学 [M]. 9 版. 北京：人民卫生出版社，2018.

[6] 崔焱，张玉侠. 儿科护理学 [M]. 7 版. 北京：人民卫生出版社，2022.

[7] 张玉兰，王玉香. 儿科护理学 [M]. 4 版. 北京：人民卫生出版社，2023.

[8] 张玉兰，卢敏芳. 儿科护理 [M]. 4 版. 北京：人民卫生出版社，2018.

[9] 史良俊，付昌萍. 儿科护理学 [M]. 北京：中国医药科技出版社，2013.

[10] 洪黛玲，梁爽. 儿科护理学 [M]. 2 版. 北京大学医学出版社，2016.

[11] 王天有，申昆玲，沈颖. 诸福棠实用儿科学 [M]. 9 版. 北京：人民卫生出版社，2022.

[12] 林丽萍，朱青芝. 传染病护理学 [M]. 北京：中国科学技术出版社，2020.

[13] 鲍莹，熊海燕. 儿科护理学 [M]. 天津：天津科学技术出版社，2022.

[14] 中华医学会儿科学分会新生儿学组. 新生儿维生素 K 应用指南 [J]. 中华儿科杂志，2022，60 (9)：877-822.

[15] 中华医学会儿科学分会儿科保健学组. 中国儿童维生素 D 营养相关临床问题实践指南 [J]. 中华儿科杂志，2022，60 (5)：387-394.